JN070823

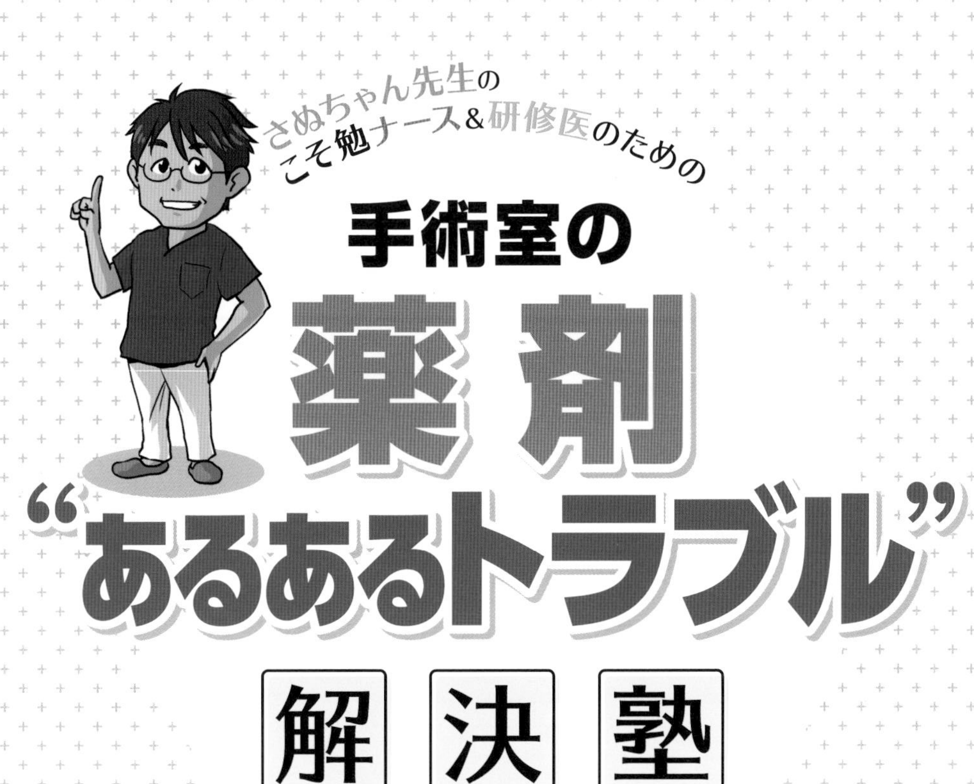

さぬちゃん先生の
こそ勉ナース&研修医のための

手術室の薬剤“あるあるトラブル”解決塾

呉医療センター・中国がんセンター麻酔科科長
讃岐美智義

MC メディカ出版

手術室のみなさんへ

「せんせ～。手術室で使う薬剤がよくわかりませ～ん」

新人看護師が私を見ると必ず、麻酔科の使う薬がよくわからないと訴えてくる。

決して難しくはないと思うのだが、とっつきにくいことは確かだと思う。看護師だけでなく初期臨床研修医からも、簡単に教えてほしいという要望をもらうことがある。本書は、新人看護師や研修医の「麻酔科の使う薬は難しい」を払拭するために、手術室で麻酔科が使う薬に関する、よくある失敗（あるある）をキーとして構成した会話形式の新しい書籍である。本書の内容は、2016年度に『オペナーシング』に1年間連載した手術室の薬剤の話題がオリジナルで、それを書籍として読みやすい形にまとめ直したものである。月刊誌での1年間の連載ということで、麻酔科の薬剤をなんとなくゆるい形で12章に分けた。自画自賛といわれるかもしれないが、このゆるさも著者は非常に気に入っている。

各章は3つのパートから構成されている。1つめのパートには、新人の失敗あるあるマンガ、その次のパートには、先輩ナースや医師たちの座談会、最後のパートには、その章でとりあげた薬剤についてのさぬちゃん流の説明文が入っている。また、看護師だけでなく研修医にも役立つ内容を盛り込んだ。決して必要な説明を端折るのではなく、必要な内容をやさしく説明すること、とっつきやすい形で提供することを心がけたつもりである。

“こそ勉”という言葉が示すように、勉強しようという意気込みを持った看護師や研修医を対象としたため、これまでの書籍では解説していないトリビア的な話題も惜しみなく掲載した。薬剤に関する書籍は、従来は多くの人が辞書的に引くという使い方をしてきたと想像されるが、本書では通読するという楽しみを提供したいと考えている。

さあ、あなたも、本書を通読してさぬちゃんワールドに浸かってみよう。

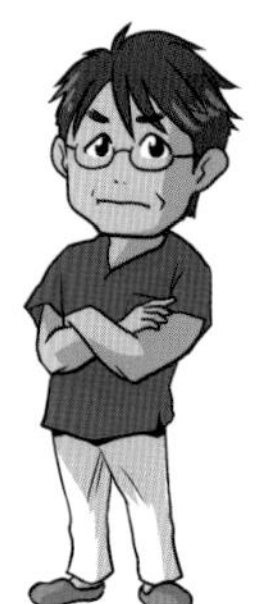

2020年初秋
新型コロナウイルス感染症拡大の影響で、まだまだ国民の行動制限がある中、
広島の自宅にて

讃岐美智義

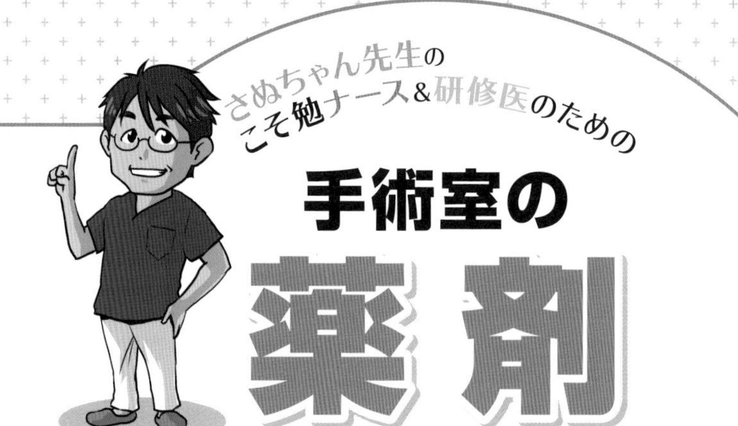

さぬちゃん先生の
こそ勉ナース&研修医のための

手術室の 薬剤 "あるあるトラブル" 解決塾

目次

【本書でとりあげる薬剤について】

- 掲載の情報は2020年8月現在のものです。
- 解説には、一部適応外（承認外）使用も含まれます。実際の使用にあたって、必ず個々の添付文書を参照し、その内容を十分に理解したうえでご使用ください。
- 編集制作に際しては、最新の情報をふまえ、正確を期すよう努めておりますが、医学・医療の進歩により、記載内容は変更されることがあります。その場合、従来の治療や薬剤の使用による不測の事故に対し、著者および当社は責を負いかねます。
- 添付文書などに記載されている「塩酸塩」「臭化物」「ナトリウム」などの表記は、読みやすさの観点から省略しております。

さぬちゃん先生のこそ勉ナース&研修医のための
手術室のモニタリング
“あるあるトラブル”解決塾 もおすすめ！
手術室のモニタリングを、こっそり楽しく学んじゃおう!!

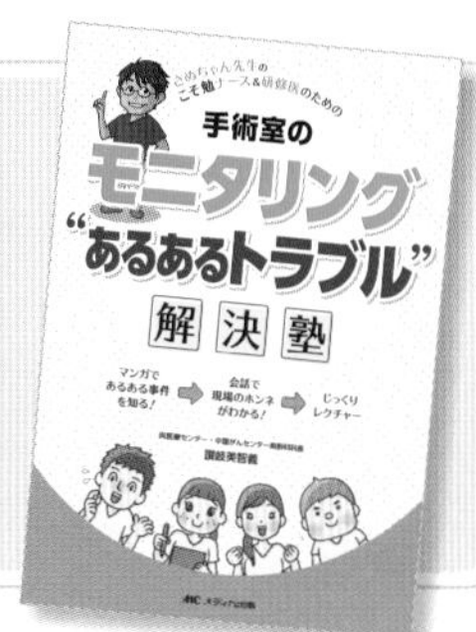

本書の内容紹介

マンガで薬剤に関する事件を知る → 座談会で現場のホンネがわかる → じっくり薬剤の解説を読む → なんだか薬にくわしくなってる！

マンガ　新人オペナースかすみの薬剤ビクビク事件簿 登場人物

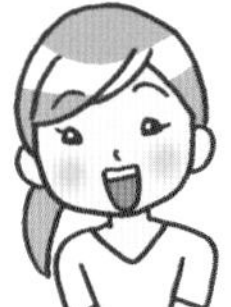

新人ナース

志村かすみ（22歳）

新卒新人でオペナースに。外回りはまだまだ不安…。薬剤は基本から勉強中。おっちょこちょい気味。

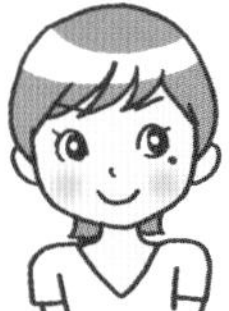

先輩ナース

すみれ先輩（10年目：32歳）

手術看護認定看護師を目指すバリバリの主任ナース。おっちょこちょいのかすみが心配。

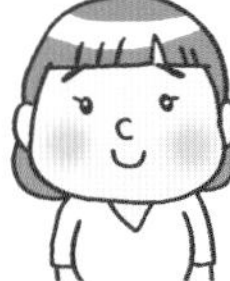

先輩ナース

さくら先輩（3年目：25歳）

一人前ナース。プリセプターになるべく奮闘。

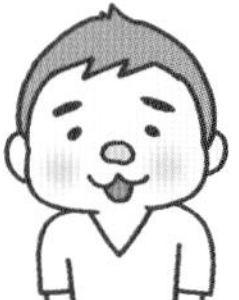

研修医

はじめ（27歳）

のんびり＆うっかりや。桐山先生のもと修行の日々。

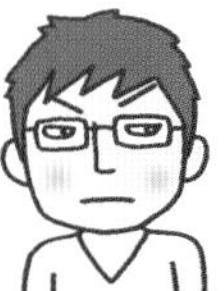

麻酔科医

桐山（麻酔一筋20年）

はじめを厳しくも熱く指導中。時に患者さんを想って厳しすぎることも…。

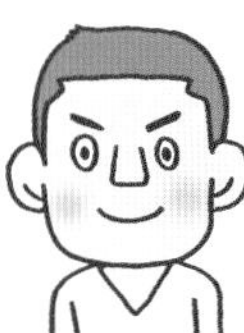

外科医

藤堂（20年目）

桐山先生と同級生。細かいことは気にしない鷹揚な性格。

座談会　麻酔科医の実は…さぬちゃん先生がこっそり聞き出すホンネ 登場人物

マンガから抜け出した看護師や医師の声を聞いてみよう！

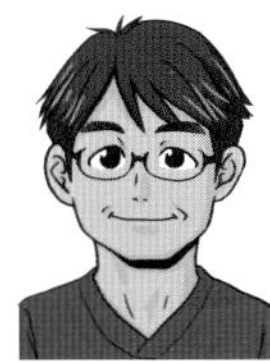

司会

讃岐美智義

麻酔科医師。愛称はさぬちゃん先生。難しいこともさぬちゃんマジックで易しくなる！

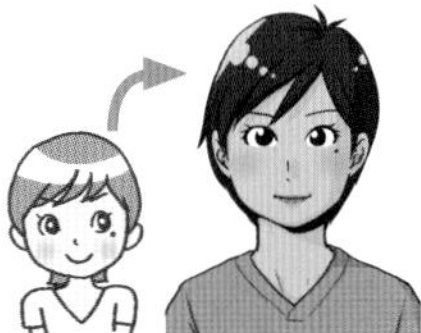

先輩ナース

すみれ先輩（10年目：32歳）

手術看護認定看護師を目指すバリバリの主任ナース。おっちょこちょいのかすみが心配。

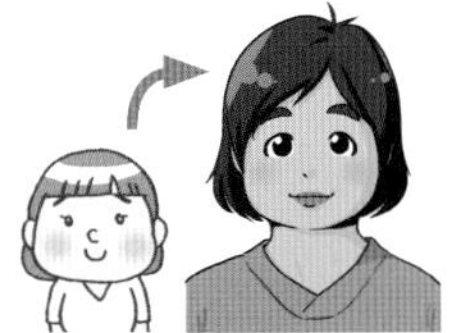

先輩ナース

さくら先輩（3年目：25歳）

一人前ナース。プリセプターになるべく奮闘。おっとりしつつも勉強熱心。

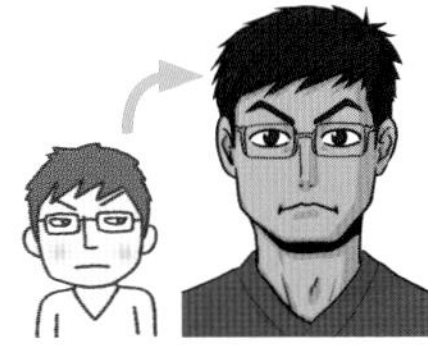

麻酔科医

桐山（麻酔一筋20年）

はじめを厳しくも熱く指導中。時に患者さんを想って厳しすぎることも…。

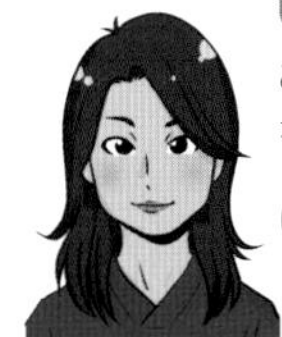

手術室担当薬剤師

あおい先生（38歳）

オペナースみんなの憧れ、クールビューティーな薬剤師。「自分の意見はしっかり主張」がモットー。

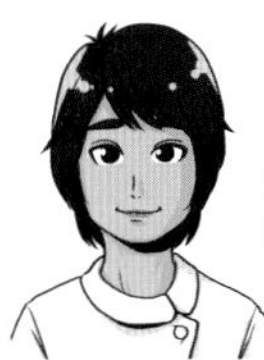

ICU看護師

はづき（10年目：32歳）

すみれと同期のICU主任看護師。教育担当として、日々業務を覚えやすくする方法を考え中。

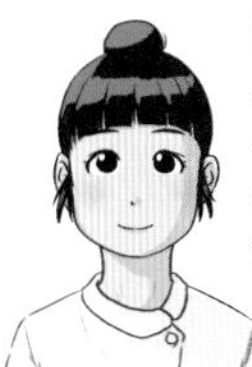

病棟看護師

ももこ（3年目：25歳）

さくらと同期の病棟看護師。元手術室看護師。本年度から病棟に配置転換。

第1話

オピオイドとケタミン
～ミズチバって何？～

新人オペナースかすみの
薬剤ビクビク事件簿

研修医はじめ
20mL 注射器に
生理食塩水を
吸入～っと。
フンフン♪
①
手術室に
勤務することになった
新人ナースの
志村かすみです。
よ…
よろしく。
わ～
美人。
アドバイス！
②
気をとり直して
注射器に
ラベルを
貼って…と。
アルチバ®
ぺたり
③
麻酔導入開始
アルチバ®
スタート
します。
よし。
麻酔科医桐山
④
ディプリバン®、
スタートします。
よし。
気管挿管
しまーす。
⑤
モニターの
血圧（220/120）、
脈拍（160）が激上がり！
ひえー！
⑥
こ、これは
ミズチバではないか！
アドバイス！
なんでアルチバの瓶に粉末が残っているんだよっ
ドーン！
あわわ
⑦

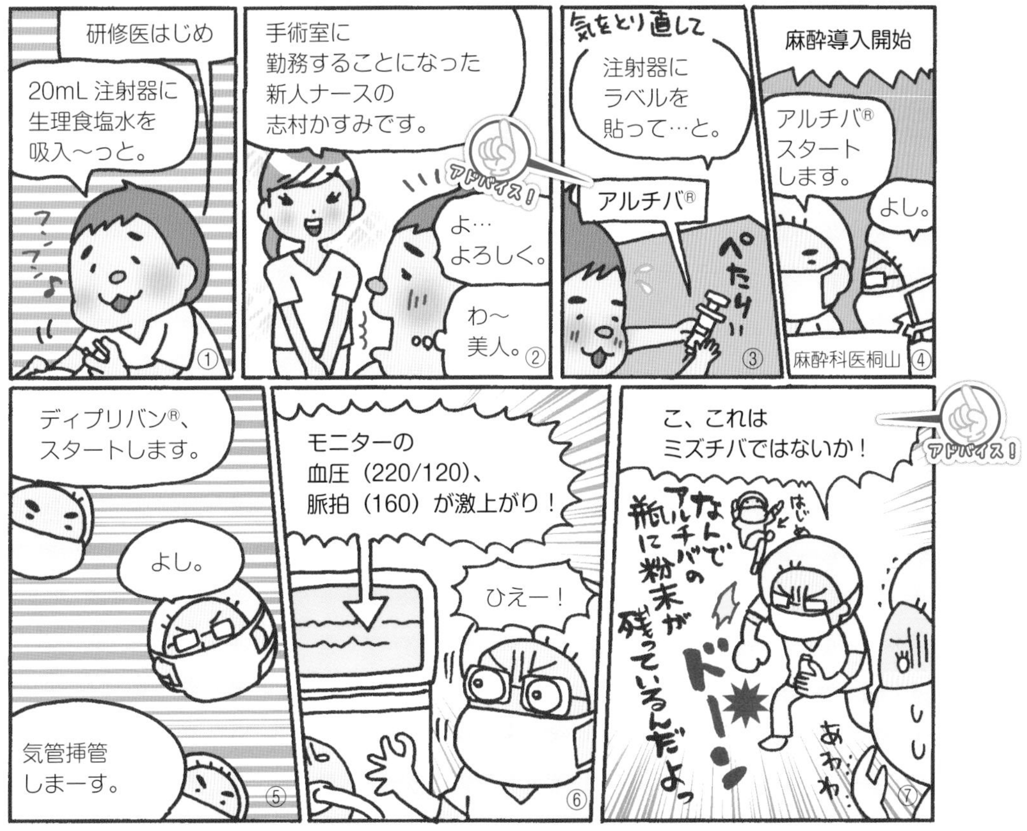

何がダメだったの⁉ さぬちゃん先生のワンポイントアドバイス

ミズチバとは、アルチバ®を溶かし忘れた注射器の中の生理食塩水のこと。はじめは、美人のかすみに見とれて、アルチバ®を溶かす前にラベルを注射器に貼ってしまった。通常は、アルチバ®を溶かした後にラベルを貼るべきである。いかなることがあってもアルチバ®を溶解しラベルを貼るまで、仕事を中断してはならない。

➡ なぜ血圧や脈拍が激上がりになったの？　くわしく見ていこう！

麻酔科医の実は…

さぬちゃん先生が

こっそり聞き出すホンネ

アルチバ®って？

「なぜ、薬剤を希釈せずに放置してしまったのか」「アルチバ®を投与せずに麻酔を行うとどうなるのか」

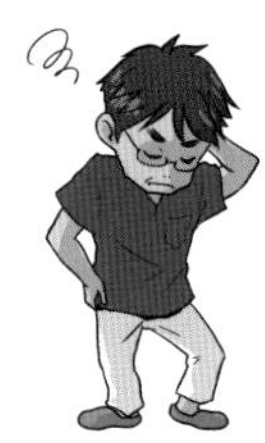

さぬちゃん　ミズチバ事件は、研修医がやりがちだね。

さくら　ミズチバって、アルチバ®の溶かし忘れですよね。前にも誰かやっていました。

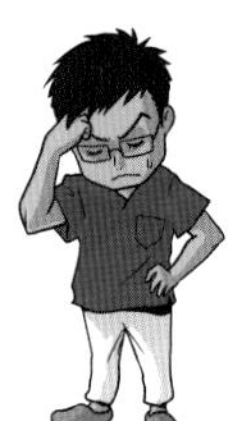

桐山　アルチバ®は発売された当初は、注射器に貼るシールが別に用意されていたんだ（図1）。今は、シールはバイアルから剥がして貼るようになっているんだけどね。この、別付けシールがあった頃は、頻繁にミズチバ事件が起こっていました。

さくら　注射器に始めにシールを貼って、生理食塩水を20mL吸引した時に誰かに話しかけられ、アルチバ®を溶かしたかどうか忘れてしまって、シリンジポンプにセットしてしまった事件がありました。

すみれ　この時は、始めにアルチバ®を溶解してから、シールを貼るように徹底することが行われていましたね。

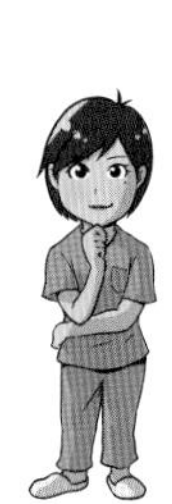

桐山　しばらくすると、そのシールは廃止されて、アルチバ®のバイアルに、注射器に貼るためのシールがつくようになりました。

すみれ　はじめ先生、今回はかすみちゃんにポーッとみとれてて溶かし忘れちゃって。桐山先生は災難でした。

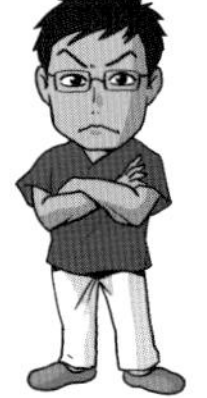

桐山　ミズチバだと、後が大変なんですよ。まさかとは思ったけど、やっぱりミズチバだった。アルチバ®は鎮痛作用が強いから、アルチバ®がミズチバだったりすると、手術執刀後から血圧や脈拍、BISモニター（脳波）の値が上昇して、コントロール不能になるんですよ。

さぬちゃん　ミズチバを見破るのにどんなことに気をつけていますか？

桐山　研修医には悪いけど、研修医が担当する症例ではいつもミズチバでないか？と疑っています。

さぬちゃん　看護師の方々はどうですか？

さくら　溶かし忘れだと、アルチバ®のバイアルの底に白い粉が残っていますよね（図2）。私は導入前になるべくアルチバ®の瓶の底を確認するようにしています。

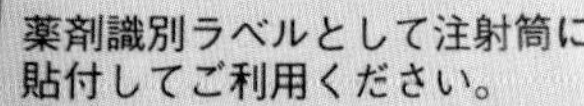

図1 当初のアルチバ®シール

すみれ 私が外回りについている時にも、導入前に確認していますね。

さぬちゃん 導入前に、すべてのスタッフで確認する「WHO 手術安全チェックリスト」に加えてみてはどうですか。

桐山 それ、いいですね。

さくら 賛成！

すみれ 早速加えたいと思います。

さぬちゃん ところで、麻酔導入前確認として、何をチェックしていますか？

さくら ①患者本人、手術部位、術式、手術同意の確認。②手術部位のマーキング。③麻酔器と薬剤のチェックの完了。④パルスオキシメータの作動確認。⑤既知のアレルギー。⑥気道確保困難 / 誤嚥のリスク。⑦ 500mL（小児では 7mL/kg）以上の出血のリスクです。

すみれ 「安全な手術のためのガイドライン 2009」[1)] に掲載されているチェックリストを使っています。

桐山 そのまま改変せずに使っていますね。

さぬちゃん では、日本語版の p.95 の表を見てみてください（図 3）。1 番下の欄に何と書いてありますか？

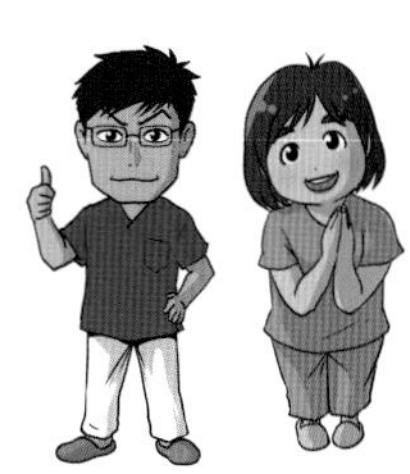

図2 ミズチバ対策

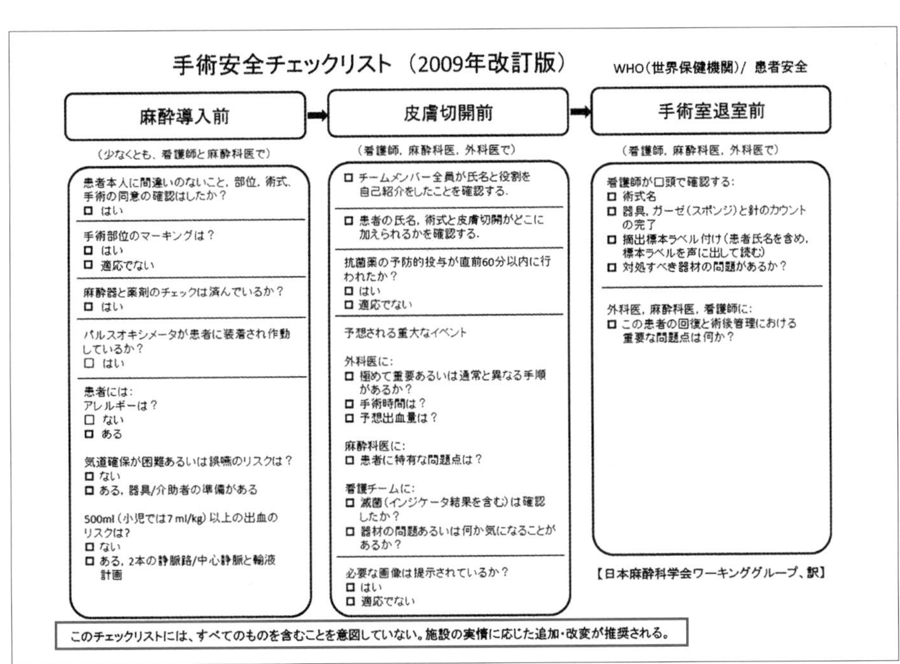

手術安全チェックリスト（2009年改訂版）

WHO（世界保健機関）/ 患者安全

麻酔導入前 ➡ **皮膚切開前** ➡ **手術室退室前**

麻酔導入前
（少なくとも、看護師と麻酔科医で）

患者本人に間違いのないこと，部位，術式，手術の同意の確認はしたか？
□ はい

手術部位のマーキングは？
□ はい
□ 適応でない

麻酔器と薬剤のチェックは済んでいるか？
□ はい

パルスオキシメータが患者に装着され作動しているか？
□ はい

患者には：
アレルギーは？
□ ない
□ ある

気道確保が困難あるいは誤嚥のリスクは？
□ ない
□ ある，器具/介助者の準備がある

500ml（小児では7 ml/kg）以上の出血のリスクは?
□ ない
□ ある，2本の静脈路/中心静脈と輸液計画

皮膚切開前
（看護師，麻酔科医，外科医で）

□ チームメンバー全員が氏名と役割を自己紹介をしたことを確認する.

□ 患者の氏名，術式と皮膚切開がどこに加えられるかを確認する.

抗菌薬の予防的投与が直前60分以内に行われたか？
□ はい
□ 適応でない

予想される重大なイベント

外科医に：
□ 極めて重要あるいは通常と異なる手順があるか？
□ 手術時間は？
□ 予想出血量は？

麻酔科医に：
□ 患者に特有な問題点は？

看護チームに：
□ 滅菌（インジケータ結果を含む）は確認したか？
□ 器材の問題あるいは何か気になることがあるか？

必要な画像は提示されているか？
□ はい
□ 適応でない

手術室退室前
（看護師，麻酔科医，外科医で）

看護師が口頭で確認する：
□ 術式名
□ 器具，ガーゼ（スポンジ）と針のカウントの完了
□ 摘出標本ラベル付け（患者氏名を含め，標本ラベルを声に出して読む）
□ 対処すべき器材の問題があるか？

外科医，麻酔科医，看護師に：
□ この患者の回復と術後管理における重要な問題点は何か？

【日本麻酔科学会ワーキンググループ、訳】

このチェックリストには、すべてのものを含むことを意図していない。施設の実情に応じた追加・改変が推奨される。

図3 手術安全チェックリスト

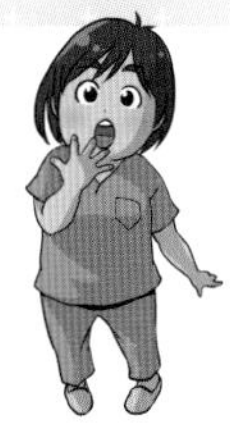

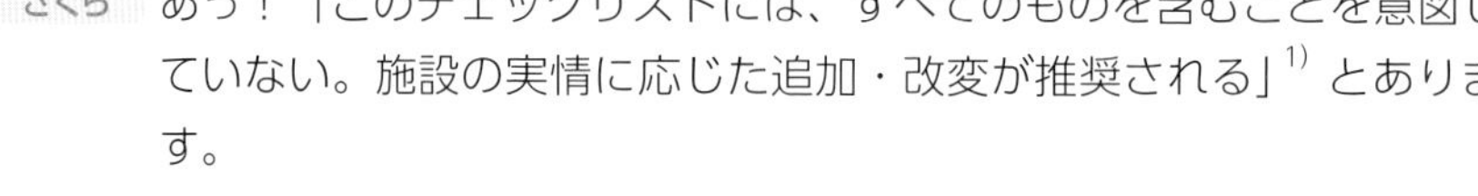

さくら　あっ！「このチェックリストには、すべてのものを含むことを意図していない。施設の実情に応じた追加・改変が推奨される」[1)] とあります。

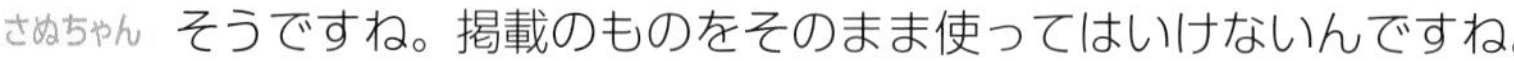

さぬちゃん　そうですね。掲載のものをそのまま使ってはいけないんですね。

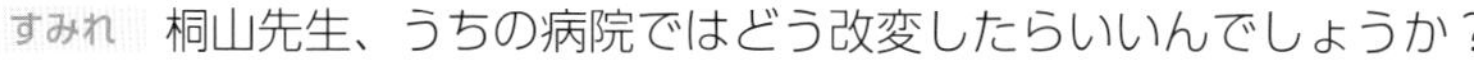

すみれ　桐山先生、うちの病院ではどう改変したらいいんでしょうか？

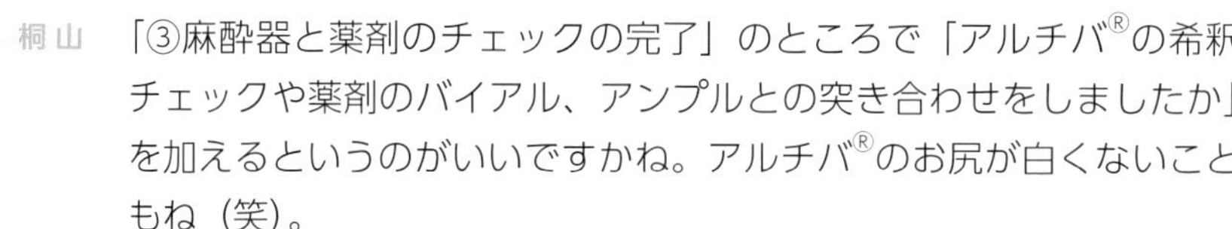

桐山　「③麻酔器と薬剤のチェックの完了」のところで「アルチバ®の希釈チェックや薬剤のバイアル、アンプルとの突き合わせをしましたか」を加えるというのがいいですかね。アルチバ®のお尻が白くないこともね（笑）。

さくら　いつも自分がついた時には、やっていましたが、チェックリストに入れておけば見落としがなくなりますね。

すみれ　そうやって、事前に見落としを防ぐのですね。チェックリストをもっと見直したくなりました。

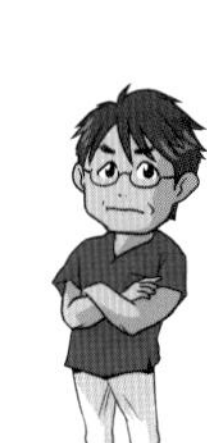

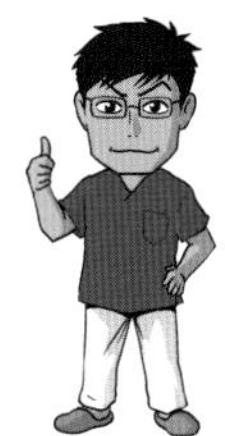

さぬちゃん　さて、ミズチバの本当の害とは何でしょうか？

さくら　患者さんがきちんとした全身麻酔を受けられないことだと思います。

桐山　ぜひ、麻酔導入前のチェックをきちんとして患者さんが不利益を被らないように、みんなで頑張りましょう。

すみれ　はい。

さぬちゃん　ぜひやってみてください。新しいリストができたら、教えてくださいね。

さぬちゃん　さて、桐山先生、アルチバ®のいいところを説明してください。

桐山　すぐ効いてすぐに切れるところですね。入っているのと入っていないのは、天国と地獄ほどの差があります。

さぬちゃん　そうですね。麻酔導入時や執刀時にも実感しますが、手術終了時にアルチバ®の持続注入を止めた時にも実感しますね。

さくら　そういえばちょっと前に、はじめ先生がアルチバ®を止めて、術後の鎮痛薬を入れずに覚醒させたことがありましたね。その時、いつもよりかなり早く患者さんが覚醒したんです。「先生、麻酔うまくなったね」とほめたら、その直後に患者さんが暴れ始めたんです。

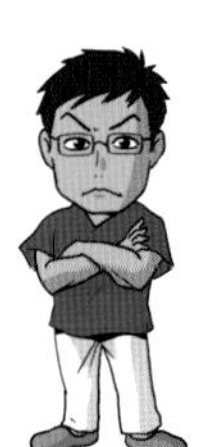

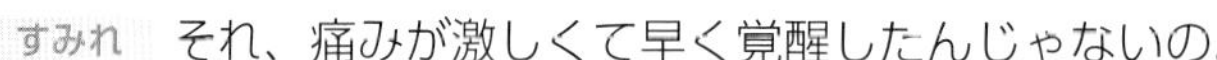

すみれ　それ、痛みが激しくて早く覚醒したんじゃないの。

桐山　そうそう。あの時は、はじめのところに呼ばれて行った後、フェンタニルをゆっくり 1A 静注したね。そうしたら患者さんは暴れなくなって、血圧も呼吸も患者さんの表情も落ち着いてきたんだ。

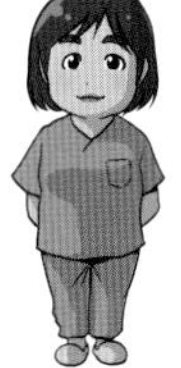

さくら　アルチバ®って術中にしか使えないから、術後鎮痛を考えて覚醒させないとダメなのがよくわかりました。

さぬちゃん　そうだね。アルチバ®は半減期（血液中のアルチバ®が半分になる時間）が 3 分なので、術中にちょっと止まっていただけでも患者さんが、痛みを感じて反応するんだね。体動、バッキング、血圧上昇、頻脈などが出たらアルチバ®のシリンジポンプが止まっていないかどうかに注意する必要があるんだよ。

さくら そういえば、これもちょっと前、はじめ先生がアルチバ®のシリンジを交換した時に開始ボタンを押すのを忘れていて、患者さんが術中に動いたことがありました。

桐山 はじめのやつ、いろいろやらかしてるなー。看護師さんたちに助けられているからやってられるんだね。いつもありがとうございます。

すみれ どういたしまして（笑）。

さくら あ、もう 1 つ聞きたいことがあります。アルチバ®は、止めてからどのくらい経つと効果がなくなってしまうのですか？

さぬちゃん そうですね。いい質問だね。約 20 ～ 30 分でほとんど効果はなくなってしまうんだ。

すみれ だから、手術が終了して病棟に帰る頃に痛みを訴える患者さんがいるんですね。

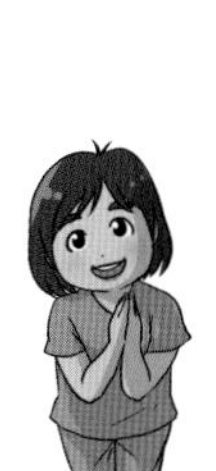

桐山 そうなんだよ。もっと早く病棟に帰していたら、病棟に帰る間の搬送中とか、病棟に帰った直後に強い痛みが出てるんだよ。

さくら 術後訪問に行った時、患者さんにたまにそんなこと言われるんです。

さぬちゃん 今度、そういう患者さんの麻酔記録を後から調べてみると、術後鎮痛を十分に考えずに、麻酔を終了しているのがわかるかもしれませんね。

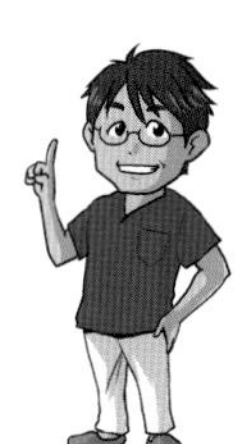

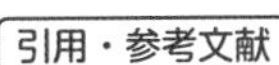

1）日本麻酔科学会．WHO 安全な手術のためのガイドライン 2009.
http://anesth.or.jp/guide/pdf/20150526guideline.pdf

もうビクビクしない！
さぬちゃん先生レクチャー
しっかりじっくり薬剤ばなし

アルチバ®は、どんな薬？

なぜ血圧や脈拍が激上がりに？

アルチバ®（一般名：レミフェンタニル）は麻薬で、非常に強い鎮痛作用をもっている。現在（2020年）では全身麻酔時に、最もよく使われる鎮痛薬である。麻酔導入はもちろん、維持にも持続静注で使う。麻酔の3要素は、鎮痛、鎮静、筋弛緩といわれるが、3本柱の1つである（図1）。

p.7のマンガ「新人オペナースかすみの薬剤ビクビク事件簿」では、鎮静薬にはディプリバン®（一般名：プロポフォール）を使用していた。マンガには登場していないが、筋弛緩薬を使用していたため、気管挿管時に体動はなかったと考えられる。問題は、なぜ血圧や脈拍が激上がりになったのか。アルチバ®が入っていれば、気管挿管時の喉頭展開や気管チューブが気管に入った時の刺激を強く抑制し、血圧・脈拍上昇を防ぐ作用がある。アルチバ®は、手術侵襲にも耐えられるくらい強い鎮痛作用を期待できるので、気管挿管でも同様に鎮痛が期待される。それが、アルチバ®を溶かし忘れた水（ミズチバ）であったため、血圧や脈拍が激上がりになったのである。

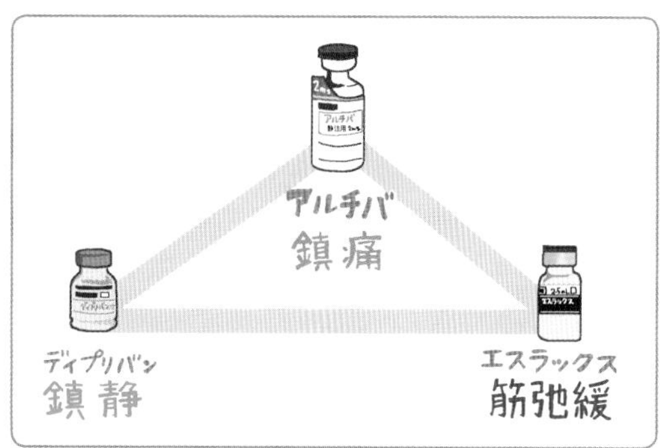

図1 麻酔を構成する3要素

各薬剤は商品名。

バランス麻酔が崩れると……

全身麻酔における鎮痛薬は、感覚を鈍くする究極の薬である。「麻酔」とは、「麻」である「知覚鈍麻」と「酔」である「意識消失」から成り立っている。それに、不動－「筋弛緩」を付け加えたのが、現代の全身麻酔（バランス麻酔）の3要素である。アルチバ®は、即効性で持続時間も短いため、持続注入することでどんな手術刺激にも耐えられる状態をつくる。それが入っていなければ、生体は過剰な反応を引き起こして当然であろう。

麻酔の3要素と4条件

鎮痛、鎮静、筋弛緩の3要素をうまくコントロールすることにより手術侵襲（有害反射：交感神経反射）を抑制することが、全身麻酔の最低条件（4条件）である。全身麻酔では、鎮痛は鎮痛薬、鎮静は鎮静薬、筋弛緩は筋弛緩薬をバランスよく使って有害な交感神経反射をおこさないような状態を作ることが要求される。

オピオイドと麻薬は同じ？

そもそもオピオイドとは？

アルチバ®（レミフェンタニル）は、フェンタニルやモルヒネなどと同じ系統の薬剤で、オピオイド（opioid）とよばれている。紀元前よりケシの実から採取されたアヘン（opium）が鎮痛薬として用いられていた。そのケシの実から採取されるアルカロイドは、オピエートとよばれ、そこから合成されるものがオピオイドである。

麻薬性と非麻薬性ってどう違う？

オピオイドは、強力な鎮痛作用をもつ麻薬性鎮痛薬やその関連合成鎮痛薬などの総称である。かつて、麻薬（narcotic）という言葉は、オピオイドとほぼ同じ意味で使われていた。ステッドマン医学大辞典第6版では、「麻薬は、アヘンやアヘン様化合物（オピオイド）から誘導され、精神と行動の著しい変化および依存性と耐性の可能性を伴う強力な鎮痛作用をもつすべての薬物」と定義されている。

医療で「麻薬を使う」といえば、「オピオイドを使う」という意味であったが、2007年（平成19年）から、ケタミンが麻薬に指定されたため、今ではオピオイド＋ケタミンが麻薬ということになった。麻薬は、日本の法律では「麻薬及び向精神薬取締法」の第2条の別表1[1)]（麻薬がまとめられている）に掲げられる薬剤である。

一方、麻薬でないオピオイド（非麻薬性オピオイド）もある（図2）。ソセゴン®（ペンタゾシン）やレペタン®である。これらは、法律上は向精神薬に分類されているため麻薬ではない。非麻薬性というのは、オピオイドとしての作用が部分的である（弱い）ため、麻薬指定を受けていないのだ。ちなみに、非麻薬性オピオイドは面倒なことに麻薬とは別の金庫（鍵のかかるBOX）に保管する必要がある。

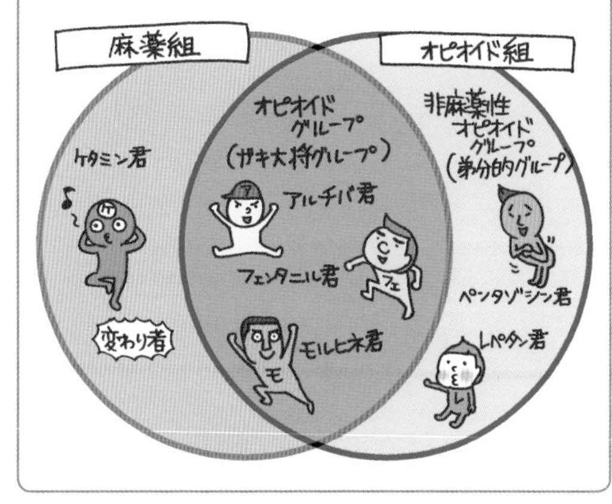

図2 鎮痛薬の種類

麻薬性鎮痛薬（オピオイド＋ケタミン）と非麻薬性オピオイド。

オピオイドが効く部位と副作用

痛みを伝えないとは？

オピオイドは、脳や脊髄にあるオピオイド受容体に結合し、オピオイドは脳から脊髄、末梢神経に対して以下の部位に作用して、痛みの伝達を強力に抑制する（図3）。オピオイドは、オピオイド受容体作動薬であり、受容体に結合することで、痛みを伝えにくくする。

①大脳皮質や視床などの上位中枢で、痛覚情報伝達を抑制する。

②中脳水道周囲灰白質や延髄網様体で、脊髄後角における痛覚情報伝達を抑制する。

③脊髄の一次感覚神経終末からの神経伝達物質遊離を抑制し、興奮伝達を抑制する。

④末梢神経の痛みの感知を鈍くする。

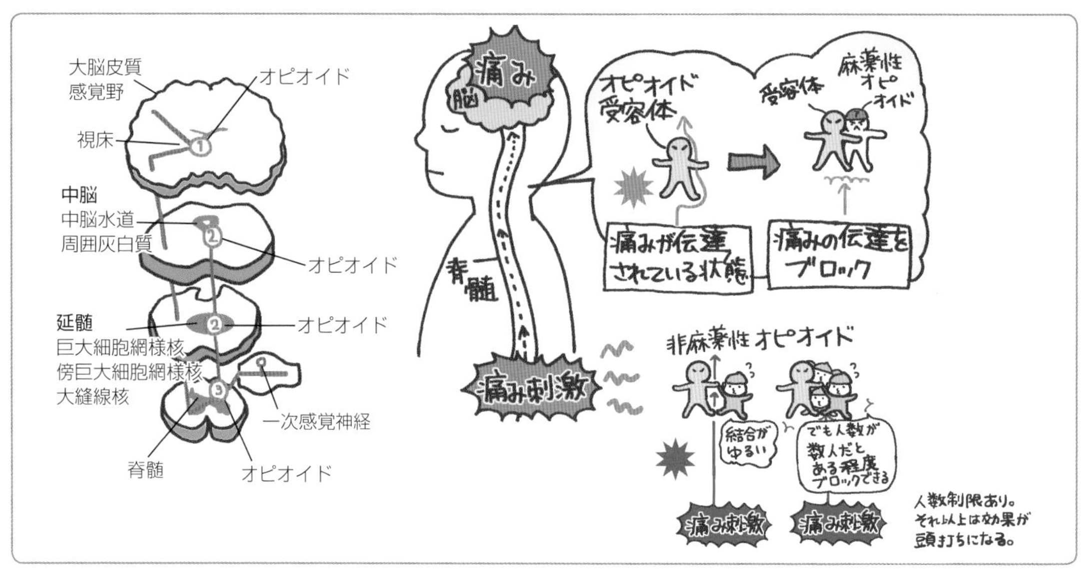

図3 受容体とオピオイドの結合

非麻薬性オピオイドの場合、結合がゆるいため痛み刺激がどうしても伝わってしまう（イメージ図）。

副作用は？

副作用は、呼吸抑制（特に、呼吸数減少）や徐脈、血圧低下や腸管運動の抑制、便秘、悪心・嘔吐などがある。アルチバ®（レミフェンタニル）、フェンタニル、モルヒネともに同じである。主として中枢神経を強く抑制するため呼吸抑制や循環抑制への対応が大きなポイントになる。

各（麻薬性）オピオイドの違い

オピオイドの作用や副作用は、基本的には、ほとんど同じである。作用発現時間や持続時間、その性質など薬剤によって異なる部分のみを覚えれば、実用的な知識として身につけることが可能である。手術時の全身麻酔や術後鎮痛に使用されるオピオイドを表1にまとめた。

非麻薬性オピオイドは力不足

非麻薬性オピオイドには、ソセゴン®とレペタン®がある。オピオイドではあるが、部分的な作用しかもたず（部分作動薬）、麻薬性オピオイドに比べると鎮痛作用が弱い。作用が弱いため、弱オピオイドという（図3）。

麻薬性オピオイドの後に非麻薬性オピオイドを使うと……

よく、麻薬性オピオイドを投与しているところに、非麻薬性オピオイドを投与すると、余計に痛くなるといわれる。同じオピオイド受容体に結合するため、始めに投与していた麻薬性オピオイドと、後から投与した非麻薬性オピオイドが入れ替わるためと考えられる。せっかく投与するなら、始めに投与していた麻薬性オピオイドを投与すべきである。

表1 オピオイドの薬剤による違い

	レミフェンタニル（アルチバ®）	フェンタニル	モルヒネ
作用発現時間	約1分	約4分	30分以内
作用持続時間	3～10分	20～30分	1.7～3.5時間
代謝経路	血中および組織内の非特異的エステラーゼにより加水分解	肝臓にて活性および非活性代謝物に代謝	肝臓にて活性および非活性代謝物に代謝 代謝物 M-6-G にも鎮痛活性あり
腎機能および肝機能障害への影響	なし	**肝機能障害**で、作用延長	**腎機能障害**で蓄積
効能・効果	全身麻酔の鎮痛	①全身麻酔や局所麻酔の鎮痛 ②激しい疼痛（術後疼痛、癌性疼痛など）の鎮痛 **【硬膜外および脊髄くも膜下投与】** 激しい疼痛（術後疼痛、癌性疼痛など）の鎮痛	①激しい疼痛（鎮痛・鎮静） ②激しい咳嗽発作（鎮咳作） ③激しい下痢症状（止痢）や術後などの腸管蠕動運動抑制 ④麻酔前投薬、麻酔の補助 **【硬膜外および脊髄くも膜下投与】** 激しい疼痛（術後疼痛、癌性疼痛など）の鎮痛
副作用	呼吸抑制 血圧低下 徐脈 悪寒（シバリング） 悪心・嘔吐	血圧降下 呼吸抑制 悪心・嘔吐	傾眠 錯乱、せん妄 無気肺、気管支痙攣 喉頭浮腫 麻痺性イレウス 中毒性巨大結腸 掻痒感 悪心・嘔吐 呼吸抑制
注意点	急速注入で、咳、鉛管現象	急速注入で、咳、鉛管現象	
術後鎮痛使用	禁忌	○	○

非麻薬性オピオイドは天井効果あり！

別の問題として、弱オピオイドは鎮痛作用に天井効果がある。天井効果とは、投与量を増やしても鎮痛作用がそれ以上増えることはないというもの。全身麻酔時の鎮痛薬として、非麻薬性オピオイドが使われないのは、天井効果のためである。

ケタミンは、変なやつ

オピオイドと何が違う？

ケタミンはオピオイドではない。オピオイド受容体に作用するのではなく、NMDA 受容体を遮断（NMDA 受容体拮抗薬）する。NMDA 受容体に結合することで興奮性神経伝達を遮断するため、鎮痛作用が現れる。ケタミンはオピオイドとは、まったく構造が異なるが、精神と行動の著しい変化および依存性と耐性、強力な鎮痛作用をもつことは同じである。

ケタミンは解離性麻酔薬！

一般に、麻酔薬は脳を全体的に抑制するのに対して、ケタミンは脳の表層部分を抑制して深層部分を興奮させ、両者の機能を乖離させるところから解離性麻酔薬とよばれている（図 4）。呼吸抑制作用が弱く、自発呼吸が残ったまま鎮痛作用が現れる。ただし、高用量では呼吸抑制が現れる。

また、多くの麻酔薬で血圧低下が起きるが、ケタミンは、むしろ血圧が上昇することが多い。交感神経を刺激し、気管支拡張作用・頻脈が現れる。喘息患者やショック患者にも使いやすいが、脳圧、眼圧を上昇させるため、脳神経外科手術や緑内障患者には使用しにくい。副作用として、悪夢や幻覚を引き起こすことが多いことが知られている（図 5）。

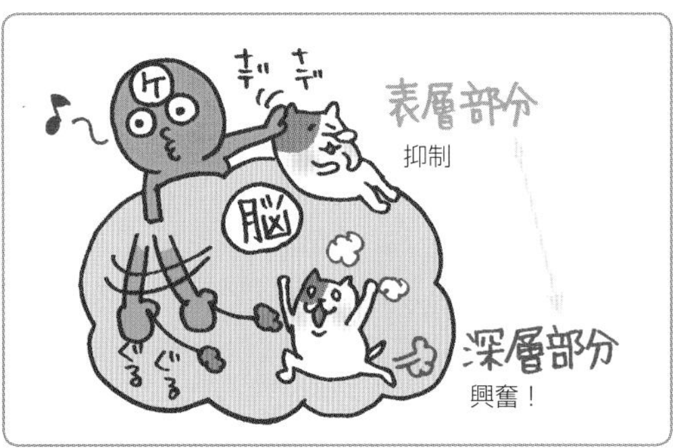

図4 解離性麻酔薬

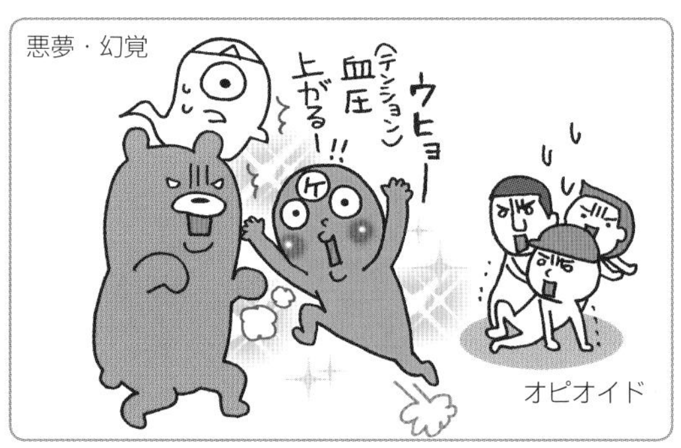

図5 ケタミンの特徴

引用・参考文献

1）麻薬及び向精神薬取締法（昭和 28 年 3 月 17 日　法律第 14 号）. http://www.mhlw.go.jp/bunya/iyakuhin/yakubuturanyou/dl/mayaku_torishimari_01.pdf
2）日本緩和医療学会・緩和医療ガイドライン作成委員会編. “オピオイド”. がん疼痛の薬物療法に関するガイドライン. 2014 年版. 東京, 金原出版, 2014, 42-73.
3）森本康裕. “オピオイドと類似薬”. 麻酔科薬剤ノート. 改訂版. 讃岐美智義編. 東京, 羊土社, 2014, 12-27.
4）坪川恒久. “ケタミン”. 前掲書 3), 46-7.
5）南雅文. “オピオイドの鎮痛作用”. オピオイド. 並木昭義ほか監. 東京, 克誠堂出版, 2005, 20-32.

ココだけは押さえる！ 第 1 話のおさらい

◎麻薬にはオピオイドとケタミンがある。いずれも主作用は鎮痛である。

◎オピオイドの副作用は、呼吸抑制（特に呼吸数減少）、循環抑制（徐脈・低血圧）、鎮静、腸管運動抑制、便秘、悪心・嘔吐など。

◎アルチバ®は全身麻酔中のみで、術後や ICU では使えない。

◎フェンタニルは、全身麻酔にも術後にも癌性疼痛にも使える。

◎モルヒネは術後疼痛や癌性疼痛に使える。

◎フェンタニルとモルヒネは、硬膜外や脊髄くも膜下投与も可能である（アルチバ®は、持続静注のみ）。

◎非麻薬性オピオイドは、オピオイド部分作動薬で弱オピオイドである。天井効果があり、全身麻酔の鎮痛には向いていない。

◎ケタミンは、解離性麻酔薬とよばれ、鎮痛だけでなく強い鎮静作用がある。呼吸抑制や血圧低下は少なく、気管支拡張作用があり、ショック患者や喘息患者の麻酔に使われる。

◎ケタミンは、内臓痛よりも体性痛によく効くため、全身熱傷の処置時の鎮痛にも応用される。

◎ケタミンでも高用量を投与すれば呼吸抑制が起こる。副作用は、悪夢や幻覚。

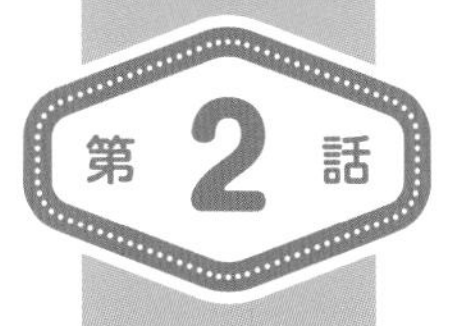

吸入麻酔薬 ～セボフルランの瓶は割れる？～

新人オペナースかすみの

薬剤ビクビク事件簿

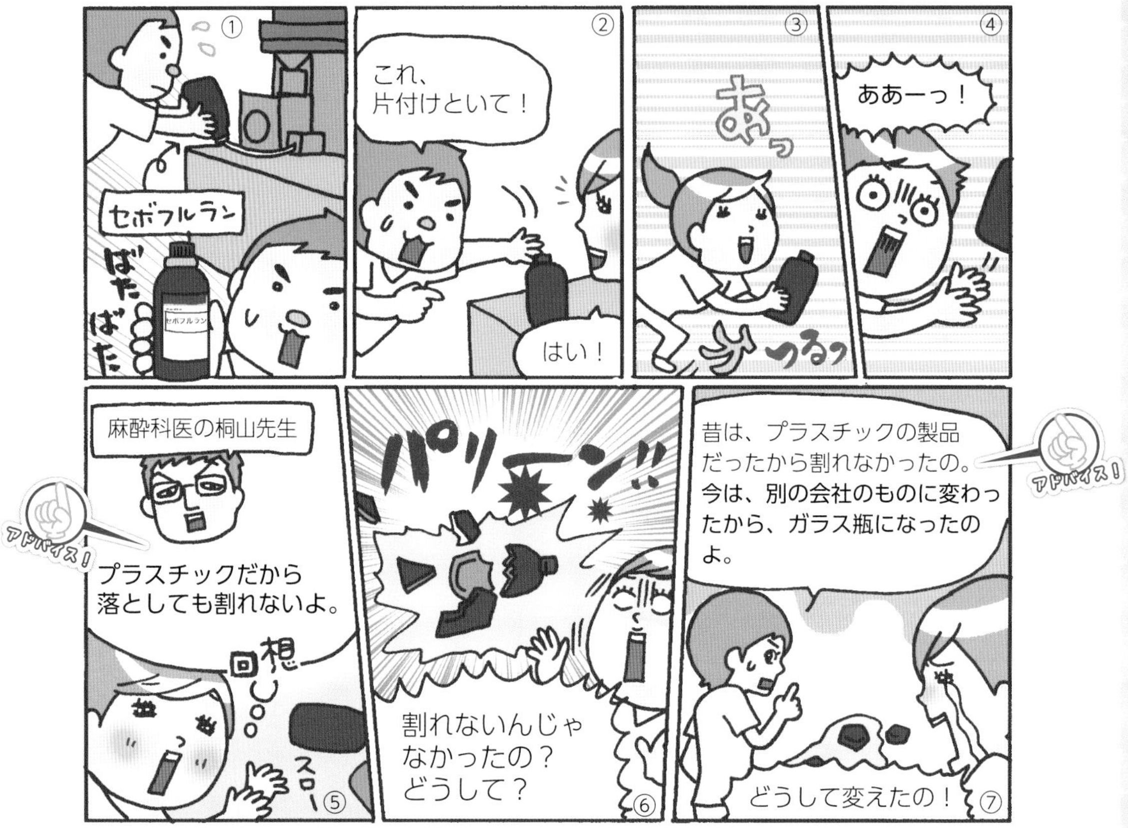

①
セボフルラン
ばたばた

②
これ、
片付けといて！
はい！

③
あっ
つるっ

④
ああーっ！

⑤
麻酔科医の桐山先生
プラスチックだから
落としても割れないよ。
回想
スローー
アドバイス！

⑥
パリーン!!
割れないんじゃ
なかったの？
どうして？

⑦
昔は、プラスチックの製品
だったから割れなかったの。
今は、別の会社のものに変わっ
たから、ガラス瓶になったの
よ。
どうして変えたの！
アドバイス！

何がダメだったの!? さぬちゃん先生のワンポイントアドバイス

揮発性吸入麻酔薬のセボフルランは、気化器に充填した液体を気化させて、1～2%程度の濃度で使用する。ガラス瓶を落として割ると、こぼれたセボフルランが気化するため周りに散乱する。そこに近づけば高濃度ガスを吸うことになり、麻酔がかかるだけでなく不整脈を誘発するなど生命に危険がある。先発品はプラスチックボトルだったが、ジェネリックにはガラス瓶のものがある。割らないように細心の注意を払う必要がある。

➡ 割れたらキケン！の吸入麻酔薬はどんな薬剤？　くわしく見ていこう！

麻酔科医の実は…

さぬちゃん先生がこっそり聞き出すホンネ

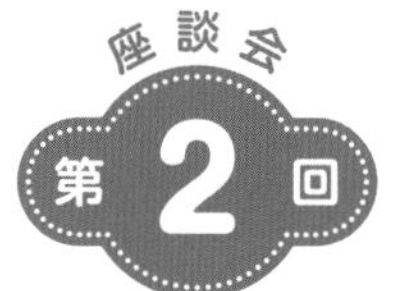

セボフルランは揮発する

「セボフルランのプラスチック容器とガラス瓶」
「麻酔器の仕組みや余剰ガス排泄装置」

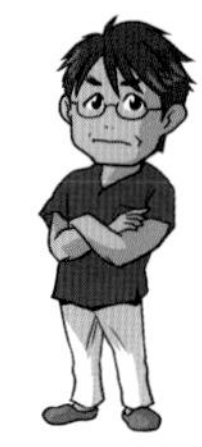

さぬちゃん セボフルランのガラス瓶を落とせば、割れるのは当たり前です。どうして、以前のセボフルランの容器は割れないものだったのでしょうか？

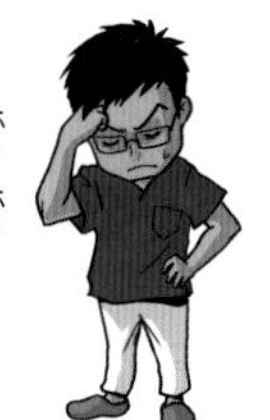

桐山 当院で以前、採用されていたものは先発品のセボフルランだったのです。これは、ガラス瓶ではなくプラスチックボトルに入っていたんです。

すみれ たしか、「PEN ボトルという軽い容器で、うちのは割れにくい」と、製薬会社の MR さんが自慢していました。

あおい 先発品は PEN（ポリエチレンナフタレート）というプラスチックの容器に入っているんです。PET ボトルより強度・耐熱性・ガスバリヤー性などに優れていて、有害な添加物も使用していないから環境にも優しいですね。高級なプラスチック容器ですよ。

さくら そんなすばらしい容器に入っている先発品を、どうして後発品（ジェネリック）に変えてしまったんですか？

あおい ジェネリックを採用すると、病院に診療報酬上の優遇があるんです。後発品の詳しいリストは、厚生労働省のホームページ[1)]にあります。

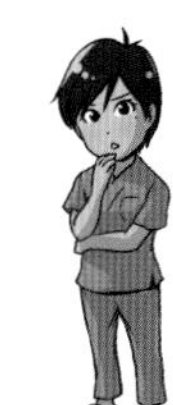

すみれ それだから、どんどん病院の薬がジェネリックに変わっていくんですね。ジェネリックに変える基準は何ですか？

あおい 私たちが勝手に変えているわけじゃないんです。使っている先生方の意見を聞いて、「ジェネリックに変えても差し支えない」と言われたものを今は変更しているところです。

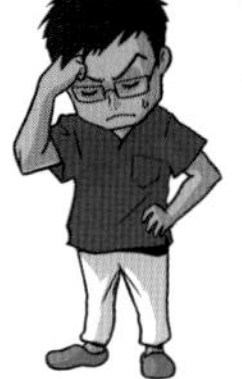

さくら ということは、桐山先生が変えていいっておっしゃったんですね。

桐山 病院も経営が苦しいし、「できるだけ先発品でなくてもいい薬剤は、ジェネリックに変えてほしい」と病院長に言われたので、協力しようと思って。

さくら ガラス瓶に入っているセボフルランは、割れちゃいましたよね。そんな危険性は考えなかったということですか？

すみれ 桐山先生、どうなんですか？

桐山 かすみちゃんのセボフルラン落下事件があった後、少し後悔しています。変えなければよかった。

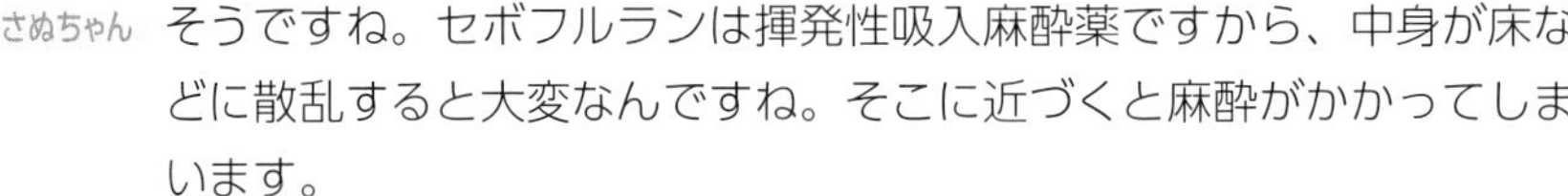

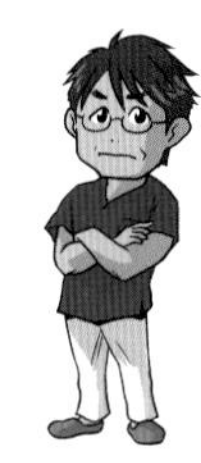

さぬちゃん　そうですね。セボフルランは揮発性吸入麻酔薬ですから、中身が床などに散乱すると大変なんですね。そこに近づくと麻酔がかかってしまいます。

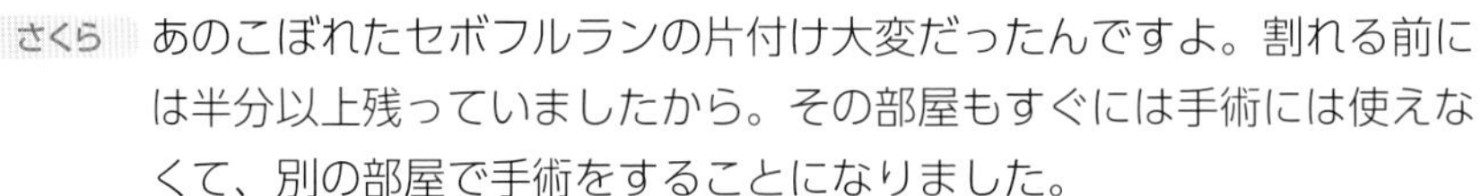

さくら　あのこぼれたセボフルランの片付け大変だったんですよ。割れる前には半分以上残っていましたから。その部屋もすぐには手術には使えなくて、別の部屋で手術をすることになりました。

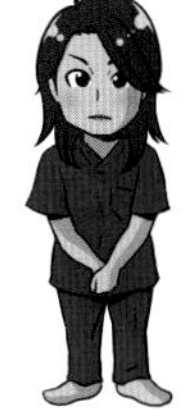

桐山　すまん。

あおい　そうですね。静脈麻酔薬と違って揮発性麻酔薬は、揮発した麻酔薬を吸入すると麻酔がかかってしまいますからね。ところで、手術室から出たセボフルランの気体は、どこかで処理されて廃棄されるのですか？ 余剰ガス排出装置が手術室にありますが、あれでどう処理されているのでしょう？

さぬちゃん　通常は、余剰ガス排出装置は手術室から出たガスを外に排出させる装置で、その先は、大気に開放されている施設が多いと思います。揮発性吸入麻酔薬は、吸着して回収しているところもあると思いますが、N_2O（笑気）は、特殊な装置がなければ分解できません。日本では、この笑気とセボフルランの回収ができる装置[2)]を持っているのは数施設です。

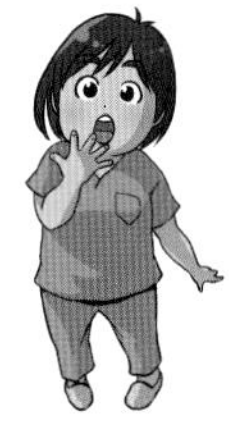

さくら　えー。そうなんですか！

あおい　驚きました。笑気＝亜酸化窒素（N_2O）は、たしか京都議定書[3)]で、排出規制がされていると思いましたが……。

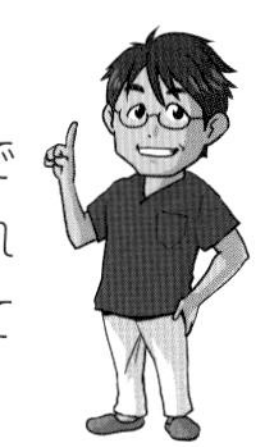

すみれ　京都議定書って何ですか？

さぬちゃん　地球温暖化対策のために、温室効果ガス排出量を決めた国際条約です。これには、二酸化炭素の300倍の温室効果ガスの笑気も含まれています。笑気は大気中では安定で、半減期は150年ともいわれています。桐山先生、続きをお願いします。

桐山　はい。医療用の笑気は排出規制外です。規制外ですが、麻酔科医は最近環境に配慮して笑気を使わない人が多くなっています。

さくら　そうですね。笑気は滅多に使いませんね。

あおい　そういえば、笑気の配管がない病院もあると聞いています。

さくら　セボフルランは、温室効果ガスではないんですか？

さぬちゃん　ないわけではないですが、セボフルランの大気中での寿命は2～6年といわれているため、笑気ほど問題ではないと考えられていますね。

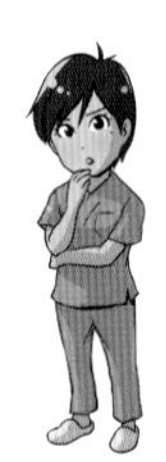

桐山　デキる麻酔科医は低流量麻酔という技術を使って、吸入麻酔薬を最小限の使用にとどめているんだ。

すみれ　低流量麻酔って何ですか？

さぬちゃん　麻酔器のフローメーターの流量を1L/min以下にして行う麻酔のことです。

さくら　そういえば、はじめ先生が、先日、酸素0.5L、空気1L、スープレン®4%で麻酔をしていて、「今日は低流量でやっている」って言ってました。

桐山　それ、低流量麻酔じゃナイから！低流量麻酔は1L/min以下の麻酔のことだからね。いつもより少ない流量という意味なら合っているけどね。

さぬちゃん　そうですね。低流量麻酔は、トータルフロー（酸素と空気、酸素と笑気の合計の流量）が0.5～1L/minの麻酔のことです。1.5L/minは、低流量麻酔じゃないですね。

さくら　はじめ先生に、教えてあげよっと。

あおい　低流量麻酔にすると、どうして吸入麻酔薬の使用量が減るのですか？

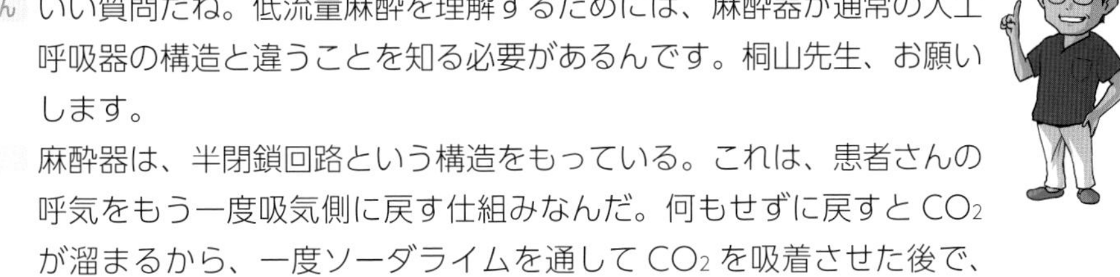

さぬちゃん　いい質問だね。低流量麻酔を理解するためには、麻酔器が通常の人工呼吸器の構造と違うことを知る必要があるんです。桐山先生、お願いします。

桐山　麻酔器は、半閉鎖回路という構造をもっている。これは、患者さんの呼気をもう一度吸気側に戻す仕組みなんだ。何もせずに戻すとCO_2が溜まるから、一度ソーダライムを通してCO_2を吸着させた後で、吸気に戻す仕組みだ。笑気やセボフルラン、デスフルランなどの吸入麻酔薬は、ほとんど人体では代謝されない（肝臓や腎臓から出ていかない）から、呼気中に大半が残ったまま戻ってくる。もったいないので、それをもう一度、吸気に戻すんだ（図1）。

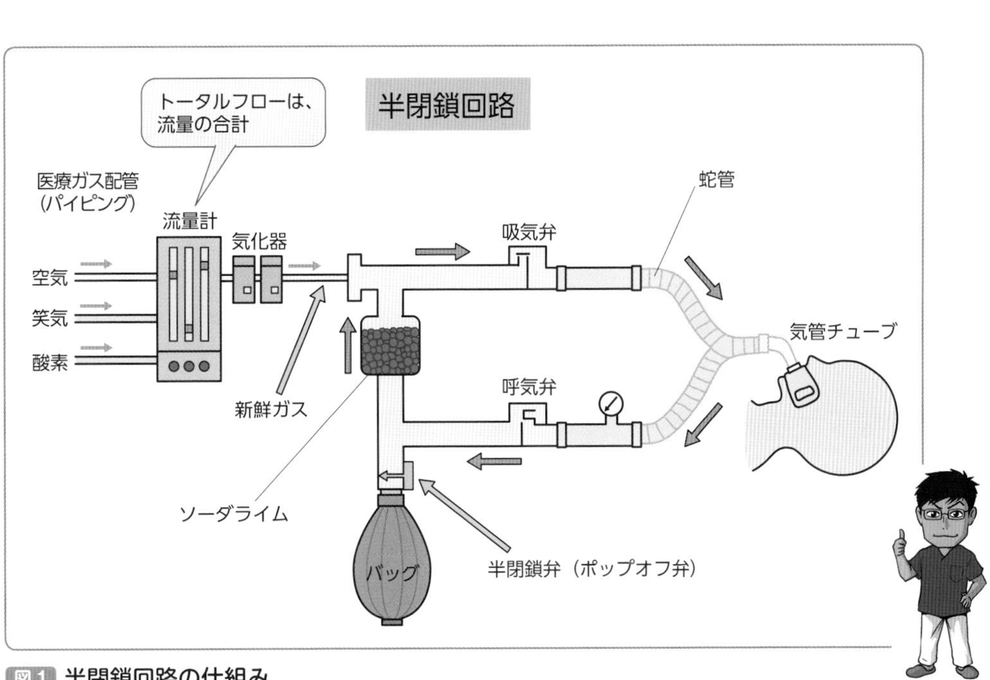

図1　半閉鎖回路の仕組み

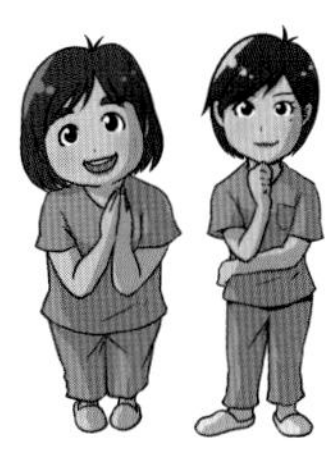

さくら　そうなんですね。それはいいんですが、ソーダライムに CO_2 が吸着されると、吸気に戻すガスの量が減ると思うんですが、それはどうするんですか？

桐山　いいところに気づいたね。何が減ると思う？

すみれ　酸素がどんどん減っちゃう。酸素は体内で CO_2 になって呼気から戻ってくるから。

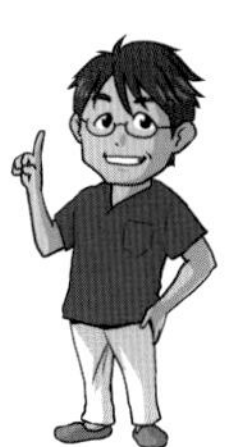

さぬちゃん　そうですね。だから、酸素を吸気側に追加しないとだめなんだ。酸素だけを補うと麻酔ガスの濃度が薄まるから、見合った麻酔ガスも一緒に補う必要があるんだよ。これが、トータルフロー（新鮮ガス）というやつだね。新鮮ガスのトータルフローを 1L/min 以下にすると低流量麻酔というんだね。桐山先生、続きをお願いします。

桐山　トータルフローが少なければ少ないほど、揮発性吸入麻酔薬の使用量が少なくなるんですよ。2L/min と 1L/min では 2 倍違う。

あおい　あっ、そうか！ 揮発性吸入麻酔薬は、気体に揮発した濃度（%）で投与するから、同じ濃度（%）でも新しく補う新鮮ガスの流量が少ないほど、揮発する麻酔薬の量が少ないんですね。

さくら　どうしてはじめ先生は、いつも 3L/min でしているんですか？

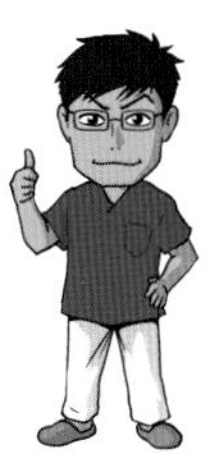

桐山　低流量麻酔は、低流量麻酔対応のいい麻酔器でないと危険なんだ。低酸素になったり麻酔薬濃度が下がって麻酔が浅くなったりする。これに対応できる技術と知識が必要で、通常は上級医が使う技術なんだ。だから、あまりはじめは使わないんだよ。

すみれ　うちには、低流量対応のいい麻酔器はありますか？

桐山　10 室のうち 2 室だけが低流量麻酔対応なんだ。

すみれ　どうしてほかの 8 室は買ってもらわないんですか？

桐山　新しい麻酔器は、低流量麻酔に対応したものを買ってもらうようにしているんだが、今の麻酔器が全部入れ替わるのにあと 8 年はかかるな。

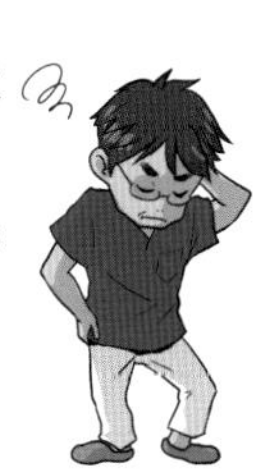

あおい　環境に優しくて、吸入麻酔薬の消費量も減らせるのなら早く変えるべきです。

さぬちゃん　うーん。そうは言っても、低流量対応のいい麻酔器は、定価で 1,000 万円以上するんだ。

さくら　えー。そんなに高いんですか。

桐山　すぐにでも、すべてを変えたいんだが……。

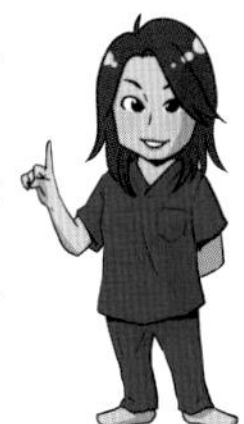

さぬちゃん　吸入麻酔薬のジェネリックの話に戻ろう。もう一度、PEN ボトルには変えられないのかな？

あおい　この事件を医療安全委員会に報告して、ガラス瓶の吸入麻酔薬で落下事故が起きたので、PEN ボトルに入った後発品もあるので、それに変えるように検討してもらえばいいですよ。

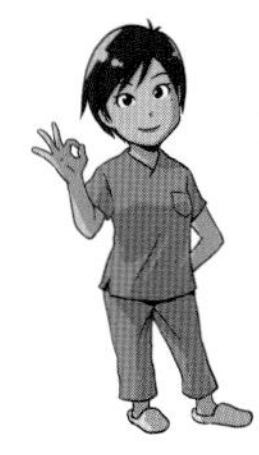

すみれ　手術室が使えなくなったり後の処理に困るんですから、PEN ボトルのものにしてもらいたいです。

桐山　みんなでそうお願いしましょう！

さくら　賛成！

あおい　今日は勉強させてもらいました。

さぬちゃん　小さいことからコツコツと改善が必要ですね。気づいた時に変えるべきところは変えないといけません。

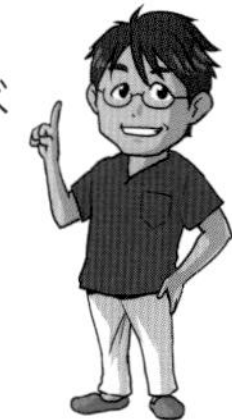

引用・参考文献

1）厚生労働省．薬価基準収載品目リスト及び後発医薬品に関する情報について（令和２年２月１日適用）．https://www.mhlw.go.jp/topics/2019/08/tp20190819-01.html

2）低 CO_2 川崎ブランド事業．余剰麻酔ガス処理システム「アネスクリーン®」．http://www.k-co2brand.com/brand/products/archives/11/prd03.html

3）外務省．気候変動に関する国際連合枠組条約の京都議定書．http://www.mofa.go.jp/mofaj/gaiko/treaty/pdfs/t_020413.pdf

もうビクビクしない！
さぬちゃん先生レクチャー
しっかりじっくり薬剤ばなし

セボフルランは、どんな薬？

セボフルランは常温で気化する

揮発性吸入麻酔薬であるセボフレン®（セボフルラン）は、使用前はガラス瓶やPEN（ポリエチレンナフタレート）容器に液体として入っているが、容器から取り出すと常温で気化する。患者に投与する時には、必ず麻酔器内に組み込まれた気化器を使用して、1～2％程度のガス（気体）として使用する。気化器を使うと、0～数％の範囲の揮発性吸入麻酔薬濃度の設定が正確に行える。

ドラマの誘拐シーンみたいなことはありうる？

怪しげなドラマのように吸入麻酔薬をハンカチに染み込ませて口元に当てたり、液体から気化する麻酔薬を直接吸入すると、吸入濃度が何％になっているかは不明である。臨床的にはあり得ないほどの高濃度になっている可能性があり、麻酔がかかることを通りすぎて、心血管系の重大な副作用（重篤な不整脈や心停止など）を引き起こす可能性がある。

巻頭マンガ「新人オペナースかすみの薬剤ビクビク事件簿」では、セボフルランのガラス瓶を割ってしまったために、床に大量のセボフルラン液がこぼれた。こぼれたセボフルラン液に近づいて、吸入することは自殺行為以外の何ものでもない。

吸入麻酔薬で人気は？

セボフルランは全身麻酔時に使われる吸入麻酔薬のなかでは使いやすいため人気がある。麻酔導入はもちろん、麻酔維持にも使用できる。セボフルランは日本で開発された揮発性吸入麻酔薬であるため、わが国では1990年に世界に先駆けて発売され、30年の臨床使用経験がある。ちなみに米国では1995年に発売された。

一方、スープレン®（デスフルラン）は、日本では2011年にようやく発売されたが、米国では1992年から使用されていた。もう1つ、使用されているフォーレン®（イソフルラン）は、セボフルランと同時に、1990年に発売されたが、現在では、あまり使われなくなってしまった。

吸入麻酔薬は「意識消失」の役割

先ほどは、「麻酔がかかる」と書いたが、麻酔とは第1話で紹介したように、「麻」である「知覚鈍麻」と「酔」である「意識消失」から成り立っている。現在では、吸入麻酔薬に「麻」と「酔」の両方を期待してはいない。吸入麻酔薬は、「酔」を担当する薬剤として使用されている。つまり、意識消失を引き起こす薬剤であるため、こぼしたセボフルランを不用意に吸入すると問題になる。静脈麻酔薬は、静脈に直接入れなければ麻酔がかからないのに対し、吸入麻酔薬は吸入することで肺胞に入り、そこから血液に移行することで「酔」の状態になる。

吸入麻酔薬は、意識消失をさせる薬剤であるため、気道閉塞と呼吸停止が問題になる。そのため、気道確保と人工呼吸を確実に行う必要があり、気管挿管や声門上器具を挿入して使うのが、通常である。

驚くべきことに、セボフルランを含む吸入麻酔薬の作用機序はいまだに解明されていない。効くから使っているという現実がある（図1）。

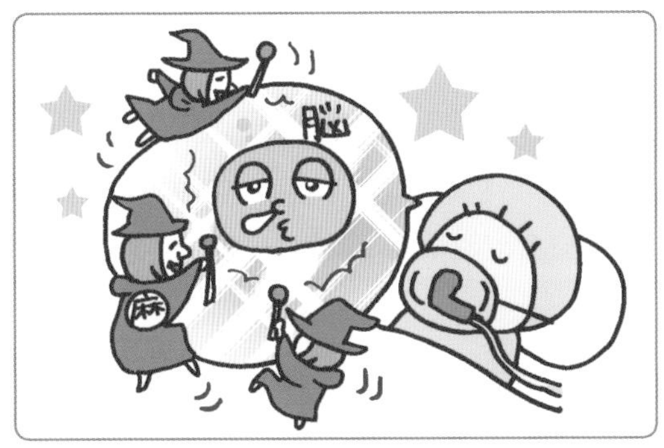

図1 吸入麻酔薬の作用機序

吸入麻酔薬がどこに効くのかはいまだに不明である。

昔と今の吸入麻酔薬の使われ方

昔は吸入麻酔薬単独で使われていた

昔は、吸入麻酔薬は、麻酔の3要素である鎮痛・鎮静・筋弛緩をすべて併せもつという考え方であった。特に、エーテルやハロセンを使用していた頃は、吸入麻酔薬の濃度を高くすれば、どんどん麻酔が深くなり、吸入麻酔薬単独で麻酔ができるという考えであった。

吸入麻酔薬であるエーテルは、ゲデルの麻酔深度表（1920年）（表1）[1, 2]のように麻酔深度が深まり、cortical centers（皮質中枢）：第1期→ basal ganglia（大脳基底核）：第2期 → spinal cord（脊髄）：第3期 → medulla（延髄）：第4期のように次第に深部に進むと理解されている。第3期の第2相が手術を行うのに最適な状態である。

今はバランス麻酔が大事

しかし、このように無理をして吸入麻酔薬単独で麻酔を深くすると、覚醒させるのに時間がかかり、副作用も強すぎる。そこで、バランス麻酔（鎮痛・鎮静・筋弛緩）のように、副作用

表1 ゲデルの麻酔深度表（文献1、2より引用改変）

	効果部位	呼吸		眼球運動	瞳孔（麻酔前投薬なし）	眼球反射	涙分泌	咽喉頭反射	皮膚切開に対する呼吸反応	筋緊張
		助間筋	横隔膜							
第1期	皮質中枢			随意調節		睫毛反射	異常なし			異常なし
第2期	大脳基底核					眼瞼反射		嚥下悪心		緊張収縮
第3期（第1相）						結膜反射				
第3期（第2相）	脊髄					角膜反射 瞳孔反射 対孔反射				
第3期（第3相）								嘔吐		
第3期（第4相）										
第4期	延髄	呼吸停止								

手術をするのに最適！

も少なく、無理のない、いいとこ取りの麻酔になったのである。

すなわち、鎮痛は鎮痛薬（「第１話」参照）、鎮静は鎮静薬（吸入麻酔薬または静脈麻酔薬）、筋弛緩は筋弛緩薬（「第７話」参照）というそれぞれの役割を分担させると、吸入麻酔薬は意識消失だけを担当すればよいため、第３期の第２相よりも浅い状態で、十分に役割を果たせるのである。

吸入麻酔薬の強さ＝MAC

MAC（minimum alveolar concentration：最小肺胞内濃度）は、吸入麻酔薬の強さを示す指標として用いられている。ヒトに皮膚切開を加えた時、半分が体動を起こさない麻酔薬濃度（呼気濃度）である。セボフルランは1.7％、デスフルランは6.0％である。セボフルランのほうが強い麻酔薬ということになる。

しかし、吸入麻酔薬は鎮静薬として使用されるため、体動を指標にしたMACより覚醒を指標としたMAC-awakeや、手術刺激への血圧・脈の反応（皮膚切開時の交感神経反応）を指標としたMAC-BARが用いられる（表２）。

血液／ガス分配係数って？

吸入麻酔薬がいる割合を数値化

血液／ガス分配係数は、肺胞と血液の吸入麻酔薬の存在割合を示す。セボフルランは0.63、デスフルランは0.42である。つまり、セボフルランは、肺胞１に対して血液中に0.63、デスフルランは、肺胞１に対して血液中に0.42の割合で存在するということになる。

溶解度で導入・覚醒の時間が違う

数値が小さいほど、血液には溶け込みにくい（小さいほどすぐに飽和する）ことを示す。数値が小さいほど、すぐに肺胞と血液の間は平衡

表２ MACの定義

MAC (minimum alveolar concentration：最小肺胞内濃度)	MAC-awake	MAC-BAR (block autonomic response)
皮膚切開を加えられたヒトの50%が体動を起こさない最小麻酔薬濃度	50%のヒトが簡単な命令に従う時の最小麻酔薬濃度 MAC-awake =1/3×MAC	50%のヒトが皮膚切開で交感神経反応を起こさない（前後で20%以内に脈拍・血圧が抑えられる）最小麻酔薬濃度

【MACに影響する因子】

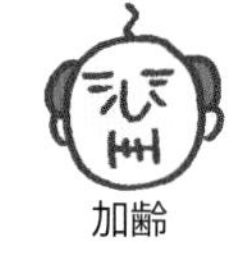

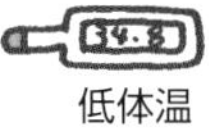

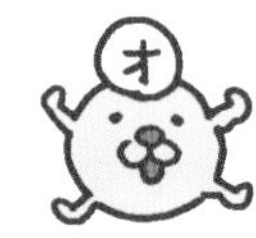

MACは加齢や低体温で低くなる。また、オピオイド併用の場合は、低濃度の吸入麻酔薬で維持可能である。

に達するため、麻酔薬は血液から中枢神経に到達しやすい。数値が大きいと、平衡に達する（溶け込む）までの時間がかかるため、麻酔がかかるまでの時間は長くなる（図2）。

数値が小さいほど、導入が速いという意味である。また、覚醒時には肺胞内を100％酸素に置き換えられ、溶け込みにくいため血液中から肺胞に向かって出てきやすい。これが、覚醒が速いという意味である。

吸入麻酔薬の違い[3)]

吸入麻酔薬の性質は薬剤により異なる。表3に各吸入麻酔薬についてまとめた。前述のMACや血液／ガス分配係数などを含め、薬剤によって異なる部分を覚えていこう。

吸入麻酔薬と悪性高熱症の関係は？

揮発性吸入麻酔薬がトリガー

悪性高熱症（MH；malignant hyperthermia）は、1960年にオーストラリアのデンボローによって見出された遺伝性疾患である。揮発性吸入麻酔薬やスキサメトニウムがトリガーになって引き起こされる。

予防にはトリガーにならない麻酔薬を

発症率は、1/40,000であるが、ひとたび発症すると激烈で、死亡率は10～20％である。15分で0.5℃以上の急激な体温上昇を認め、頻脈や不整脈、筋強直のほか、ミオグロビン尿、チアノーゼ、頻呼吸（CO_2の異常蓄積）を認める。MHを疑い、いかに早くダントロレンを投与できるかが治療の鍵である。

予防としては、術前の問診によって、MHの

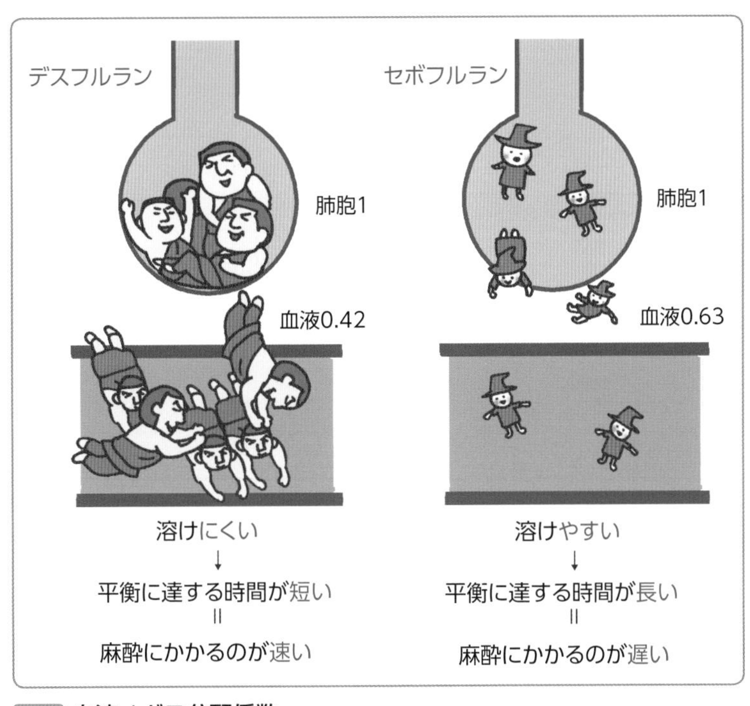

図2 血液／ガス分配係数

表3 吸入麻酔薬の違い

麻酔薬（商品名）	セボフルラン（セボフレン） 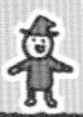	デスフルラン（スープレン） 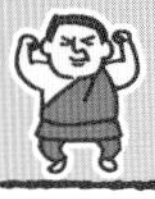	イソフルラン（フォーレン）	亜酸化窒素（笑気） 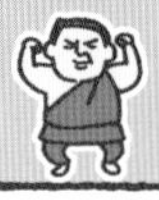
常温	液体	液体	液体	気体 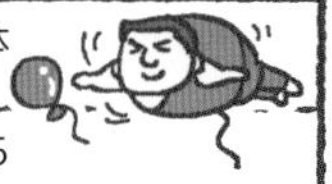
MAC（%）	1.7	6.0	1.2	105
血液/ガス分配係数	0.63	0.42	1.4 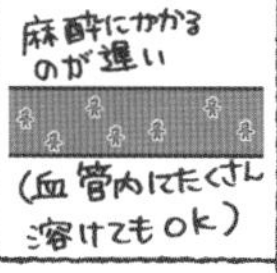	0.47
生体内代謝率（%）	2 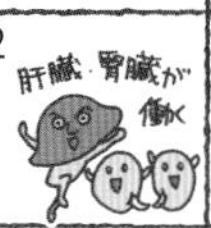	0.2	0.2	0
血管抵抗	低下	低下	低下	増加 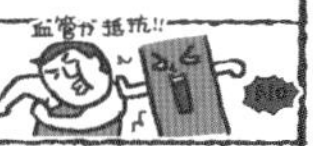
心拍数	あまり変化なし 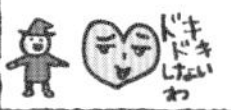	交感神経刺激で二次的に増加	交感神経刺激で二次的に増加	交感神経刺激で二次的に増加
心収縮力	低下	低下	低下	低下
血圧	低下	低下	低下	さまざま
特徴	気管支拡張作用 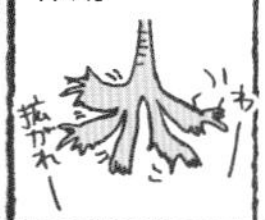	急激に濃度を上げると、心拍数・血圧上昇（一時的）	急激に濃度を上げると、心拍数・血圧上昇（一時的）	鎮痛作用がある
副作用	低流量・長時間麻酔では、ソーダライムと反応してコンパウンドA産生の可能性（腎機能）	乾燥ソーダライムに触れると、CO発生する可能性		閉鎖腔の増大 肺血管抵抗増大 悪心・嘔吐 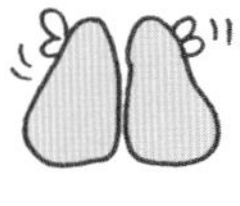
禁忌	悪性高熱症	悪性高熱症 導入には使用できない 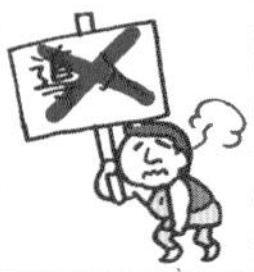	悪性高熱症	イレウス 気脳症 鼓室形成術 悪性高熱症にはOK

家族歴を聴取することが必要である。また、MHを疑った場合は、MHのトリガーにならない麻酔薬を使用する必要がある。

プレセデックス®は大人しくなる薬

非挿管でもOKだが、気道開通に注意

プレセデックス®（デクスメデトミジン）[4]という鎮静薬がある。通称、DEX（デックス）とよばれている。吸入麻酔薬や一般的な静脈麻酔薬（プロポフォール）などと違って、強力には眠り込んでしまわない。ICUでの鎮静と局所麻酔（非挿管）での手術や処置時の鎮静に保険適応がある。

中枢のα_2受容体を刺激することで鎮静作用が現れる。脊髄のα_2受容体に作用すれば、鎮痛作用が現れる。高濃度で使用すると、末梢にあるα_2受容体が刺激されて、一過性に血圧上昇が起きるが、その後、中枢の受容体に作用して低血圧・徐脈になる。

一般的に、自発呼吸が保たれるため、非挿管でも使用できるが、高濃度を持続すると意識レベルが落ち込むため、鎮静時には気道が開通していることには常に注意が必要である。

覚醒を邪魔する薬

血圧や脈拍に対しては、2相性で、効果の出始めは血圧や脈拍は上昇するが、最終的には血圧低下や徐脈になるため、血圧や脈拍にも注意を要する。イメージ的には「眠らせる薬」ではなく「覚醒を邪魔する薬」である。また、この薬剤を使用すると、せん妄が抑えられることもある。「いい人」になるのである（図3）。筋金入りの精神科のかかりつけ患者には、無効なことが多い（個人的な印象）。

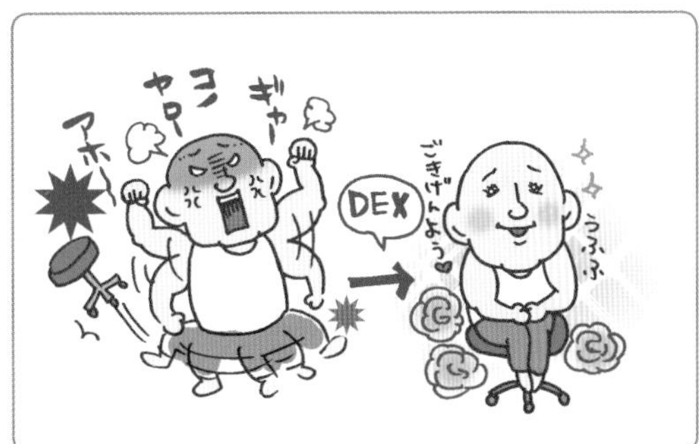

図3 プレセデックス®の作用

引用・参考文献

1) Guedel, AE. Anesthesia : a teaching outline signs of anesthesia. Anes Analg. 15 (2), 1936, 55-62.
2) Guedel, AE. Third Stage Ether Anesthesia : A Sub-Classification Regarding The Significance Of The Position And Movements Of The Eyeball. Survey of Anesthesiology. 10 (5), 1966, 515-21.
3) 讃岐美智義. "吸入麻酔薬". 麻酔科薬剤ノート. 讃岐美智義編. 東京, 羊土社, 2010, 68-78.
4) 坪川恒久. "デクスメデトミジン". 前掲書3), 48-9.
5) 讃岐美智義. "昔の麻酔と今の麻酔". やさしくわかる！麻酔科研修. 東京, 学研メディカル秀潤社, 2015, 140-7.

ココだけは押さえる！ 第2話のおさらい

◎吸入麻酔薬には、揮発性吸入麻酔薬（セボフルラン、デスフルラン、イソフルラン）と気体の亜酸化窒素がある。

◎吸入麻酔薬の副作用は、気道閉塞と呼吸抑制（特に呼吸停止)、循環抑制（徐脈・低血圧)、悪心・嘔吐などがある。

◎揮発性吸入麻酔薬は、悪性高熱症のトリガーになる。

◎亜酸化窒素は、閉鎖腔の拡大を引き起こすためイレウス、気脳症、鼓室形成術で禁忌である。

◎亜酸化窒素は鎮痛作用がある。

◎吸入麻酔薬の MAC-awake は MAC の 1/3 である。

◎血液 / ガス分配係数が小さいほど、麻酔の導入・覚醒が速い。

◎プレセデックス®は、鎮静だけでなく軽い鎮痛作用がある。呼吸抑制は少なく、局所麻酔（非挿管）での鎮静や ICU での鎮静に保険適応がある。

◎プレセデックス®でも大量に投与すれば呼吸抑制がある。副作用は、徐脈と低血圧。

静脈麻酔薬
～ドロはドルミカム®じゃない？～

新人オペナースかすみの

薬剤ビクビク事件簿

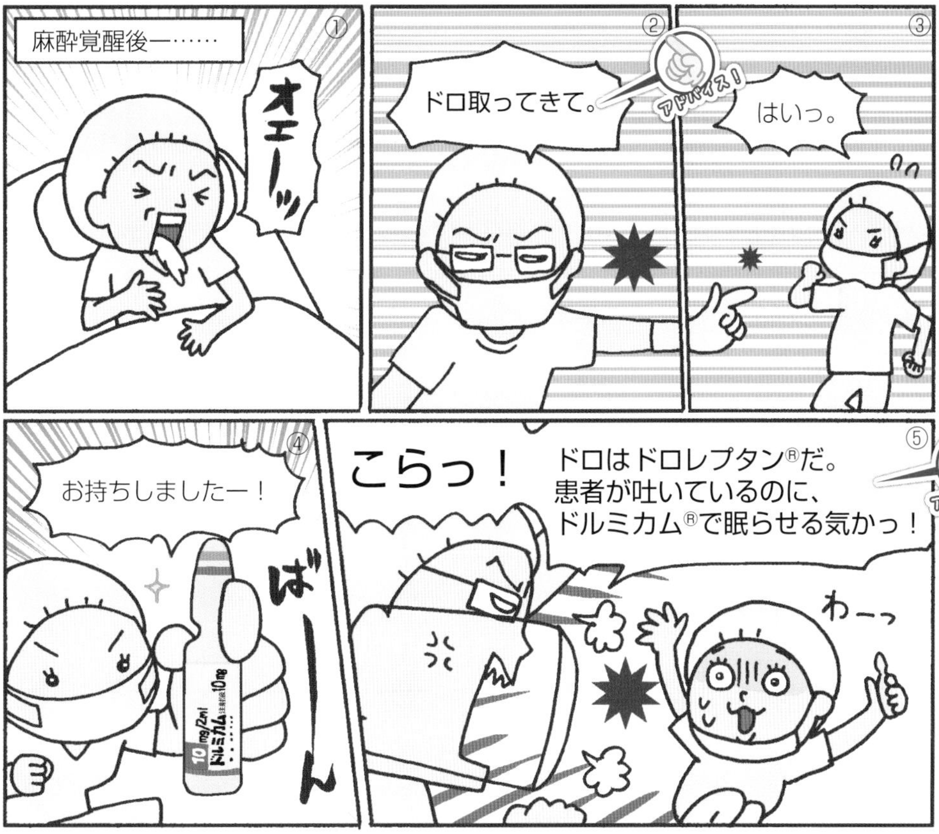

①
麻酔覚醒後―……
オエーッ

②
ドロ取ってきて。
アドバイス！

③
はいっ。

④
お持ちしました―！
ばーん
10mg/2ml ドルミカム 10mg

⑤
こらっ！
ドロはドロレプタン®だ。
患者が吐いているのに、
ドルミカム®で眠らせる気かっ！
アドバイス！
わーっ

何がダメだったの !? さぬちゃん先生のワンポイントアドバイス

術後の回復室で悪心・嘔吐がある時、よく使われる制吐薬には、プリンペラン®やドロレプタン®（ドロペリドール）がある。特に手術室では、制吐薬としてのドロレプタン®は頻用薬である。ドロレプタン®は、添付文書には制吐薬としての使用法はないが、0.2 ～ 0.5mL を静注すれば、強力な制吐作用が期待できる。また、通称「ドロ」と呼ぶことがあるため、手術室に勤務する者は知っておく必要がある。一方、ドルミカム®（ミダゾラム）に制吐作用はなく、使用すれば鎮静され誤嚥の危険性がある。

➡ ドロレプタン®とドルミカム®など静脈麻酔薬の特徴とは？　くわしく見ていこう！

麻酔科医の実は…

さぬちゃん先生が こっそり聞き出すホンネ

静脈麻酔薬はどう使う？

「ドロレプタン®とドルミカム®の違い」
「ディプリバン®からプロポフォールへの変更」
「TCIポンプの使い方」

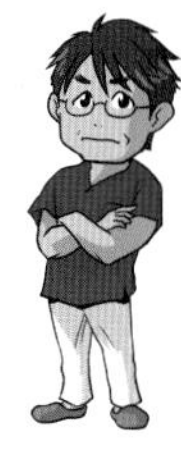

さぬちゃん ドロとはドロレプタン®のことですね。かすみさんのどこに問題があると思いましたか？

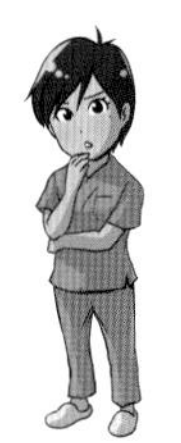

すみれ わかっていないのに、ドルミカム®と思い込んでしまったところでしょうか。通常は、医師から指示を受けた時に、正式名称を反復して間違いがないかを確認すべきです。この場合、「ドルミカム®ですね」と復唱すればよかったのです。

さくら そうすれば、桐山先生だって「ドルミカム®じゃなくてドロレプタン®」と言ってくれたはずですよね。

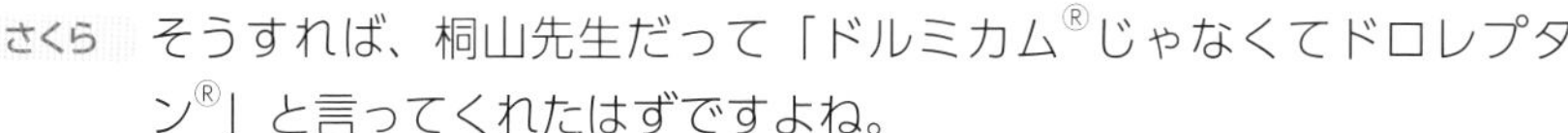

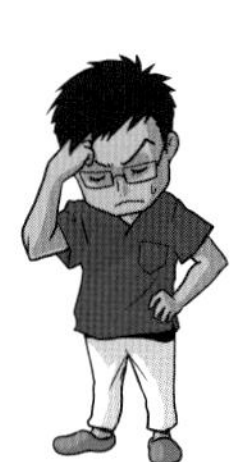

桐山 そうですね。私は、ドロレプタン®は「ドロ」、ドルミカム®は「ドルミ」と間違えないように使い分けているつもりだったのだが。

さぬちゃん 麻酔科医はドルミカム®を略して「ドルミ」と言うことが多いですが、看護師さんたちは略して「ドル」と言っていたようですよ。

さくら そうですね。「ドル」と言うことが多いです。ところで、ドルミカム®は吐き気止めにはならないのですか。

あおい あまり聞かないですね。むしろ副作用に「悪心・嘔吐」があります。逆ですね。

桐山 内視鏡の検査で嘔吐反射が強い場合に、鎮静薬を使うので、ドルミカム®が使われます。この場合の嘔吐反射は、内視鏡を挿入した時の反射のことなので、別の原因で本当に吐いている人に使用するのは、反射を抑制して吐物を誤嚥してしまう危険があります。

さくら ところで最近、当院ではドルミカム®は後発品（ジェネリック）のミダゾラムになっているので「ミダ」と呼んでいますよ。当院には、最近までドルミカム®とミダゾラムが混在していたんです（今はミダゾラムしかなくなっています）。

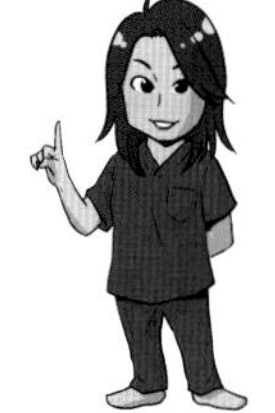

あおい なるべく混在しないようにしたいのですが、どうしても先発品のドルミカム®と後発品ミダゾラムが混在する時期があります。後発品は、間違えないように商品名に一般名を採用している（商品名と一般名が同じ）ことが多いので、先発品とは名前が変わってしまうことが多いんです。今度からは、「ドロ」は「ミダ」とは似ていませんから、間

違いも少なくなると思います。略して似ている名前も、間違いを誘発しますからジェネリックに替えると、このような状況にも役立つのですよ。

すみれ 「ミダ」って、スターウォーズに出てくる、すごく強いジェダイ・マスターの「ヨーダ」を連想しますね。

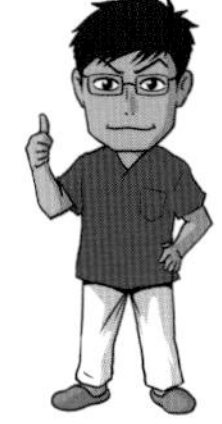

桐山 ミダゾラムがヨーダですか。ミダゾラムのアンプルが、ヨーダに見えてきました。アンプルの横からライトセイバーが出てきそうですね。ところで、ディプリバン®は、もうすぐプロポフォールになります。ディプリバン®の後発品です。

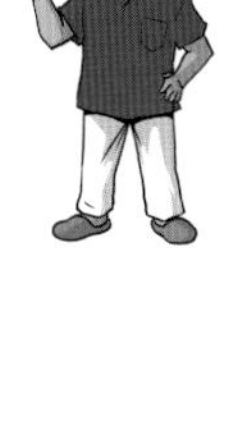

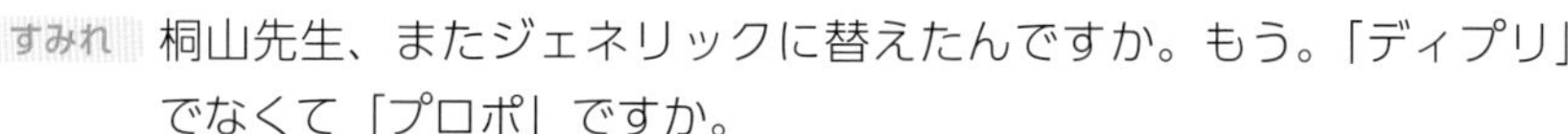

すみれ 桐山先生、またジェネリックに替えたんですか。もう。「ディプリ」でなくて「プロポ」ですか。

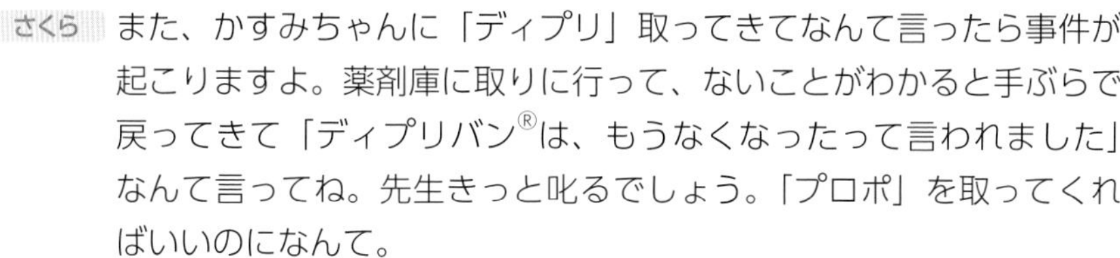

さくら また、かすみちゃんに「ディプリ」取ってきてなんて言ったら事件が起こりますよ。薬剤庫に取りに行って、ないことがわかると手ぶらで戻ってきて「ディプリバン®は、もうなくなったって言われました」なんて言ってね。先生きっと叱るでしょう。「プロポ」を取ってくればいいのになんて。

あおい そうならないように、実は対策はしてあるんです。薬剤庫の棚のプロポフォールのところに「以前のディプリバン®と同じものです」と大きく書いて貼ってあります。

さくら あおい先生、さすがです。

あおい そうでもないですよ。

すみれ ディプリバン®シリンジもなくしてしまったんですか?桐山先生。

桐山 いやいや。そんなことしたら、TCI ポンプが使えなくなってしまうから、それは残してある。アンプルとバイアルのディプリバン®だけ、プロポフォールに替えたんだ。後発品の薬価が激安だったんだ。

さぬちゃん 1%ディプリバン®注 200mg・20mL が 1,099 円に対して、1%プロポフォール注 200mg・20mL は後発品が 594 円。1%ディプリバン®注 500mg・50mL が 1,569 円に対して、1%プロポフォール注 500mg・50mL が 770 円、1%ディプリバン®注 1g・100mL が 1,502 円に対して、後発品の 1%プロポフォール注 1g・100mL は 1,215 円[1)](2020 年 2 月現在)。

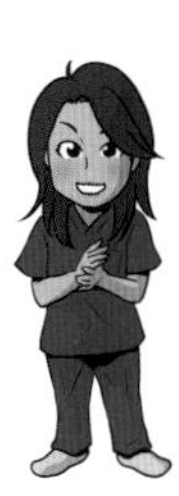

あおい そうなんですよ。桐山先生が、安いプロポフォールありますよって教えてくれたんです。大変助かりました。薬剤部も薬剤購入費を下げるようにと病院から言われているのですよ。

桐山 えっへん。

あおい プロポフォールの場合は、安くてもセボフルランと違って瓶やアンプルが割れやすいという落とし穴はないですよ。

さくら ところで、ディプリバン®キット 50mL はいくらなんですか?

あおい 1,668 円ですね。これは高いんですが、キット製剤ですから、初め

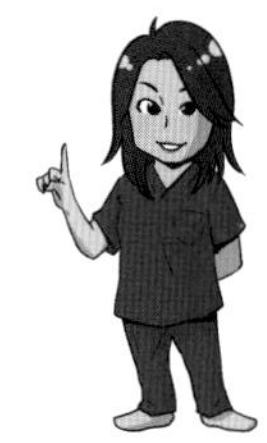

から注射器に詰められています。TCI ポンプで使用することで薬剤の取り違えがないことや投与量がきちんと守られるといった利点があるので、非常に助かります。麻酔科医や看護師さんにだけでなく、患者さんへのメリットが大きいと私たちは評価しています。それから50mL シリンジは患者さんには請求できないので、注射器に詰められた状態で売られていると病院も助かります。

さくら　TCI ポンプではどうして、薬剤の取り違えや投与量の間違いがないんですか？

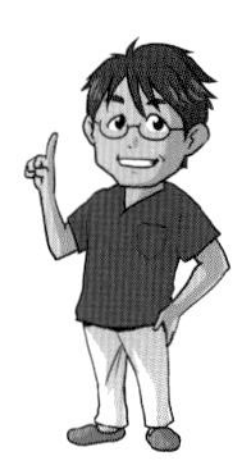

さぬちゃん　TCI ポンプは、target controlled infusion（目標制御注入法）の略なんだ。ターゲット（目標）にするのは、患者さんの血液中のプロポフォール濃度。例えば、血液中の濃度を 3.0 μg/mL にしたい場合、TCI ポンプに 3.0 μg/mL と入力すれば、投与速度を勝手に調節して、設定濃度を変えるまでずっと 3.0 μg/mL になるようにしてくれる優れものなんですよ。これを使うと、血中濃度が一定になるので麻酔深度（鎮静深度）が一定になる。ただし、TCI ポンプは、このような使い方をする場合（TCI モードを使う場合）には、ディプリバン®シリンジしか動かないような仕組みがついている。ディプリバン®シリンジには、つばのところに図 1 のように青いタグがついているね。TCI ポンプ側には、これを認識するところ（図 2）があるためだ。あまり知られていないけど、このタグを分解すると中から金属（図 3）が出てくる。この金属が、ディプリバン®シリンジを TCI ポンプに載せた時に反応する。そして、ディプリバン®がなくなるとこの金属の情報が消去されるため、空になったディプリバン®シリンジを載せても二度と認識せず、作動もしない。これは、薬剤の取り違えにも大きく役立っている。なくなったシリンジに、別の薬剤を詰めても動かないからね。

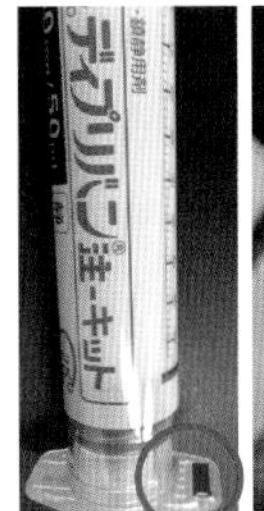

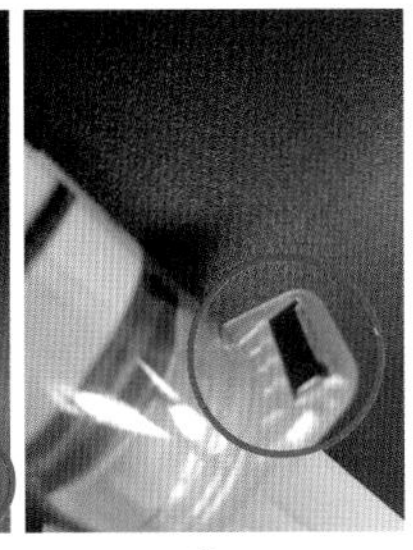

図1 ディプリバン®シリンジの青タグ

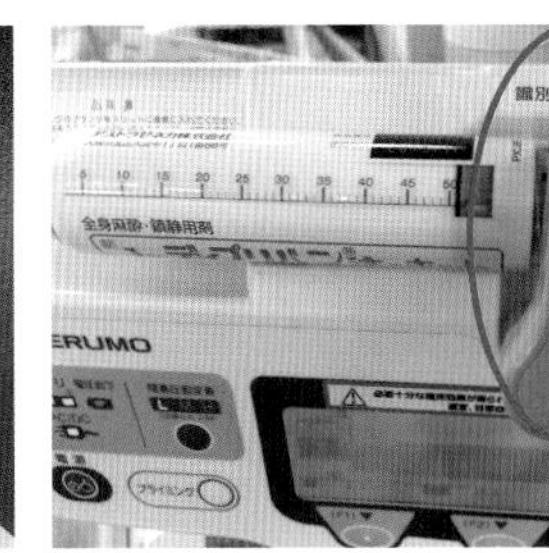

図2 TCI ポンプ

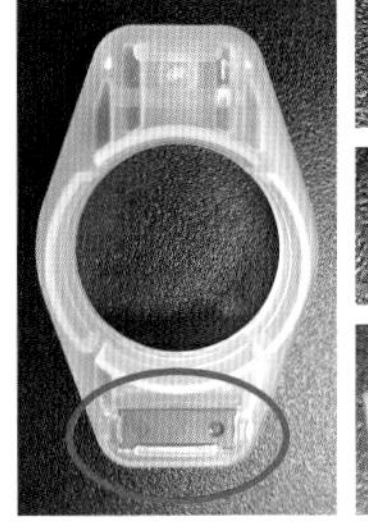

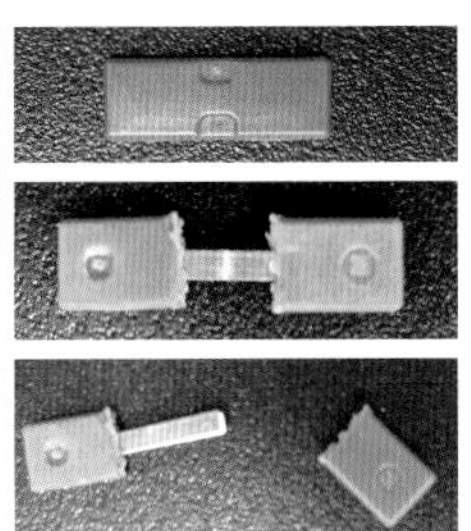

図3 タグを分解

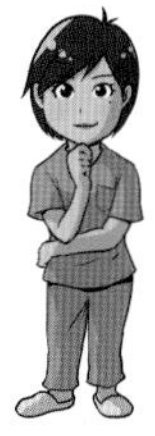

すみれ　TCIポンプってすごいんですね。表示パネルもほかのシリンジポンプと違っていますね。よくわかっていないのですが。

さぬちゃん　桐山先生、TCIポンプの説明をお願いします。

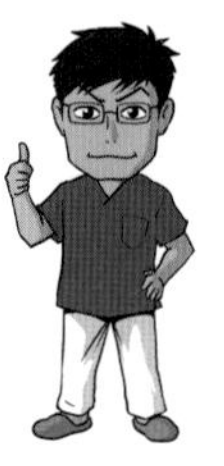

桐山　はい。TCIポンプの電源スイッチをオンにして、ディプリバン®シリンジをタグを含めてきちんとセットすると、図4のような表示が現れる。ここで一番左の「TCI」を選択する。そうすると、年齢・体重・目標血中濃度を設定する画面が表示される（図5）。ここで何も設定しなければ、年齢40歳、体重50kg、目標血中濃度3.0μg/mLになっている。大事なのは、体重と目標血中濃度を設定することだ。そして、設定が終わると図6の状態になる。ここで「開始」ボタンを押したら、見慣れた表示に変わる（図7）。このパネルは、左側にある数値（○の部分）が、設定する血中濃度で、ここを設定してスタートボタンを押すと、いつも見ている画面（図8）に変わるんだ。

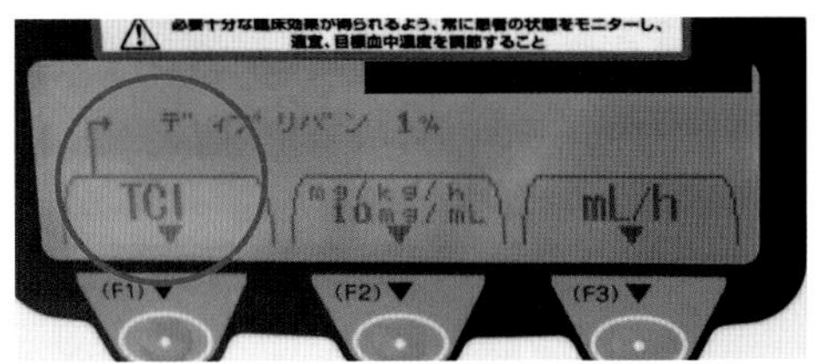

図4 TCIの選択

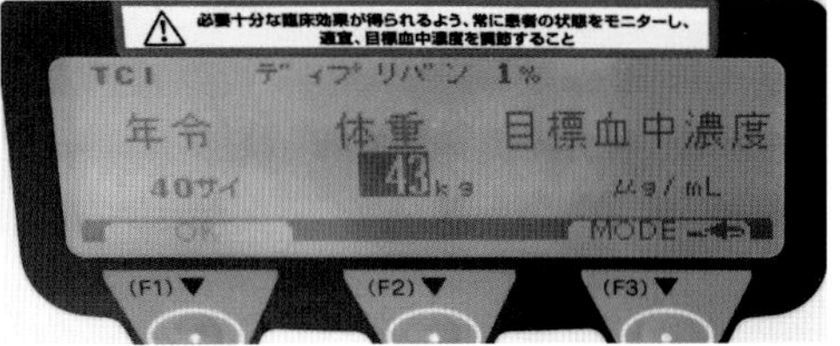

図5 年齢・体重・目標血中濃度の設定

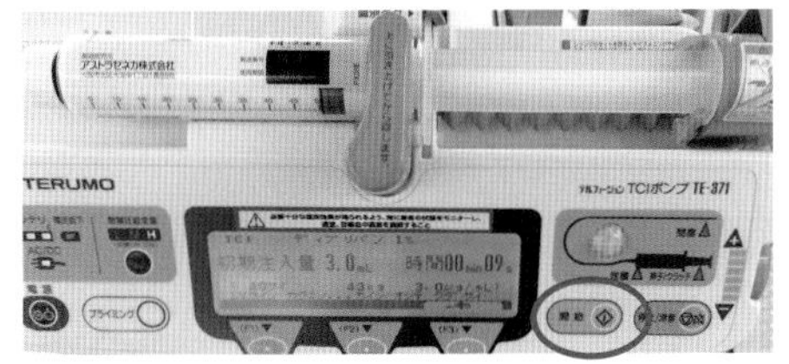

図6 設定終了

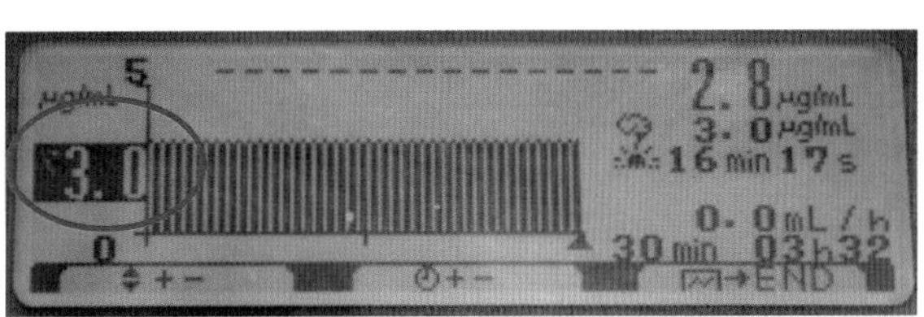

図7 血中濃度

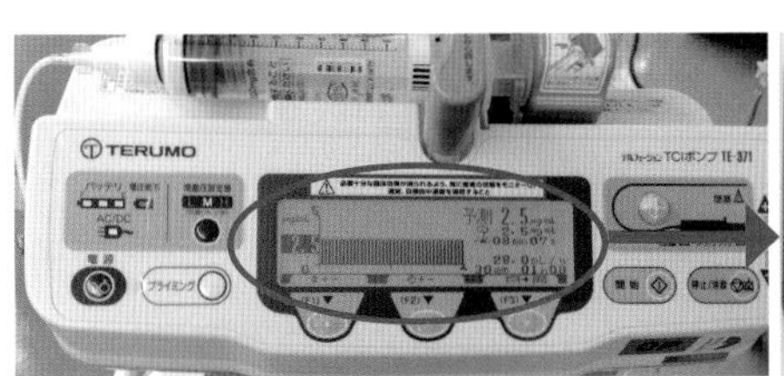

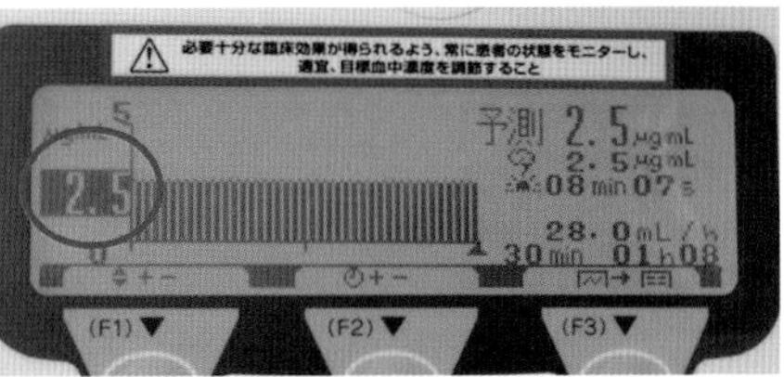

図8 TCI開始

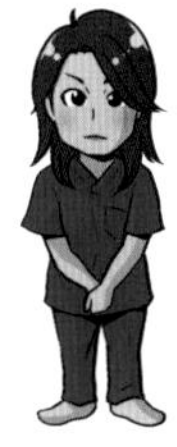

さぬちゃん　体重や目標血中濃度の設定が、成人では初めに表示されるところを中心に変化させればいいので、10倍や1/10といった間違いはないんですね。

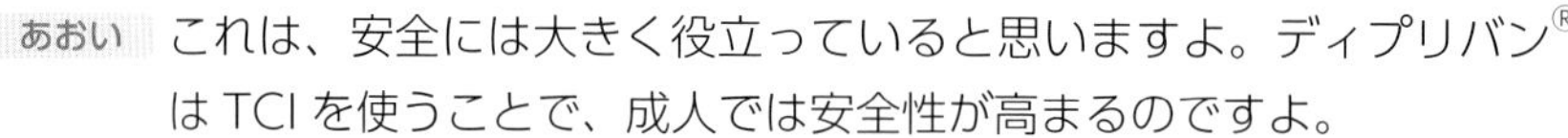

あおい　これは、安全には大きく役立っていると思いますよ。ディプリバン®はTCIを使うことで、成人では安全性が高まるのですよ。

さくら　成人ではということは、小児には使えないのですか？

さぬちゃん　15歳以下には使えないんだ。体内分布や代謝の速度が異なるので、現在発売されているTCIポンプでのTCIモード（以下、TCI）では使えない。小児では、体重あたりで計算すると2倍以上のプロポフォールが必要になることが多くて、現在発売されているTCIポンプは小児には対応していない。小児の手術の場合、図4のところで、TCI以外の2つのモードを使えばいいんだよ。

さくら　でもはじめ先生は、小児には使えないと言っていたような気がします。

あおい　小児で使用できないのは、集中治療領域での人工呼吸中の鎮静の場合です。手術では小児に使用してもいいのですが、TCIで使用することは禁止です。

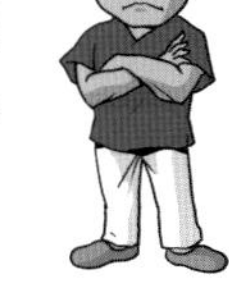

桐山　小児の場合、手術の麻酔で使用する時はTCIが使えないので、血中濃度を一定にすることが非常に難しいんだよ。成人と比較すると小児では現状のTCIポンプは異なった血中濃度を示してしまうため、静脈麻酔のプロフェッショナルしかできないんだ。それから小児では、BISモニターも数値を見るだけではいけないんだ。波形を見極めることが大切だといわれている。だからはじめには、小児の麻酔でプロポフォールを使って麻酔を維持することを禁止してるんだよ。

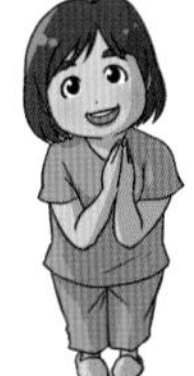

すみれ　そうだったんですか。奥が深いですね。

さくら　はじめ先生がウソをついていたわけではないんですね。TCIに興味が出てきました。すごいんですね。ついでに、TCIポンプの表示パネル（図8）が何を表しているのかも聞きたいです。

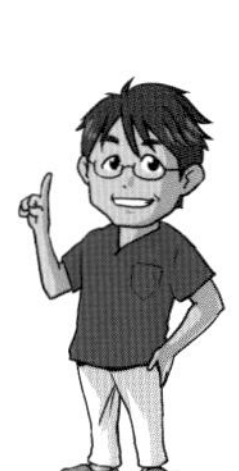

さぬちゃん　左のほうにある「2.5」（○の部分）が、設定した血中濃度の値。ここを、例えば「2.5」に設定しておくと、右の上にある「予測」と書いてある数値をできるだけ2.5に近づけるように、勝手に投与速度（mL/h）を変えてくれるんだ。今は28.0mL/hになっているけど、この数値が動くということ。そして、「予測」の下にある雲みたいなマークは、実は雲ではなくて脳を表している。ここが（計算で求めた）脳内濃度。脳のマークの数値を見て、麻酔科医はコントロールしている。その下の太陽マークは、今ポンプをオフにすると、あとどのくらいで覚醒するか（通常は血中濃度が1.2μg/mLになるまでの時間）を示しているんだよ。

さくら　はじめ先生は、ここの時間を見て、あと何分で醒めますと言っていた

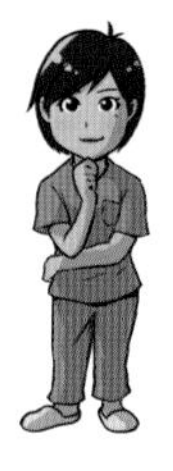

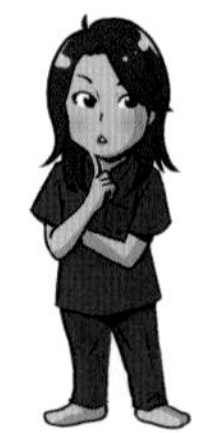

のですね。

桐山　これは、血中濃度が1.2μg/mLになるまでの時間だから、それよりも低い濃度にならないと醒めない人は、もっと時間がかかります。

すみれ　ますます、奥が深いですね。

あおい　そういえば、数年前からICUのミダゾラムの使用が減っていますね。昔は、結構たくさん使っていたのに。どうしてですか。

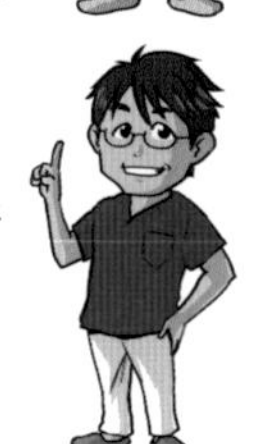

さぬちゃん　集中治療領域の鎮静のガイドラインが発表されたからだね。2013年にPADガイドライン[2]、引き続き日本語版のJ-PADガイドライン[3]が出ていますね。このガイドラインでは、「鎮痛を最優先し、鎮静スケールに基づき浅めの鎮静を行うこと」「せん妄のモニタリングを行い、早めに介入すること」などが推奨されたため、ミダゾラムのように鎮静が遷延する薬剤をあまり使わなくなったんだと思う。その代わり、第2話で紹介したプレセデックス®（DEX）がよく使われるようになったんだね。

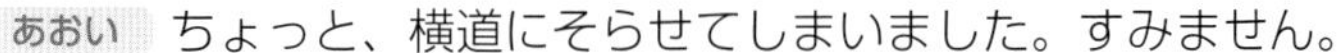

あおい　ちょっと、横道にそらせてしまいました。すみません。

さくら　ICU領域の鎮静では、どうしてTCIが認められていないんですか。

さぬちゃん　よい質問だね。桐山先生、お願いします。

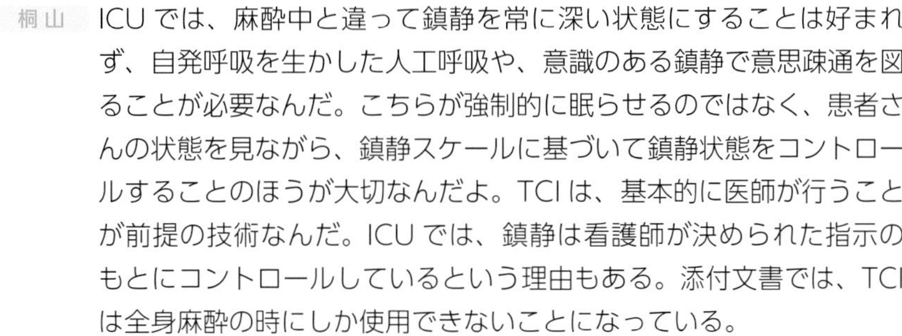

桐山　ICUでは、麻酔中と違って鎮静を常に深い状態にすることは好まれず、自発呼吸を生かした人工呼吸や、意識のある鎮静で意思疎通を図ることが必要なんだ。こちらが強制的に眠らせるのではなく、患者さんの状態を見ながら、鎮静スケールに基づいて鎮静状態をコントロールすることのほうが大切なんだよ。TCIは、基本的に医師が行うことが前提の技術なんだ。ICUでは、鎮静は看護師が決められた指示のもとにコントロールしているという理由もある。添付文書では、TCIは全身麻酔の時にしか使用できないことになっている。

すみれ　そうなんですね。

引用・参考文献

1）ファーマフレンド．“薬価サーチ：同効薬リスト”．おくすり100番．http://www.okusuri110.jp/cgi-bin/yaka_search_p2.cgi?1119402

2）Barr, J. et al. Clinical practice guidelines for the management of pain, agitation, and delirium in adult patients in the intensive care unit. Crit Care Med. 41（1), 2013, 263-306.

3）日本集中治療医学会J-PADガイドライン作成委員会．日本版・集中治療室における成人重症患者に対する痛み・不穏・せん妄管理のための臨床ガイドライン．日本集中治療医学会雑誌．21（5)，2014，539-79.

もうビクビクしない！
さぬちゃん先生レクチャー
しっかりじっくり薬剤ばなし

ドロレプタン®・ドルミカム®は、それぞれどんな薬？

どちらも気分を落ち着かせる鎮静薬

ドロレプタン®（ドロペリドール）は、メジャートランキライザーという分類の薬剤で、抗精神病薬の仲間である。一方、ドルミカム®（ミダゾラム）は、マイナートランキライザーという分類の薬剤で、抗不安薬の仲間だ。いずれも、神経の興奮を抑制し、気分を落ち着かせる作用をもつので鎮静薬である。そして、ドロレプタン®・ドルミカム®、いずれも静脈麻酔薬である（図1）。

● **ドロレプタン®は制吐作用あり**

しかし、ドロレプタン®は鎮静作用が現れないほど少量でも、オピオイドなどによる吐き気を強力に抑える作用をもつため、術中や術後には制吐薬として使用される。制吐作用は6時間程度は継続するが、ミネラリゼーション（mineralization）とよばれる、精神的に不動化する状態（つまり自分が自分でないような感覚）に陥ることがあるため、投与後には患者の訴えをよく聞く必要がある。

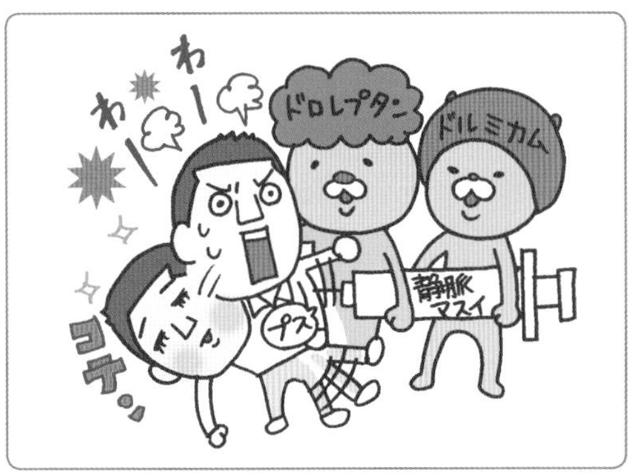

図1 静脈麻酔薬は鎮静薬

● **ドルミカム®は抗不安作用あり**

ドルミカム®は、セルシン®・ホリゾン®（ジアゼパム）などと同じベンゾジアゼピン系薬剤で抗不安作用をもつため、検査や局所麻酔の手術など、さまざまな鎮静に使用される。もちろん、麻酔の導入薬としても使われる。

マイケル・ジャクソンで有名になったディプリバン®

マイケル・ジャクソンは白斑症だった！

マイケル・ジャクソン（以下、マイケル）が、「僕のミルク」と呼んで使っていたのはディプリバン®（プロポフォール）である。マイケルは、白斑症という次第に色素が脱出していく黒人特有の病気に悩まされていた。デビュー当時は肌の色は黒かったが、だんだん白くなり異常な白さになったため、植皮したのではないかという疑惑がもたれていた。この白さは、白斑症のために起きた変化であり、決して植皮したわけではない。

白斑症は、全身のひどい痛みを伴い、マイケルは痛みのために不眠に苦しんできた。ベンゾジアゼピン系の薬剤を複数内服しており、それでも眠れないため、マーレー医師を雇ってディプリバン®を夜な夜な注射してもらっていた。

ディプリバン®は呼吸停止の危険あり！

ディプリバン®は、強い鎮静作用をもつ全身麻酔薬で、呼吸停止と循環虚脱の危険性が常にある。鎮静薬は、少し使えば最小限の鎮静、意識消失手前の中等度の鎮静、意識消失から深い鎮静へと進む。この時には反射消失（誤嚥リスク）から気道閉塞・呼吸停止が生じ、さらに使用すれば、痛み刺激に反応しない全身麻酔状態になるのである（図2）[1]。

麻酔科医が行うべきことは…

鎮静薬であるディプリバン®は、意識消失をさせる薬剤であるため、気道閉塞と呼吸停止が問題になる。そのため、気道確保と人工呼吸を確実に行う必要があり、気管挿管や声門上器具を挿入するのが通常である。マーレー医師は、ディプリバン®を投与後、マイケルの元を離れ放置し、呼吸停止から心停止を引き起こし死に至ったと考えられる（図3）。

さらに、全身麻酔レベルまでディプリバン®を投与すれば、循環虚脱しやすくなり、低血圧、徐脈がさらに追い打ちをかける。これに対応して、的確に輸液や昇圧薬を使うことも麻酔科医の行っていることである。

ディプリバン®をTCIポンプで投与したらマイケルは死ななかったかも

TCIなら血中濃度は一定に！

TCI（target controlled infusion）ポンプ（p.34参照）は、血中濃度をターゲットにして作動する。つまり、一度、目的とする血中濃度にディプリバン®の濃度をセットすれば、投与速度（mL/h）を自動的にポンプが変更して血中濃度が一定になるように作動する。

血中濃度が一定であれば、不意に呼吸が止まるほど高い血中濃度に設定しなければよいのである。血中濃度は鎮静度に比例する。

私がマイケルの担当だったら…

私だったら、注意深く観察しながら、血中濃度を少しずつ上げて、眠るところまでにする。要するに、いいかげんに投与するとディプリバン®が入りすぎてしまい、鎮静度は不意に深くなってしまう危険性があるが、TCIは不意に

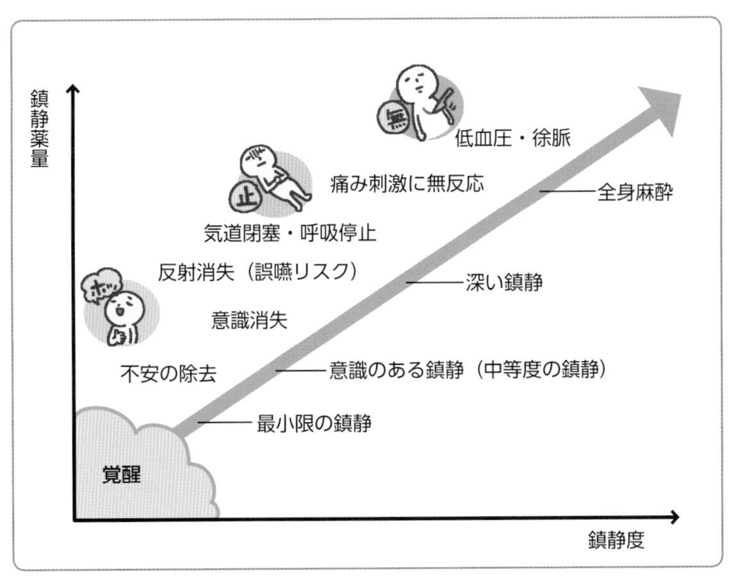

図2 鎮静レベルと生体反応（文献1より引用改変）

鎮静度が深くなってしまうのを防いでくれるような使い方ができるのである。ただし、マイケルの様子をじっくり観察しながら使わないといけないのだが。

ディプリバン®とバルビツレートは何が違う？

ディプリバン®は持続投与できる

ディプリバン®も、イソゾール®やラボナール®などのバルビツレートも、いずれも麻酔の導入時には同じように、ボーラス投与で使用される。

しかしディプリバン®は、持続投与して麻酔維持やICUでの人工呼吸中の鎮静に使用可能であるが、バルビツレートはそのような使い方はできない。これは、ディプリバン®は代謝が速いため、持続投与しても比較的短時間に覚醒するが、バルビツレートは代謝が遅いため、持続投与や複数回投与すると覚醒しなくなるからである（図4）。

バルビツレートを持続投与すると…

バルビツレートを1回投与すると、脳に作用した薬剤が脂肪や筋肉に移行することで覚醒する。すなわち、再分布により覚醒するのである。投与を続けると再分布すべき筋肉や脂肪がいっぱいになり、脳に再分布するため覚醒が遅延するのである。

2020年発売のアネレム®は持続投与とリバース可能

アネレム®（レミマゾラム）は、ミダゾラムと同じベンゾジアゼピン系薬剤である。ディプリバンと同様に麻酔導入から持続投与し、麻酔維持にも使用できる。代謝が速いため比較的短時間に覚醒するが、覚醒が遅い場合には、アネキセート®（フルマゼニル）で鎮静作用をリバースできる。

静脈麻酔薬による違い[2)]

表1に静脈麻酔薬の違いについてまとめた。

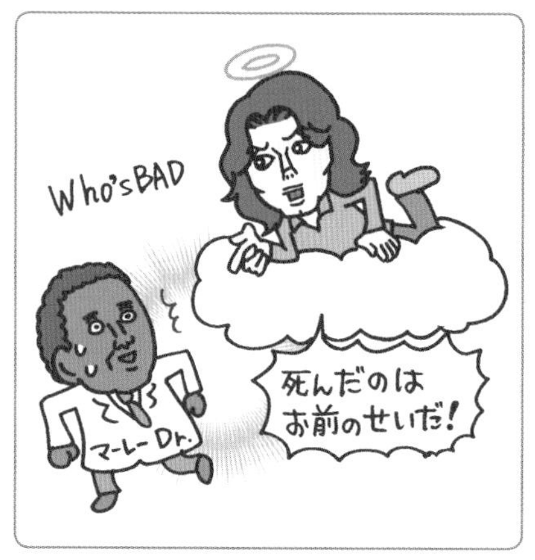

図3 マイケルの死の真相

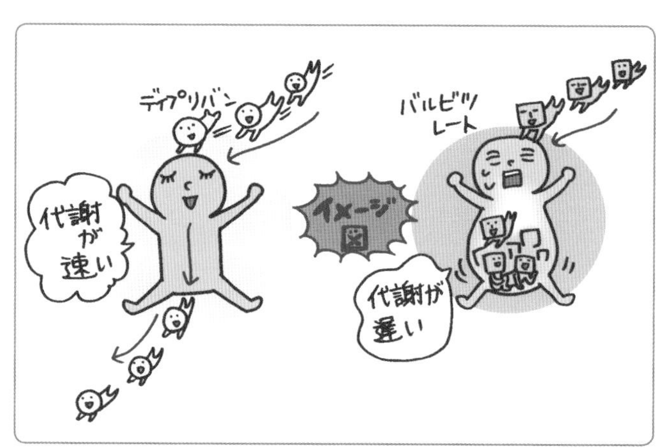

図4 ディプリバン®とバルビツレートの違い

表1 静脈麻酔薬の違い

麻酔薬	ディプリバン®（プロポフォール）	アネレム®（レミマゾラム）	ドルミカム®（ミダゾラム）	イソゾール®（チアミラール） ラボナール®（チオペンタール）	ケタラール®（ケタミン）	ドロレプタン®（ドロペリドール）	プレセデックス®（デクスメデトミジン）
麻酔導入	○	○	○	○	○	○	×
麻酔維持	TCI ポンプ	○	間欠投与	×	×	×	×
局所麻酔の鎮静	◎ 保険適応外	◎ 保険適応外	◎	×	×	◎	◎
抗痙攣作用	○	○	○	○	なし	なし	なし
脳圧	低下	低下	低下	低下	亢進	不変	不変
制吐作用	◎	なし	なし	なし	×	◎ （0.25～1mL）	なし
血管痛	あり	なし	なし	なし	なし	なし	なし
脈拍	低下	低下	低下	低下	上昇	低下	低下
血圧	低下	低下	低下	低下	上昇	低下	上昇→低下
鎮痛作用	なし	なし	なし	なし	◎	なし	○
リバース	×	アネキセート®（フルマゼニル）	アネキセート®（フルマゼニル）	×	×	×	×
副作用	PRIS（プロポフォール注入症候群）			持続投与、反復投与で覚醒遅延	唾液分泌亢進 悪夢	ミネラリゼーション 錐体外路症状 抗不整脈	血圧上昇 ↓ 血圧低下・徐脈
禁忌	集中治療の小児（全身麻酔中は OK）			喘息（相対禁忌）		小児、高齢者	

前述のディプリバン®・アネレム®・ドルミカム®・ドロレプタン®など、薬剤によって異なる部分を覚えていこう。

ディプリバン®の合併症は…

長期投与中に起こる可能性あり！

プロポフォール注入症候群（PRIS；propofol infusion syndrome）は、ICU鎮静で長期間プロポフォール（ディプリバン®）が投与された患者に起こるまれな致死性合併症である。小児例の報告が多いが、成人でも起こりうる。

高用量プロポフォールの長期投与中に、（原因不明の）代謝性アシドーシス、脂質異常症、多臓器不全が進行し、横紋筋融解症、急性腎不全、高カリウム血症、徐脈性不整脈、心不全、心停止に至る。細胞内のミトコンドリア障害からブドウ糖代謝が回らなくなり、全身性のアシドーシスを引き起こす。

前駆症状から早期発見を！

前駆症状は、乳酸アシドーシス、徐脈、Brugada（ブルガダ）型心電図変化（右脚ブロックと V_1 ～ V_3 でcoved（コーブド）型ST上昇）である。原因不明のアシドーシス＋プロポフォール投与を疑うことで早期発見が可能である。治療は、早期発見の場合にはプロポフォールの中止、対症療法として血液浄化がある。

長々とプロポフォールを投与しない！

予防には、プロポフォールを漫然と大量に長期投与しない（鎮痛薬、鎮静薬を併用してプロポフォールが大量投与にならないようにする）ことが大切である。4mg/kg/h（60kgで24mL/h）以上の高用量プロポフォールを48時間以上使用せず、pH（尿）、CK（クレアチンキナーゼ）、TG（中性脂肪）を適切にモニタリングする。

何でもUPする麻酔薬ケタラール®

第1話に鎮痛薬として登場した、解離性麻酔薬とよばれるケタミン（ケタラール®）も静脈麻酔薬であり麻酔導入に使用可能である。NMDA受容体に作用し体表面の鎮痛に優れている。

血圧、脈拍は増加するためショック状態の患者の麻酔導入に用いられる。また、脳圧（頭蓋内圧）も上昇するので、頭部外傷の患者への使用は注意を要する（図5）。

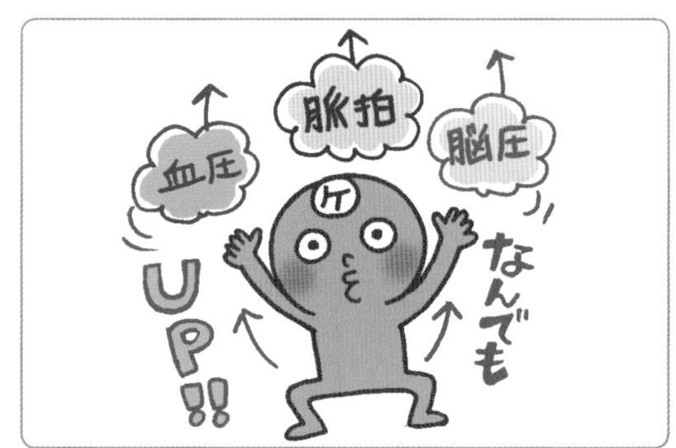

図5 ケタミンは血圧・脈拍・脳圧UPの薬剤

引用・参考文献

1）讃岐美智義．“全身麻酔と鎮静の違いを説明できるか？”．やさしくわかる！麻酔科研修．東京，学研メディカル秀潤社，2015，15．
2）坪川恒久．“静脈麻酔薬”．麻酔科薬剤ノート．讃岐美智義編．東京，羊土社，2010，28-51．
3）鈴木昭広．“ドロペリドール”．前掲書2），188．
4）Kam，PC．et al．Propofol infusion syndrome．Anaesthesia．62（7），2007，690-701．
5）岡崎薫．Propofol infusion syndrome．臨床麻酔．33，2009，329-48．

ココだけは押さえる！ 第3話のおさらい

◎静脈麻酔薬には、ディプリバン®、アネレム®、イソゾール®・ラボナール®、ドルミカム®（ミダゾラム）、ケタラール®、プレセデックス®、ドロレプタン®などがある。いずれも主作用は鎮静である。

◎静脈麻酔薬の副作用は、気道閉塞と呼吸抑制（特に、呼吸停止）、循環抑制（徐脈、低血圧）など。

◎ディプリバン®は、大量に投与するとプロポフォール注入症候群を引き起こす可能性がある。

◎イソゾール®・ラボナール®は、再分布により覚醒するため１回投与では覚醒が早いが、持続投与や複数回投与すると覚醒遅延を起こす。

◎ディプリバン®、アネレム®、イソゾール®・ラボナール®、ドルミカム®には、抗痙攣作用がある。

◎アネレム®、ドルミカム®は、アネキセート®（フルマゼニル）で鎮静作用をリバース可能である。

◎ドロレプタン®は、ごく少量で強力な制吐作用があるが、ミネラリゼーションに注意する。小児や高齢者には禁忌である。

◎ケタラール®は、解離性麻酔薬とよばれている。鎮静だけでなく鎮痛作用があり、血圧上昇、脈拍増加、脳圧亢進がある。

◎プレセデックス®でも大量に投与すれば呼吸抑制が生じる。副作用は、徐脈と低血圧。

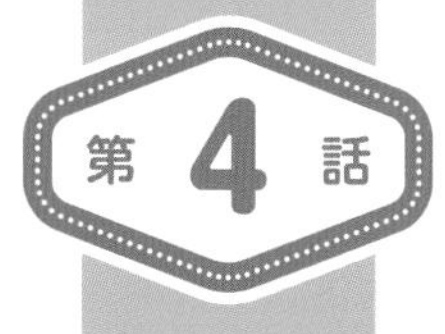

筋弛緩薬と拮抗薬
～サクシンはステロイドじゃない？～

新人オペナースかすみの

薬剤ビクビク事件簿

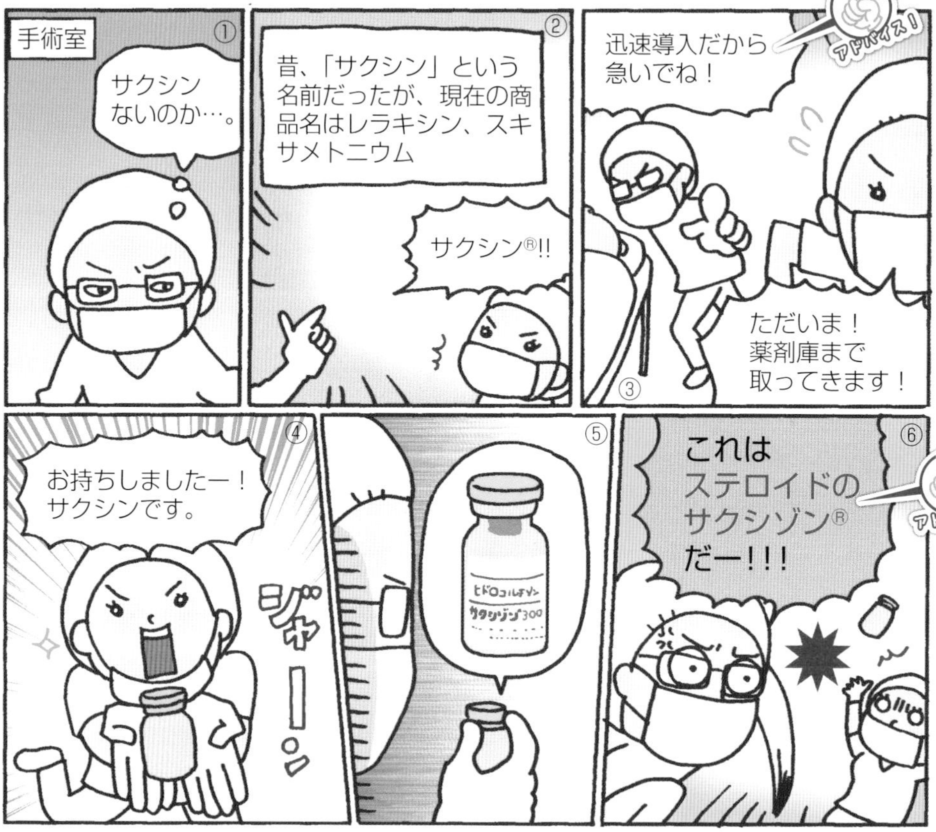

①
手術室
サクシン
ないのか…。

②
昔、「サクシン」という
名前だったが、現在の商
品名はレラキシン、スキ
サメトニウム
サクシン®!!

③
迅速導入だから
急いでね！
アドバイス！
ただいま！
薬剤庫まで
取ってきます！

④
お持ちしましたー！
サクシンです。

⑤
ジャーーン
ヒドロコルチゾン
サクシゾン300

⑥
これは
ステロイドの
サクシゾン®
だー!!!
アドバイス！

何がダメだったの⁉ さぬちゃん先生のワンポイントアドバイス

迅速導入で使用する薬剤には、鎮痛薬、鎮静薬、筋弛緩薬がある。特に、筋弛緩薬では効果発現が短く、短時間作用の薬剤が好まれる。脱分極性筋弛緩薬のスキサメトニウム（旧称：サクシン）は短時間作用型のため、迅速導入では今でも使用することがある。急いでいると、ベテランの麻酔科医ほどスキサメトニウムではなく、サクシンと言ってしまうことがある。一方、名称が似ているサクシゾン®はステロイドで、迅速導入時に使用することはない。手術室に勤務する者は、迅速導入時の使用薬剤に精通しておく必要がある。

➡ スキサメトニウムはどんな薬剤？脱分極性筋弛緩薬とは？　くわしく見ていこう！

迅速導入では何を使う？

「迅速導入に必要な薬剤は何があるのか」「筋弛緩薬はどのように使う薬剤なのか」

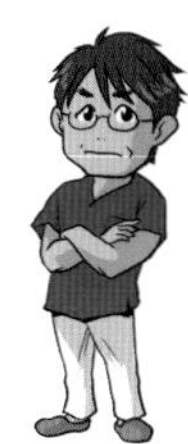

さぬちゃん 桐山先生、サクシンというのはスキサメトニウムの昔の商品名ですね。慌てていてついつい昔の名前で言ってしまいましたね。

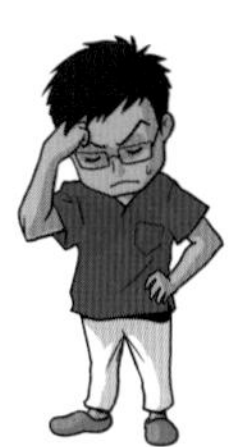

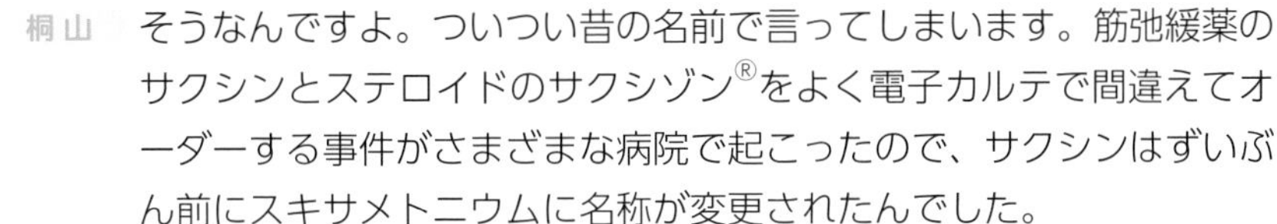

桐山 そうなんですよ。ついつい昔の名前で言ってしまいます。筋弛緩薬のサクシンとステロイドのサクシゾン®をよく電子カルテで間違えてオーダーする事件がさまざまな病院で起こったので、サクシンはずいぶん前にスキサメトニウムに名称が変更されたんでした。

あおい サクシンとサクシゾン®は、名前が似ているだけでなく、あいうえお順に並べると、隣同士に並ぶので、電子カルテで間違ってクリックしてしまった時に問題が起きるんです。クリックした時は正しいほうをクリックしたと思い込み、画面に表示された時には、正しいと思っている人は、間違ったものが表示されても名前が似ているために気づかないんです。サクシゾン®をサクシンと間違えてオーダーした時は、薬局から問い合わせを行って間違いを指摘していたのですが、それでも時々、オーダーされるままに出してしまうことがありましたね。いっそのこと、名前が違っていれば間違わないだろうということで商品名が変更されたんです。一般名も同じスキサメトニウムですね。サクシニルコリンとも言います。

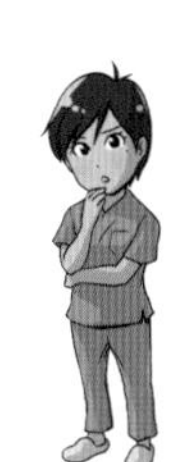

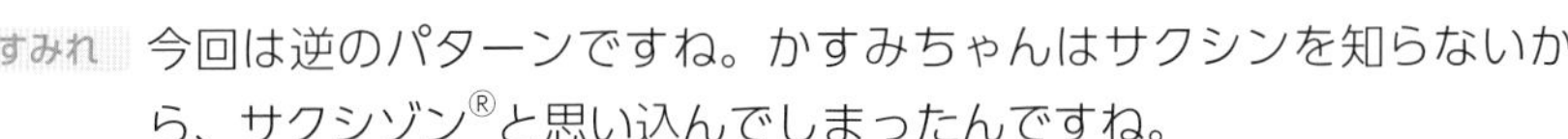

すみれ 今回は逆のパターンですね。かすみちゃんはサクシンを知らないから、サクシゾン®と思い込んでしまったんですね。

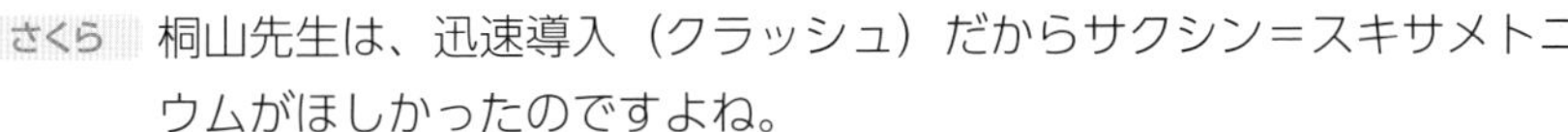

さくら 桐山先生は、迅速導入（クラッシュ）だからサクシン=スキサメトニウムがほしかったのですよね。

桐山 そうなんだよ。クラッシュというのは、タイミングが大事だからね。ほしい時に、パッと出てきてほしい。

すみれ 必要な薬剤がすぐに出せずに、導入を待たせるのは手術室看護師としては失格ですね。

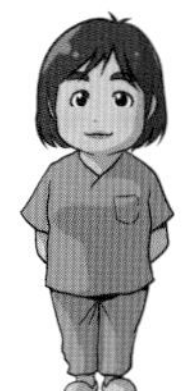

さぬちゃん 結構、きびしい先輩だなー。

さくら 私たちは、手術室での緊急時にはきちんと対応できるように教育していますからね。それくらいできなくてはいけないのです。

あおい きっと、そういうこともあろうかと思って、筋弛緩薬の金庫の棚には「以前のサクシンと同じものです」と書いておいたんですが、意味が

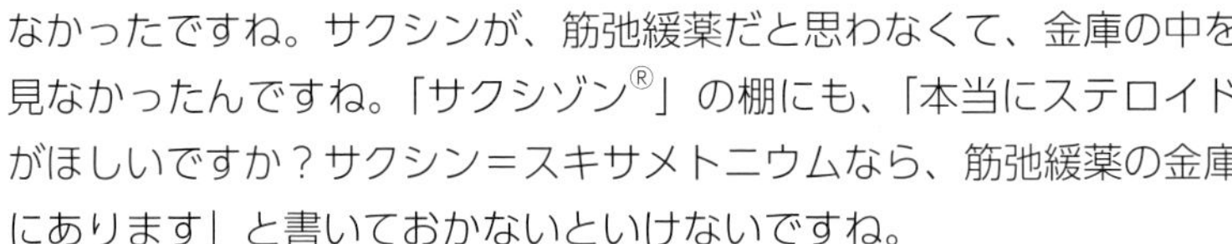

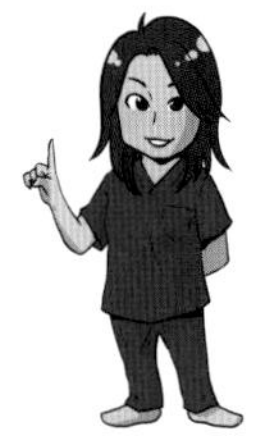

なかったですね。サクシンが、筋弛緩薬だと思わなくて、金庫の中を見なかったんですね。「サクシゾン®」の棚にも、「本当にステロイドがほしいですか？サクシン＝スキサメトニウムなら、筋弛緩薬の金庫にあります」と書いておかないといけないですね。

すみれ それはますます恥ずかしい。「迅速導入だから」と言われているのに、ステロイドではないことぐらいわからないとダメです。

桐山 確かにね。どんな種類の薬剤が必要かは、状況から判断できないといけないですね。少し看護師さんたちに講義をしますか。

あおい 賛成！私も聴きたいです。

さくら 桐山先生、ぜひ講義お願いします。助かります。

桐山 では、来週からね。

さぬちゃん 筋弛緩薬は、麻薬とは違う金庫に入れないとダメなんですよね？

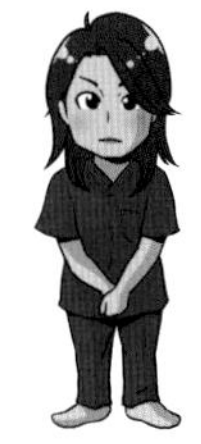

あおい はい。筋弛緩薬は毒薬だから、鍵のかかる金庫（保管庫）で保管しないとダメなのです。スキサメトニウム、エスラックス®、ベクロニウムですね。麻薬は、ほかの薬剤や帳簿、印鑑などとは同じ金庫に保管できません。麻薬のみを入れる専用金庫が必要です。毒薬に関しては薬事法で、麻薬、向精神薬に関しては麻薬及び向精神薬取締法によって決まっています[1)]。

すみれ だから、麻薬と筋弛緩薬の金庫は別々なのですね。ところで、毒薬と劇薬の違いは何ですか。

あおい 経口投与で体重 1kg あたり 30mg 未満、皮下注射で体重 1kg あたり 20mg 未満でラットの半分が死亡するのが「毒薬」、「劇薬」は死亡する投与量がその 10 倍量必要なものです。つまり、「毒薬」のほうが危険です。「毒薬」には黒地に白枠、白文字でその品名および「毒」と、「劇薬」には白地に赤枠、赤字でその品名および「劇」と表示することが義務付けられています（図 1）。

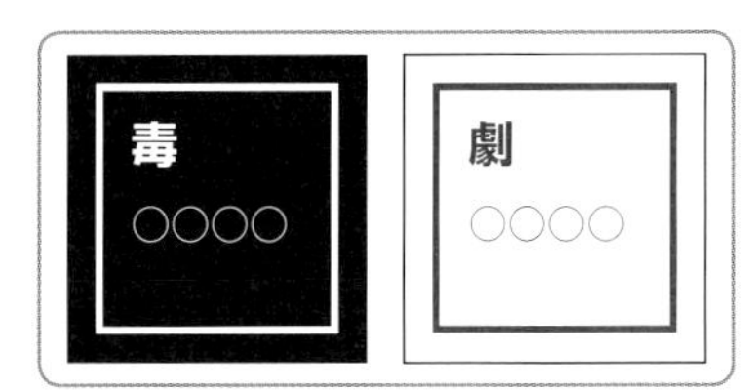

図1 毒薬・劇薬マーク

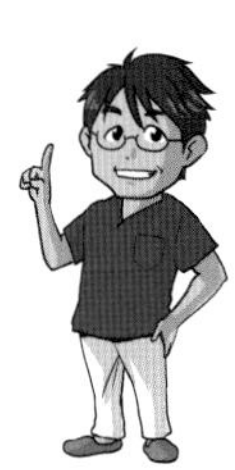

さぬちゃん 手術室で使用する筋弛緩薬は、すべて毒薬なので鍵のかかる保管場所が必要なのと、出し入れを記録する必要がありますね。さて、筋弛緩薬は紛失するとどうなるかわかりますか。

桐山 警察への届け出をするため、報道につながります。以前、非脱分極性筋弛緩薬のエスラックス®の紛失事件が報道されることがありましたね。

すみれ 何回か新聞で見たことがあります。エスラックス®を紛失したら、遺失届や盗難届を出すので、新聞沙汰になって全国に知られてしまいますね。

さくら　「致死量3人分のエスラックス®を紛失した。誤廃薬の可能性が大きいが、盗難の可能性もあるとして盗難届を出した」と新聞に書かれていました。

あおい　エスラックス® 50mg（1バイアル）で、3人分の致死量と報道されています[2)]。

さくら　麻酔科医が使うと誰も死なないのにね。

桐山　当たり前だよ！筋弛緩薬で呼吸が止まっても、きちんと人工呼吸をすれば死なないからね。盗まれた筋弛緩薬は犯罪に使われるかもしれないから要注意だね。筋弛緩薬が盗まれて、犯罪に使われるとヒトが死ぬ。筋弛緩薬を絶対に紛失してはいけないんだ！

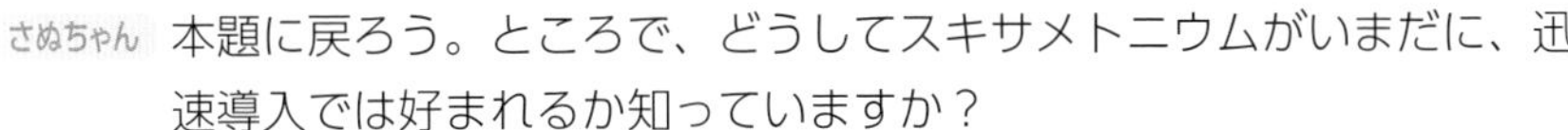
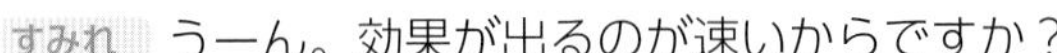
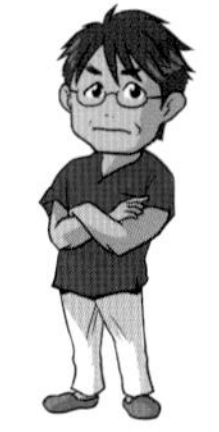

さぬちゃん　本題に戻ろう。ところで、どうしてスキサメトニウムがいまだに、迅速導入では好まれるか知っていますか？

すみれ　うーん。効果が出るのが速いからですか？

桐山　もう1つ理由がある。脱分極性のスキサメトニウムは作用発現だけでなく作用消失も速いんだ。エスラックス®も、効果発現は1.5mg/kg投与すれば、変わりないぐらいに速く効果が出るが、切れるには時間がかかる。効果発現は、だいたい90秒ぐらいかな。

さぬちゃん　そうですね。麻酔科医はスキサメトニウムとエスラックス®の違いについてよく知っているが、看護師さんたちにもよく知っていてほしいと思うんだ。最近は、エスラックス®で迅速導入をする先生も多いしね。

さくら　普段は、エスラックス®しか使わないから、スキサメトニウムは手元に持ってきていないんです。だから、必要な時に取りに行かなければならないんです。

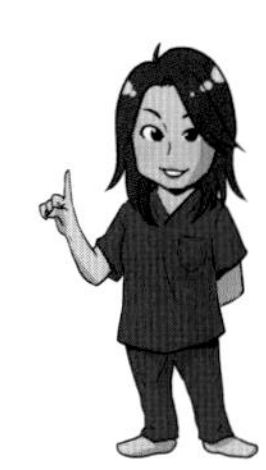

あおい　迅速導入用に、筋弛緩薬セットを作ってはどうでしょうか。金庫にエスラックス® 5本とスキサメトニウム2本セットを入れておくのはどうでしょう。

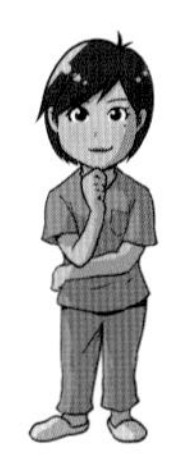

すみれ　それ、いい考えですね。でも、あおい先生、金庫にある筋弛緩薬の在庫が数えにくくありませんか。

あおい　定数がわかりやすいように、きちんとセットになった透明プラスチックなどのケースに入れれば、見えるんじゃないですか。

桐山　迅速導入の場合、導入時にスキサメトニウムを使っても、挿管後にすぐに効果が切れるから、維持にはエスラックス®が必要になる。だから、セットがいいね。

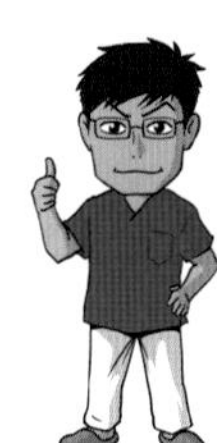

さくら　迅速導入で、エスラックス®で導入する場合とスキサメトニウムで導入する時の違いは何ですか？

さぬちゃん　いい質問ですね。桐山先生、どうでしょうか？

桐山　私は、本気で迅速導入をする時には、スキサメトニウムと決めています。

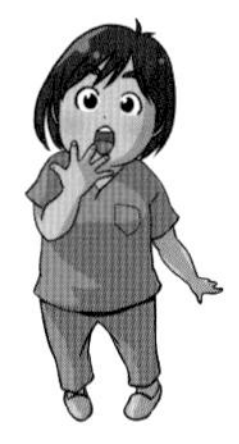

さくら　本気でって、どういう時ですか？

桐山　迅速導入でなくてもいいかなと思う時は、迅速導入風にします。本当のフルストマックには迅速導入です。本当のフルストマックとは、本当に胃の中に食べ物が確認できる時。フルストマックといっても、時間が経過していないというだけで胃の内容物がない時には、迅速導入風です。その時は、エスラックス®にしています。

あおい　胃の内容物は、どのように確認するのですか？

桐山　腹部CTがあれば、まず腹部CTを見ます。最近は、緊急手術であれば麻酔導入前に胃にエコーを当てていますね。胃にエコーを当てれば、胃内容物の量は確認できるんです[3]（図2）。これで胃内容がなければ、迅速導入風です。

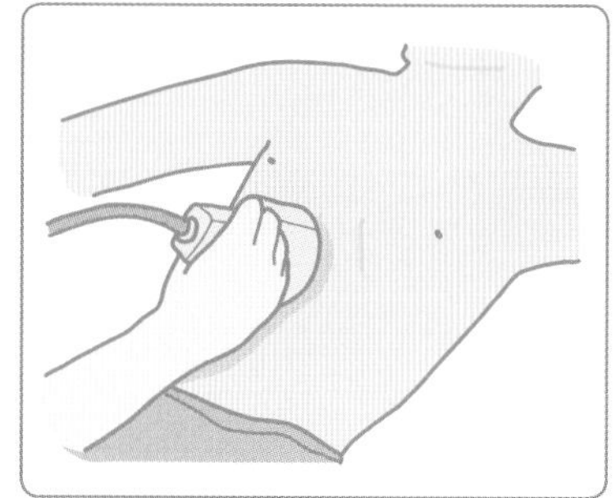

図2 エコー

さくら　迅速導入風の時には、エスラックス®でいいんですね。迅速導入風と迅速導入の違いは何ですか？

桐山　迅速導入風というのは、麻酔薬や筋弛緩薬を入れてから、輪状軟骨を押さえつつ、小さめの換気でマスク換気をしてしまうんだ。

さぬちゃん　ところで迅速導入は、はじめ先生に1人でさせていますか？

桐山　いえ。常に私と一緒です。

あおい　迅速導入は、具体的にはどうするんですか？見たことがないので…。

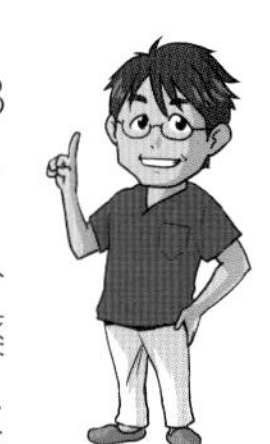

さぬちゃん　麻酔導入前に、マスクを密着させた状態で酸素吸入を少なくとも3分間行う。これを脱窒素といいます。その後に、鎮静薬（プロポフォールやイソゾール）を入れ入眠すると同時に、スキサメトニウムを入れる。呼吸が止まっても、人工呼吸（マスク換気）をせずに筋弛緩薬が効くまで待つ。手足にふるえ（ファシキュレーション）が広がったら効果ありなので、一呼吸おいて気管挿管する。

桐山　このファシキュレーションが、効果の目安になるので、急いでいる時にはスキサメトニウムが好まれるんです。エスラックス®だと、筋弛緩モニターを作動させていないとタイミングが難しいですね。

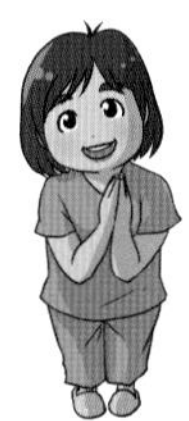

さくら　そうだったんですか。よくわかりました。

あおい　ちょっと、横道にそらせてしまいました。すみません。

さくら　いえいえ。迅速導入についてよくわかりました。

引用・参考文献

1) 日本薬剤師会.「医薬品の安全使用」のための業務手順書. 2007.
http://www.nichiyaku.or.jp/anzen/wp-content/uploads/2009/02/tejunsho_08.pdf
2) 産経ニュース. 筋弛緩剤.
http://www.sankei.com/search/?q=%E7%AD%8B%E5%BC%9B%E7%B7%A9%E5%89%A4&fq=all&sort=desc（2020年2月27日閲覧）.
3) Bouvet, L. et al. Real-time detection of gastric insufflation related to facemask pressure-controlled ventilation using ultrasonography of the antrum and epigastric auscultation in nonparalyzed patients: a prospective, randomized, double-blind study. Anesthesiology. 120（2）, 2014, 326-34.

もうビクビクしない！
さぬちゃん先生レクチャー
しっかりじっくり薬剤ばなし

筋弛緩薬には、患者の筋力が疲れるものと疲れないものあり！

全身麻酔で使用する筋弛緩薬には、疲れさせて筋力を減弱させる脱分極性と疲れないで筋力を減弱させる非脱分極性がある。こう言えば、野蛮な薬剤のようだが、実際にそうなのであるから仕方ない。

脱分極性は筋肉をプルプルさせてから筋弛緩

脱分極性というのは、筋肉がプルプルした後に脱力（筋弛緩）が現れる。脱分極性筋弛緩薬であるスキサメトニウムを投与した後に四肢を観察していると、中枢から末梢に向かってふるえが広がっていくのが見られる。これをファシキュレーション（線維束攣縮）とよぶ。これは筋肉が脱分極を起こしている証拠である。そのためスキサメトニウムの副作用には、「筋肉痛」がある。線維束攣縮が強ければ、全身麻酔後の筋肉痛として現れるのである。

この四肢末梢に伝わっていくプルプル（線維束攣縮）にも、1つだけよいことがある。線維束攣縮が見られたら、筋弛緩効果が現れる前兆であるということがわかるのだ。プルプルが収まれば、筋弛緩作用が現れる。さらに、脱分極性筋弛緩薬は、効果の持続が5分程度で特殊な筋疾患でもない限り自然に筋力が回復する。

なお、線維束攣縮を弱める方法として、プレキュラリゼーションがある。これは、スキサメトニウムを投与する前に、非脱分極性筋弛緩薬を少量（筋弛緩が出ない程度）投与しておく方法である。

非脱分極性は外見上前触れなし

一方、非脱分極性筋弛緩薬は、疲れなくても筋弛緩効果が現れる。つまり、外見上何の前触れもなく筋弛緩状態になる。何の前触れもないので、効いたかどうかを知るためには筋弛緩モニターが必要になる。患者は全身麻酔で意識がなく、また鎮痛薬と鎮静薬の組み合わせだけでも体動は見られないため、それに筋弛緩薬を加えると効果判定に苦労する。意識がないため、患者の脱力感などは参考にはできないのである。

筋弛緩薬が作用するのは、筋肉でも神経でもない！

筋弛緩薬が効くのは、筋肉でも神経でもないというのは、本当である。効果部位は、「神経筋接合部」といって神経（神経末端）と筋肉の間にあるのだ。「なーんだ」と思うのはまだ早い。では、どうやってそんなところで効くのかを考えてみよう。

神経筋接合部で何が起こっている？

●神経と筋肉の間で情報伝達！

神経筋接合部は、神経と筋肉が単純につながっているだけではない。その間には、信号を伝達すべき伝達物質というのがある。神経筋接合部で活躍している伝達物質とは、アセチルコリン（ACh）である。神経末端から ACh が分泌され、対岸の筋肉側の ACh 受容体に結合することで、神経と筋肉の間で情報が伝達される。この、神経筋接合部には、ACh が出すぎても困らないように、コリンエステラーゼ（ChE）という ACh を加水分解する酵素が同居している。

●筋弛緩薬は ACh の邪魔をしている！

筋弛緩薬は、この神経筋接合部にある ACh 受容体に結合して ACh が結合できないように邪魔をする。ACh が ACh 受容体に結合しなければ、神経から筋肉に命令は伝わらない。これが、筋弛緩薬が効く仕組みである（図 1）。

逆に筋弛緩薬が受容体から外れれば、ACh は ACh 受容体に結合できる状態になり神経から筋肉への命令が伝わるようになるため筋力が回復する。

筋弛緩薬の違い[1)]

表 1 に筋弛緩薬の違いについてまとめた。前述の脱分極性と非脱分極性があり、作用様式が異なることや副作用が異なることを覚えておこう。

術中覚醒になると金縛り状態

すべてに共通なのは、筋弛緩効果が現れた時には、呼吸が止まるため、気道確保だけでなく人工呼吸を必ず行う必要があることである。

また、筋弛緩効果がある間は、全身麻酔で意識がない状態になっていることが大前提である。意識が出れば術中覚醒となり、苦しい金縛り状態になってしまい、トラウマ（PTSD；post-traumatic stress disorder：心的外傷後ストレス障害）になる可能性がある。筋弛緩薬が効いているのに覚醒してしまうと、動くことができず、意識や痛みがあることを麻酔科医に訴えられないのだ（図 2）。

ちなみに術中覚醒とは…

術中覚醒とは、全身麻酔中に予期せず意識が回復し、顕在記憶（記述できる具体的な内容の記憶）が形成され、それが術後に思い出される状態である。発生頻度は、0.1 ～ 0.2％で、その約 70％で PTSD を発症する。ハイリスク症例では 1 ～ 1.5％程度発生する。

術中覚醒のハイリスク症例は、ASA クラス

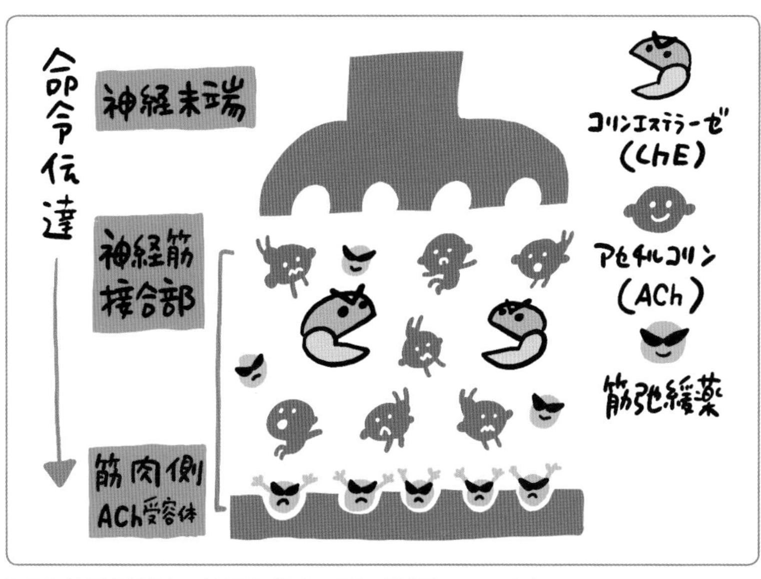

図1 筋弛緩薬は、神経と筋肉の間で暗躍している！

表1 筋弛緩薬の違い　＊効果発現と効果持続は目安。

	脱分極性	非脱分極性	
筋弛緩薬	スキサメトニウム	エスラックス®（ロクロニウム）	ベクロニウム
麻酔導入 気管挿管	○	○	○
麻酔維持	×	○	○
持続投与	×	◎	△
適応	麻酔時 気管挿管時 喉頭痙攣時 脱臼整復 電気痙攣療法時	麻酔時・気管挿管時	麻酔時・気管挿管時
拮抗薬	なし	スガマデクス ネオスチグミン	スガマデクス（70%） ネオスチグミン
効果発現＊	1分	1分30秒	3分
効果持続＊	5分	30分	30分
作用遷延	筋弛緩作用の効果遷延（Phase Ⅱブロック）	肝機能低下	肝機能低下、腎機能低下
血管痛	なし	強い	なし
代謝	加水分解	肝代謝	肝代謝、腎排泄
作用増強	ネオスチグミン	吸入麻酔薬、抗菌薬、リチウム、マグネシウム製剤	吸入麻酔薬、抗菌薬、リチウム、マグネシウム製剤
作用減弱	非脱分極性筋弛緩薬	**抗てんかん薬**、K製剤、Ca製剤	**抗てんかん薬**、K製剤、Ca製剤
副作用	**筋肉痛、胃内圧上昇** 眼圧上昇、高カリウム血症、不整脈	**麻酔時のアナフィラキシー**	**麻酔時のアナフィラキシー**
禁忌	**悪性高熱症** 重症熱傷 広範囲外傷、四肢麻痺、ジギタリス中毒、尿毒症	重症筋無力症、筋無力症候群	重症筋無力症、筋無力症候群

4以上（特に外傷）、開心術、帝王切開術、迅速導入（rapid sequence induction；RSI）、女性、若年者、頭頸部手術麻酔（特に耳領域）、術中覚醒の既往、挿管困難の既往、薬剤（ベンゾジアゼピン系薬剤、アンフェタミン製剤など）の長期使用、嗜好性（喫煙、アルコール）などが挙げられる。

術中覚醒の成因としては、①浅麻酔、②侵襲の増大などによる麻酔薬必要量の増加、③薬剤の投与ミスや機器トラブルがある。覚醒した状態で筋弛緩薬が効いていると、PTSDになりやすいのではないかとされている[2)]。

ぼくは覚醒しているよ!!
痛いよう・・・
これではトラウマになる・・・

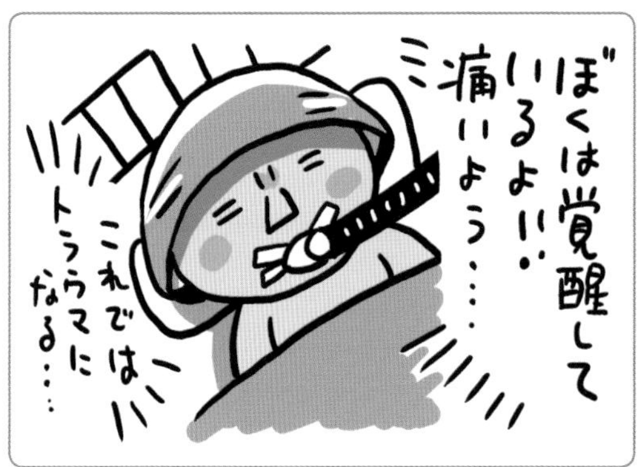

図2 術中覚醒とは…

意識がない状態でも筋弛緩状態を判定できるすごいモニター

意識がある状態では、筋弛緩薬が効いてはいけない。筋弛緩薬は意識がない状態で使うものである。そのため、効果の判定は「筋弛緩モニター」を使わなければならない。よって、筋弛緩モニターの見方を知っておく必要がある。筋弛緩モニターは、リバースをする時にも重要である。

TOFモードとPTCモードは何が違う？

筋弛緩モニターの基本モードはTOF（train of four）であるが、もっと確実に体動を抑えたい時にはPTC（post tetanic count）モードでモニタリングして、深い筋弛緩状態を維持する（図3[3)]、表2[4)]）。

●TOFモードの見方

TOFモードでは、2秒間に4回刺激する。親指に貼り付けたセンサーが、刺激に何回反応したかを見るTOFカウント（反応した回数）

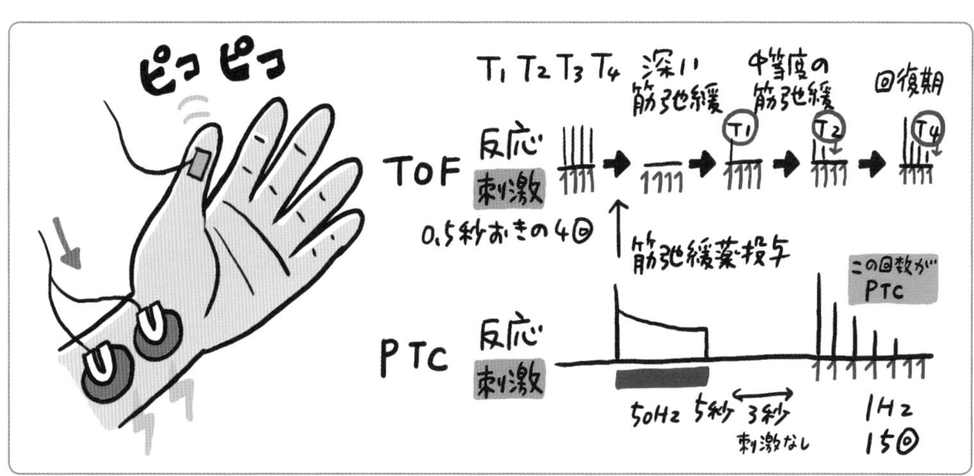

図3 TOFモードとPTCモード（文献3より引用改変）

と、Tl（第1刺激の反応）とT4（第4刺激の反応）の高さの比（T4/Tl）を表示するTOF％がある。TOF％はT4の反応がない時には表示されない。

筋弛緩効果が切れる時には、Tl、Tl＋T2、Tl＋T2＋T3、Tl＋T2＋T3＋T4のように、TOFカウントが0から4まで増加する。T4が出てはじめてTOF％が表示される。

TOFカウントは0であっても、横隔膜は動く可能性があるため、さらに深い筋弛緩がほしい（絶対に動かしたくない）時に、PTCモードで評価を行う。

●PTCモードの見方

PTCでは、初めに5秒間50Hzのテタヌス刺激（起きているヒトには耐えられないほど痛い）により、神経筋接合部にAChを放出させる。刺激を3秒間休止後、1秒間隔刺激（twitch）を15回行う（一連の刺激は、PTCモードにすると自動的に行われる）。

テタヌス刺激のような強い刺激であらかじめAChを出やすくしておくとtwitchに反応しやすくなるため、TOFモードでは反応しない場合でも反応が見られる。Twitchに反応した回数をPTCとよび、この反応回数が多いほど筋弛緩が浅い。

筋弛緩を元に戻す魔法の薬（図4）

非脱分極性筋弛緩薬は拮抗できる。すなわち、効果がない状態に反転（リバース）できるのだ。ちなみに脱分極性筋弛緩薬は、作用時間が短く自然に筋力が回復するためリバースの必要はない。

非脱分極性筋弛緩薬は、作用時間が長く、意

表2 臨床上で目標とする値（文献4より引用改変）

		TOFカウント	TOF%
麻酔導入		0/4	0%
麻酔維持			
筋弛緩薬追加	通常	3/4以下	0%
	開腹・頸部手術など	2/4以下	
	深い筋弛緩	PTC5以下	
筋弛緩の拮抗			
アトワゴリバース®		4/4	40%以上
ブリディオン® 2mg/kg		2/4	
ブリディオン® 4mg/kg		PTC1～2	
抜管時		4/4	90%以上

識がない状態で使用されるため、いつ効いたか、いつ切れるかがわかりにくい。筋弛緩が残存している場合には、拮抗薬を投与して筋弛緩をリバースした後、患者を覚醒させる必要がある。前述のとおり患者が覚醒している時に筋弛緩薬が効いていると金縛り（術中覚醒）になり、PTSDなどの危険性がある。患者が覚醒している時には、筋弛緩薬は確実に効果が切れていて金縛りにさせないことが大切である。逆に、意識がないと判定できる時には、まったく動かないくらいに筋弛緩薬が効いていても問題はない。

図4 筋弛緩は魔法の薬（拮抗薬）でリバース！

拮抗薬はどうやって効く？

拮抗薬は2種類ある。①ワゴスチグミン®（ネオスチグミン）と②ブリディオン®（スガマデクス）である。では、それらが神経筋接合部で暗躍している筋弛緩薬をどのように追い出すのか（図5）[5]。

ワゴスチグミン®はChEの働きを阻害

ワゴスチグミン®は、抗コリンエステラーゼという種類の薬剤で、AChを加水分解するChEの働きを阻害する仕組みである。ChEが働かないようになれば、AChは分解されなくなり、神経筋接合部に非常にたくさん溜まり、ACh受容体にはまり込んでいる筋弛緩薬を追

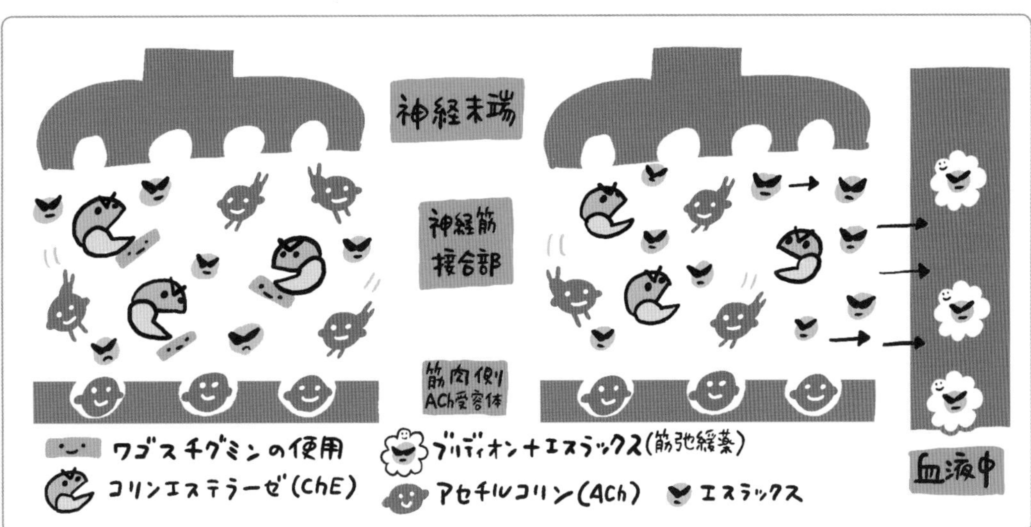

図5 拮抗薬の作用（文献5より引用改変）

左：ワゴスチグミン®による拮抗。右：ブリディオン®による拮抗。

い出してしまう。

しかし、ワゴスチグミン®の作用が切れた場合に、筋弛緩薬が神経筋接合部に残存していれば、筋弛緩作用が現れてしまう。なお、ネオスチグミンにはワゴスチグミン®のほかに、ワゴスチグミン®による徐脈を予防するためにアトロピンが混合されているアトワゴリバース®がある。

ブリディオン®はエスラックス®を包接

ブリディオン®はエスラックス®の拮抗薬である。ベクロニウムにも効くが、70%程度しか効果がない。包接という仕組みで、ブリディオン®が、エスラックス®を中に包み込んでしまう。ブリディオン®は、ミスタードーナツの「ポン・デ・リング」にそっくりで、その中にピンポン球が入っているのを連想すれば、そのものズバリである。

ブリディオン®が静注されると、神経筋接合部から血液中にエスラックス®が流れ出し、ブリディオン®に包接されまくる。そうして、神経筋接合部からはエスラックス®が消えるため、筋弛緩効果がなくなる。ブリディオン®に包接されたエスラックス®は約1日で尿から排泄される。

引用・参考文献

1) 笹川智貴. “筋弛緩薬”. 麻酔科薬剤ノート. 改訂版. 讃岐美智義編. 東京, 羊土社, 2014, 52-67.
2) 讃岐美智義. “第23日 脳波モニター”. 100倍楽しくなる麻酔科研修30日ドリル. 東京, 羊土社, 2015, 143.
3) 讃岐美智義. “麻酔薬は進化する：管理上の注意点は何か”. やさしくわかる！麻酔科研修. 東京, 学研メディカル秀潤社, 2015, 175.
4) 讃岐美智義. “モニターと検査のポイント”. 麻酔科研修チェックノート. 改訂第5版. 東京, 羊土社, 2015, 142.
5) 讃岐美智義. 筋弛緩のリバース. オペナーシング. 26 (3), 2011, 111.
6) 讃岐美智義. “全身麻酔に使用する薬剤”. 前掲書4), 372-4.

ココだけは押さえる！ 第4話のおさらい

◎筋弛緩薬には、脱分極性（スキサメトニウム）と非脱分極性（エスラックス®、ベクロニウム）がある。いずれも主作用は筋弛緩であり、呼吸停止に対しては人工呼吸を行う必要がある。

◎意識がある時に筋弛緩薬が効いていると、PTSDを引き起こす可能性がある。

◎スキサメトニウムは、作用が短時間で自然に筋弛緩から回復するため、リバースの必要がない。悪性高熱症には禁忌である。

◎エスラックス®やベクロニウムなどの非脱分極性筋弛緩薬は、作用持続が長く、麻酔維持にも反復投与できる。

◎非脱分極性筋弛緩薬の筋弛緩作用は、麻酔中には筋弛緩モニターを用いて判定する必要がある。筋弛緩モニターにはTOFモードやPTCモードがある。

◎非脱分極性筋弛緩薬の副作用には、アナフィラキシーがあり、投与後の循環動態（頻脈・異常低血圧）に注意が必要である。

◎脱分極性筋弛緩薬の副作用には、筋肉痛や胃内圧上昇、高カリウム血症がある。

◎拮抗薬（リバース）には、ワゴスチグミン®とブリディオン®がある。ワゴスチグミン®は、抗コリンエステラーゼ作用により、ブリディオン®は包接により非脱分極性筋弛緩薬の作用を拮抗する。

第 5 話

交感神経刺激薬 ～エフェドリン 10cc って何本？～

新人オペナースかすみの

薬剤ビクビク事件簿

①
麻酔の準備中
おはよう
ございまーす。
はじめ先生、
手伝いまーす。
じゃあ。
エフェドリンを
注射器に吸って
10ccにしてくれる？
アドバイス！
②
かすみちゃん。
カンファレンス
に行くので、エ
フェドリンよろ
しくね。
はーい。
③
麻酔開始
④
血圧が下がってきた。
エフェドリン
1cc 入れて。
⑤
エフェドリン
1cc 入れました。
⑥
!?
頻脈
心拍数　180
⑦
かすみちゃん。
それ見せて。
おかしい…。
⑧
ん？
使用薬入れ
エフェドリン
10 A
⑨
はじめ！
こらー !!
クワッ
さっき入ったのは、
エフェドリン原液
1cc じゃー !!
何しとる !!!
アドバイス！

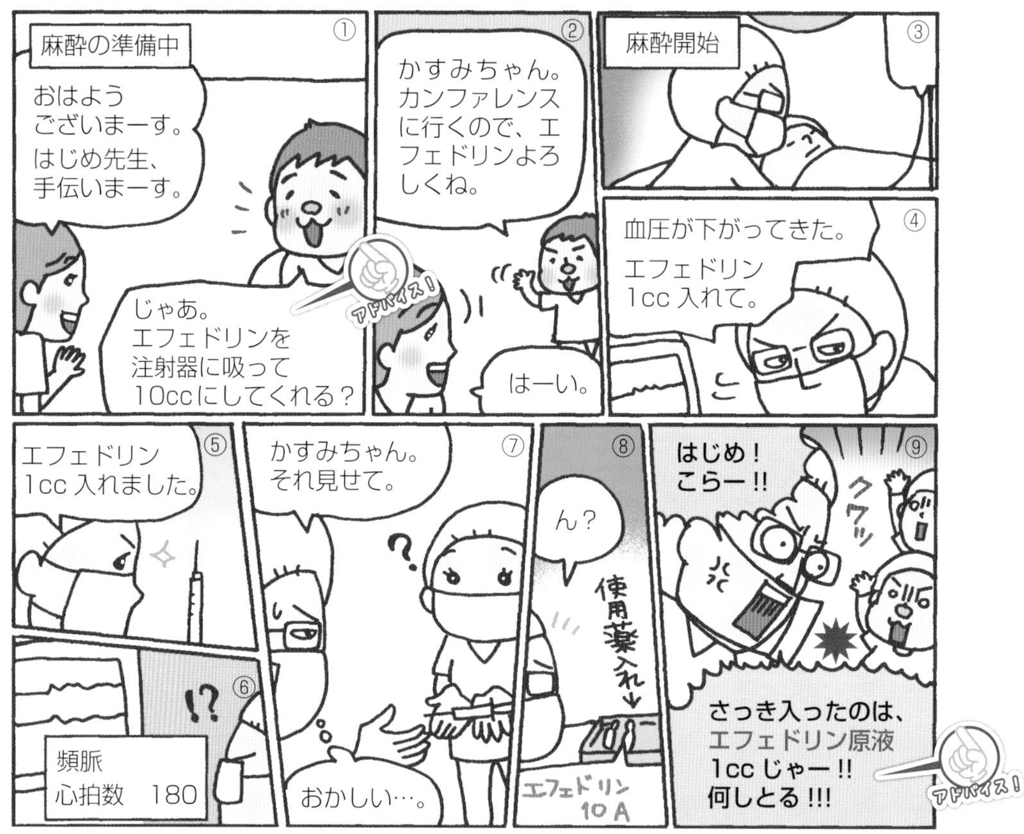

何がダメだったの !? さぬちゃん先生のワンポイントアドバイス

エフェドリンは、手術室では使用頻度の高い昇圧薬である。通常は、1 A を生理食塩水などで合計 10cc（mL）に希釈して 1 ～ 2mL ずつボーラス（単回静注）投与する。昇圧薬に分類される薬剤は、心肺停止とアナフィラキシーショック以外では、原液で投与することはない。ボーラス投与であっても持続投与であっても同様である。口答指示を受けた際に、希釈法に関して復唱しなかったのも問題である。

➡ エフェドリンはどんな薬剤？どう投与する？　くわしく見ていこう！

エフェドリンは必ず希釈！

「薬剤の希釈時」
「投与時の安全性」

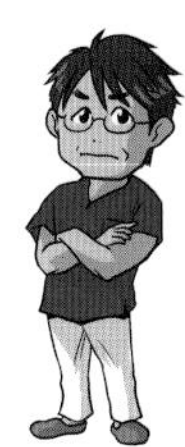

さぬちゃん 今回は肝が冷えましたね。桐山先生。

桐山 そうですね。まさか原液のエフェドリンが注射器に 10A 入っていて 10cc になっているとは知らなかった。

あおい 注射器のラベルには何と書いてあったのですか？

桐山 エフェドリン 1A/10cc と、はじめの字で書いてありましたね。

すみれ はじめ先生、注射器をあけると必ず薬を吸引する前にラベルを貼ったり書いたりするんですよ。

さくら 以前、ミズチバ事件の時にも、それはダメだと注意されていましたね (p.7 参照)。

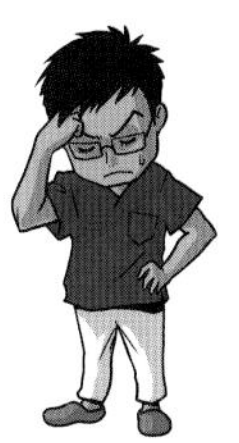

桐山 そうだったね。また、はじめがやったのかと思ったんだが、今度は違っていた。

すみれ エフェドリンの希釈を、自分では行わずに口頭でかすみちゃんに頼んだらしいのです。

さくら 何と言って頼んだんですか？

桐山 かすみちゃんから聞いたのだが、「カンファレンスに行くので、エフェドリンよろしくね」と言われたとか。

あおい 手術室では口答指示はよくあるのですか？

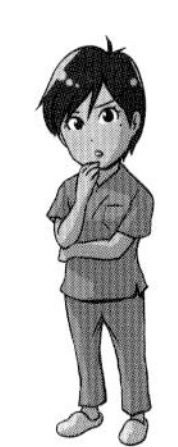

すみれ よくありますよ。麻酔科医や外科医が手が離せない時には、いつでも口答指示で希釈や静注、点滴静注などが代わりにできなければいけません。もちろん、どんな薬剤かわかっていないと対応できませんが。

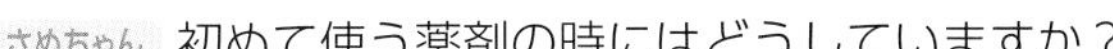

さぬちゃん 初めて使う薬剤の時にはどうしていますか？

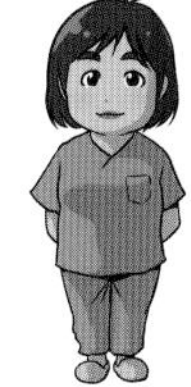

さくら 聞いたこともない薬剤ですと、特に【5 つの R】つまり、①正しい患者 (Right Patient)、②正しい薬剤 (Right Drug)、③正しい用量 (Right Dose)、④正しい投与経路 (Right Route)、⑤正しい時間 (Right Time) を確認します。手術室の場合、患者確認は入室時や執刀時にすでに確認済みなので、2 つめ以降を行います。

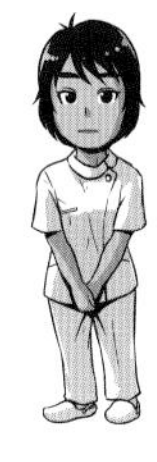

はづき 最近では、Right Purpose（正しい目的）が加わって 6R になっていますね。【誤薬の防止の 6R】[1] ①正しい患者（Right Patient）②正しい薬剤（Right Drug）、③正しい目的（Right Purpose）、④正しい用量（Right Dose）、⑤正しい投与経路（Right Route）、⑥正しい

時間（Right Time）です。

あおい　何だか覚えにくいですね。順番が 5R と 6R ではバラバラなのですね。

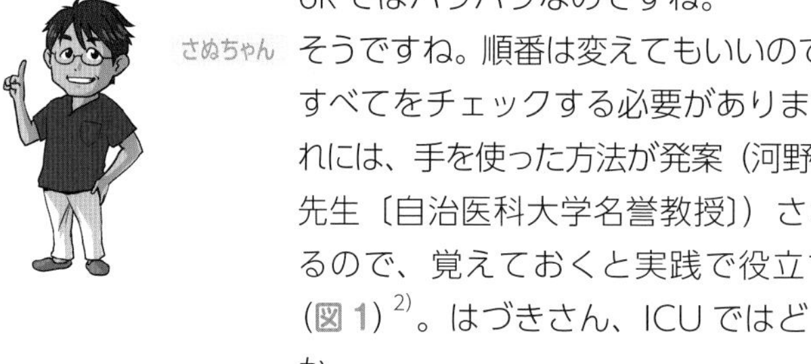

さぬちゃん　そうですね。順番は変えてもいいのですが、すべてをチェックする必要があります。これには、手を使った方法が発案（河野龍太郎先生〔自治医科大学名誉教授〕）されているので、覚えておくと実践で役立ちます（図 1）[2)]。はづきさん、ICU ではどうですか。

中に入れるルート
（投与経路）
人差し指（患者名）
薬指（薬剤）
親は時間にうるさい
（投与時間・速度）
小児は量が大事
（用量）

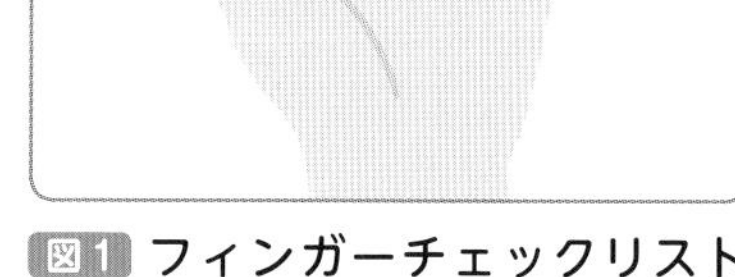

図 1 フィンガーチェックリスト
（文献 2 より一部改変）

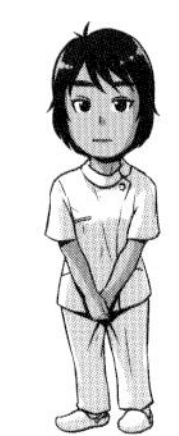

はづき　③正しい目的というのは、なぜ投与する必要があるのか、患者の病態はどうかということを確認しています。④正しい用量というのは、希釈方法（濃度）と投与量の両方を確認します。⑤正しい投与経路は、経口、非経口（静脈、硬膜外、経肛門など）と投与方法（点滴、静注、内服、筋注）を確認します。⑥正しい時間は、投与時刻と投与速度を確認します。5 つの R は、指示を受けて薬剤を作製する時と投与する時の注意点です。ICU では処方箋と現物を見て確認する場合には、ダブルチェックで 2 人で確認しています。口答指示の場合には、投与前にその場で、希釈方法と投与経路・方法と投与量を復唱して麻酔科医に確認しています。

さぬちゃん　手術室では麻酔科医が希釈して作製することが多いので、看護師が希釈を担当することが ICU ほど多くないですね。

すみれ　病棟や ICU に比べると確認がおろそかになりやすい傾向があります。

桐山　通常はわからない時には、麻酔科医にどうすればよいのか希釈法を聞き返してくるはずだが……。

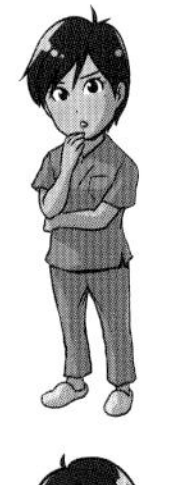

さくら　かすみちゃんはそれをしなかった。というか、頼まれた後に聞く相手がいなかったので、エフェドリンを 10cc 注射器に入れればよいと思って、原液を 10cc になるまで 10A 吸ってしまったのでしょうね。常識では考えられないですが、きちんと指示をすべきですね。

すみれ　知らないから、言われたとおりにしたつもりで、まったく気にしなかったんでしょうね。知っていれば確認するのかも。

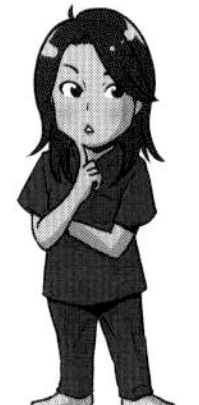

あおい　ところでエフェドリンは、全身麻酔の前に必要になるのですか？

桐山　いやいや。エフェドリンは麻酔をすると必要になることがあるので、研修医には始めから希釈しておけと教育してあるんですよ。麻酔を始める直前に作製しようと思って、忘れることもあるのでね。はじめもかすみちゃんに頼まずに、カンファレンスが終わって患者さんの入室までに、自分で希釈すればよかった。なぜ、かすみちゃんに頼んだんだろう？

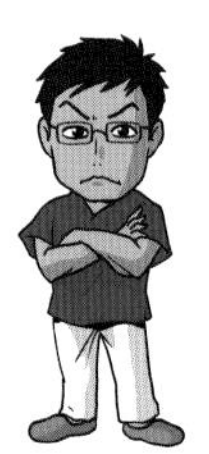

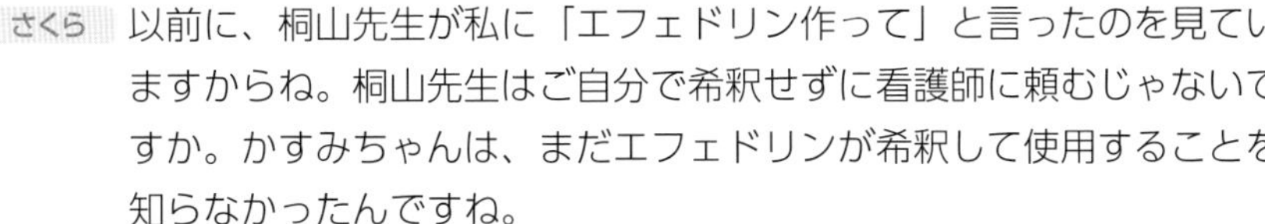

さくら 以前に、桐山先生が私に「エフェドリン作って」と言ったのを見ていますからね。桐山先生はご自分で希釈せずに看護師に頼むじゃないですか。かすみちゃんは、まだエフェドリンが希釈して使用することを知らなかったんですね。

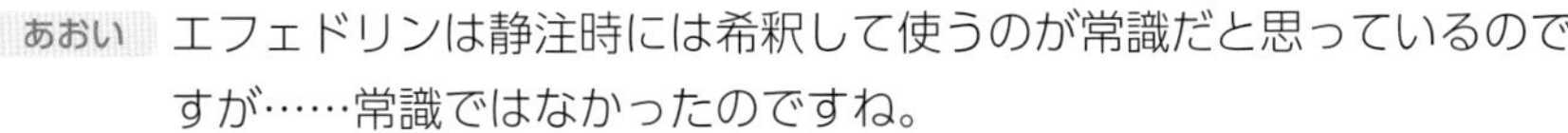

あおい エフェドリンは静注時には希釈して使うのが常識だと思っているのですが……常識ではなかったのですね。

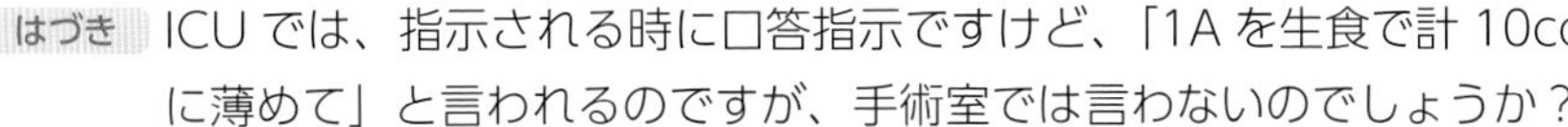

はづき ICUでは、指示される時に口答指示ですけど、「1Aを生食で計10ccに薄めて」と言われるのですが、手術室では言わないのでしょうか？

すみれ そうですね。よく使う薬だから1Aを10ccに希釈して渡すということは、かすみちゃん以外の看護師は知っていると思います。

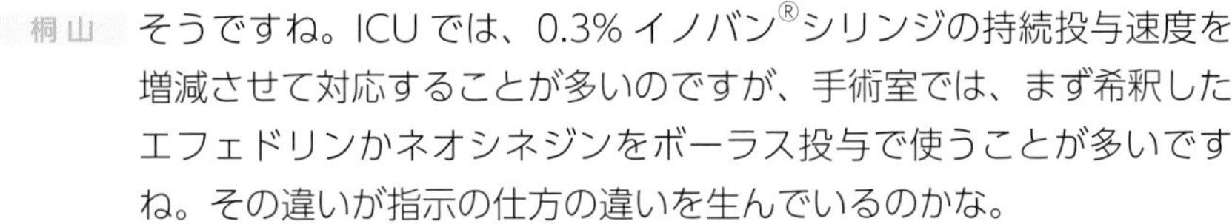

桐山 そうですね。ICUでは、0.3%イノバン®シリンジの持続投与速度を増減させて対応することが多いのですが、手術室では、まず希釈したエフェドリンかネオシネジンをボーラス投与で使うことが多いですね。その違いが指示の仕方の違いを生んでいるのかな。

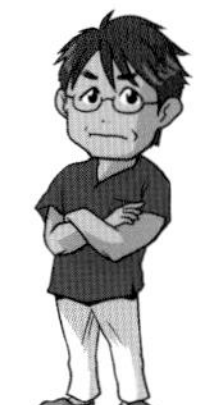

さぬちゃん 麻酔科医の常識としては、静注または持続静注する昇圧薬は、希釈して使用する。希釈しないで静注するのは心停止時のアドレナリンのみです。アドレナリンであっても異常低血圧に静注で使用する時には、50～100倍に希釈して1ccずつ使います。また、アナフィラキシーショックの時には、アドレナリン原液は静注ではなく筋注で使いますね。

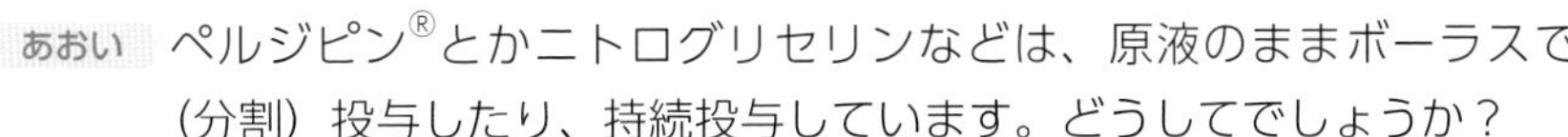

あおい ペルジピン®とかニトログリセリンなどは、原液のままボーラスで（分割）投与したり、持続投与しています。どうしてでしょうか？

桐山 降圧薬や血管拡張薬は、始めから薄く調整してあるので、希釈せずに使用することが多いのです。

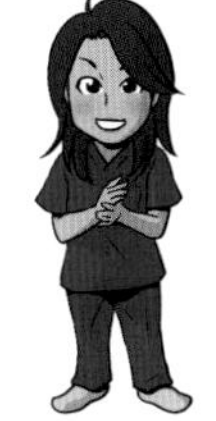

さぬちゃん そうですね。

あおい そうだったのですね。わかりました。

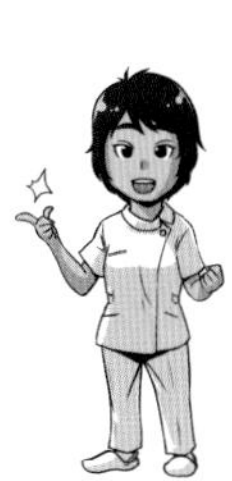

はづき ICUでの指示のように、希釈法もきっちり声に出して指示をしたらいいですね。

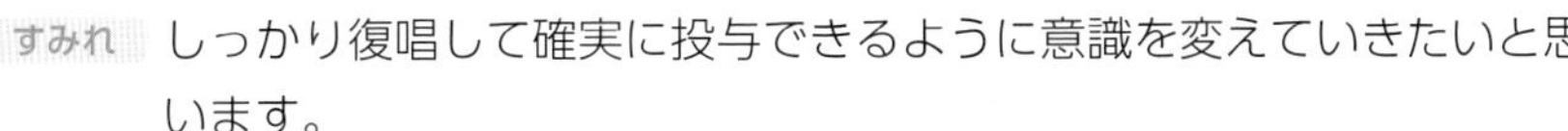

すみれ しっかり復唱して確実に投与できるように意識を変えていきたいと思います。

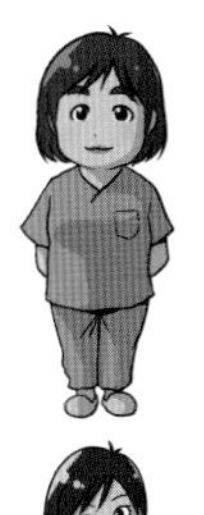

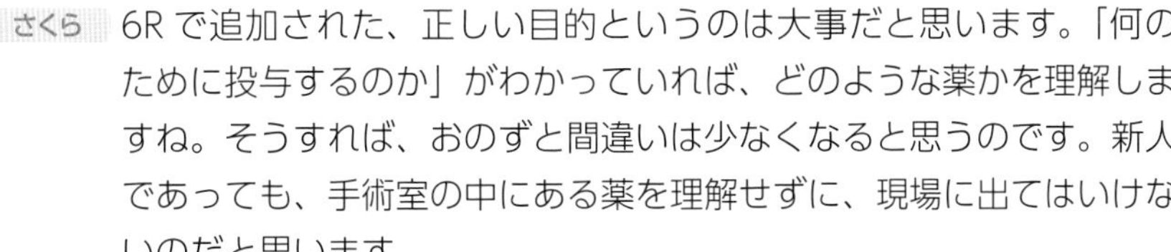

さくら 6Rで追加された、正しい目的というのは大事だと思います。「何のために投与するのか」がわかっていれば、どのような薬かを理解しますね。そうすれば、おのずと間違いは少なくなると思うのです。新人であっても、手術室の中にある薬を理解せずに、現場に出てはいけないのだと思います。

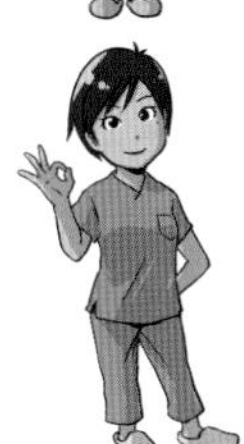

あおい 手術室の看護師さんは、意気込みがすごいですね。

すみれ いえいえ。当たり前です。

桐山 麻酔科医も、気合いを入れてきますよ。はじめには特に！希釈してもらったら、何がどのようになっているかを確認しろと。

さぬちゃん　はじめ先生が、「エフェドリン 1A/10cc」と書かないで、かすみちゃんが、最初から新しい注射器でエフェドリンを作製していたら、「エフェドリン 10A」と書いていたと思いますか？

さくら　それは教えていますから。そのように書いていたと思います。

さぬちゃん　いろいろと手術室には落とし穴がありますね。間違いの起こらないやり方を考えていきましょう。はじめ先生には、薬液を希釈した後でラベルを書く（または貼る）ことを守ってほしいですね。

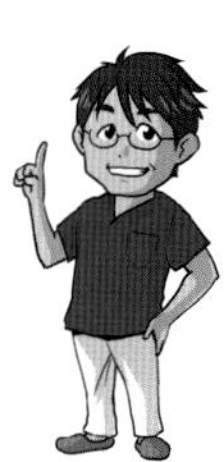

引用・参考文献

1) 日本医療機能評価機構．“薬剤の投与経路間違い”．医療安全情報．101．
http://www.med-safe.jp/pdf/med-safe_101.pdf

2) 河野龍太郎．医療安全へのヒューマンファクターズアプローチ．2010．
http://www.jichi.ac.jp/msc/wordpress/wp-content/uploads/2010/07/medsafe-100711_1.pdf

もうビクビクしない！
さぬちゃん先生レクチャー
しっかりじっくり薬剤ばなし

全身麻酔では、なぜ血圧が下がりやすいの？

全身麻酔では、交感神経機能が減弱するため血圧低下が容易に起きる。そこで、麻酔科医は片手に麻酔薬、片手に昇圧薬を持ち、輸液を行って、患者の状態をコントロールしている。全身麻酔を行わなければ血圧低下は生じない人でも、交感神経活動を弱めることで常に循環抑制の危険がある。また、交感神経系の減弱により、体位変換によっても容易に循環虚脱を引き起こす。そのため、体位変換後のバイタルサインには細心の注意が必要である。

全身麻酔は血圧が下がるもの

血圧低下の要因は、血管拡張と心拍出量の低下によって引き起こされる。つまり、血圧（BP）＝末梢血管抵抗（R）×心拍出量（CO）という式が成り立つ。すなわち、血管が拡張しても心臓からの血液の拍出が悪くなっても、血圧は低下する。全身麻酔においては交感神経活動を抑制するため、大なり小なり血管と心臓の両方とも抑制を受けやすいため、血圧が下がって当然なのである。

エフェドリンは、どんな薬剤？

エフェドリンは、1Aを合計10mLまたは8mLに希釈して1～2mLずつ投与する。そうすれば低血圧が回復する（ことがある）。必ずしも効くわけではないが、元気な人の全身麻酔時の低血圧には、第1選択と言ってもよいかもしれない。

エフェドリンはどう効く？

エフェドリンを単回静注すると、脈拍が速くなってからしばらくして、モタッとした感じで遅れて血圧が上がってくる。この現象から、脈拍を速くする作用はアドレナリンβ受容体への直接作用であり、血管収縮作用は交感神経節後神経終末のノルアドレナリン遊離を介して起きる間接作用[1、2]であると考えられる（図1）。ノルアドレナリンが、アドレナリンα受容体に直接作用するので血管収縮が起きるのである。

一過性の血圧低下に効く薬剤は？

エフェドリンは持続投与する薬剤ではなく、一過性の血圧低下に対して用いられる。麻酔中の一過性低下に対して用いられる薬剤として、エホチール®やネオシネジンがある。エホチール®は、アドレナリンβおよびα受容体への直接作用により、ネオシネジンは、アドレナリンα受容体への直接作用により昇圧作用をもたらす。エフェドリンには、昇圧作用以外に気管支拡張作用（アドレナリンβ受容体）がある。

これらの一過性の血圧低下に対して使われる昇圧薬は、いずれも1Aを合計10mL程度に希釈して、1～2mLずつ単回静注する。希釈せずに、原液で投与することはない。注意点は、入れすぎることによって生じる過度の頻脈や異常な血圧上昇を起こさないことである。

アドレナリンα受容体、β受容体って何？

アドレナリン受容体とは、アドレナリン系統の薬剤が作用する受容体（受け皿）で、心臓や血管、気管支などに多く存在する（図2）。アドレナリン受容体に作用する薬剤は、交感神経刺激薬とよばれている。

アドレナリンα刺激薬とβ刺激薬の作用は？

エフェドリンの作用に関わるアドレナリンβ受容体は心臓に、アドレナリンα受容体は血管にある。受け皿に薬剤が作用（鍵と鍵穴のイメージ）すると、β作用をもつ薬剤（β刺激薬）では心収縮力や心拍数が増加し、α作用をもつ薬剤（α刺激薬）では血管が収縮する。鍵と鍵穴が合えば作用は起きるが、合わなければ作用は起きない。ネオシネジンは、α刺激薬である。β作用をもたないので、血管は収縮するが心収縮力は増加しない。

ちなみに、α刺激薬は血管を取り巻くヒモ（α型）で、引っ張れば血管が絞まるイメージ、βはムチ（β型）で、心臓を打てば動くイメージであると覚えれば忘れない（図3）。

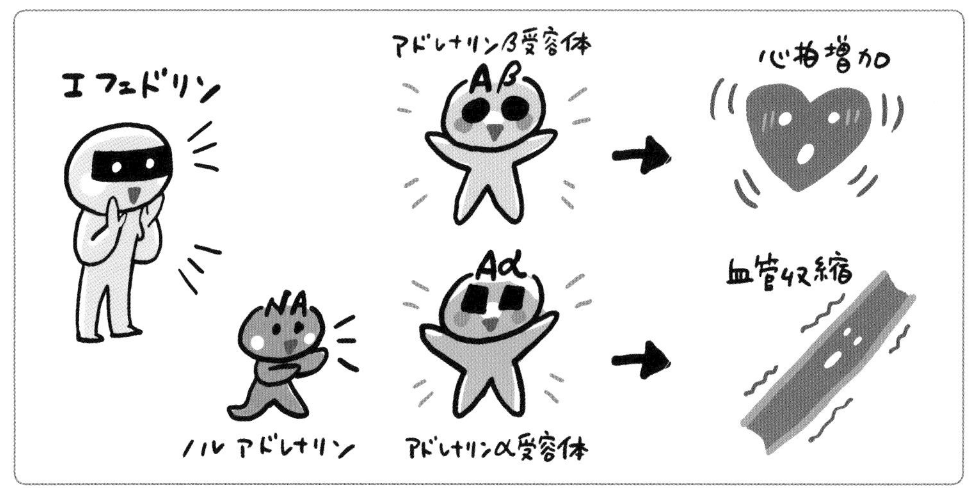

図1 エフェドリンの作用機序

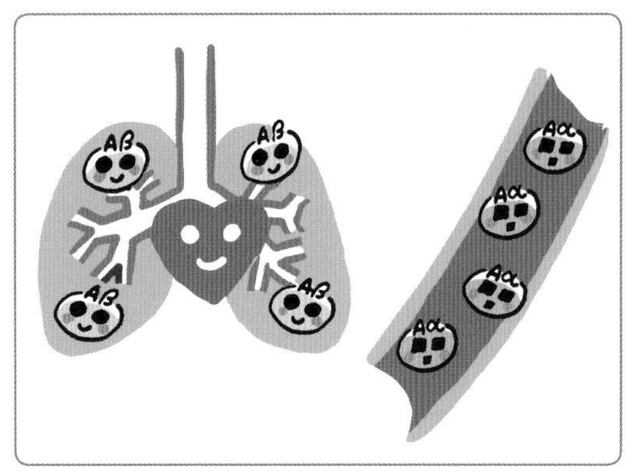

図2 アドレナリン受容体

アドレナリン受容体は、心臓や血管、気管支などに多く存在する。

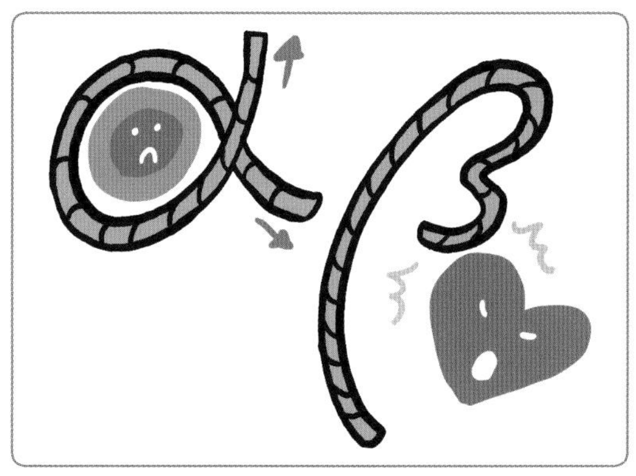

図3 アドレナリンα刺激薬はヒモ、アドレナリンβ刺激薬はムチ

血圧が下がったら結局何をする？

心拍出量はβ刺激薬で必ず上がるわけではない！

血圧（BP）＝末梢血管抵抗（R）×心拍出量（CO）という式は、RとCOを増加させると血圧が上がることを示している。Rは、血管収縮薬（アドレナリンα刺激薬）で上がるのはわかったが、COはアドレナリンβ刺激薬を使えば必ず上がるかといえば、そうではない。必要なのは、血管内（心臓内）が、心収縮の際に血液で、（ある程度）満たされていることである。出血や脱水で血管内容量が少ない場合には、頻脈にはなるがCOは上がらない。その場合は、輸液や輸血が必要である。

心拍出量の上げ方は…？

では、結局は何をすればよいかといえば、COを上げるには輸液をしつつβ刺激薬で心筋収縮力を上げるというのが正解である。特に、全身麻酔のかかり始めでは、術前の絶飲食の影響などもあり脱水傾向にあることが多いため、輸液＋β刺激薬＋α刺激薬で血圧を上げる。輸液は静脈を満たし、β刺激薬は心筋収縮力（や心拍数）を上げ、α刺激薬で末梢血管を収縮（動脈の血管収縮効果が高い。もちろん静脈も収縮する）させるのである（図4）。

心拍数が多い場合、少ない場合は…？

心拍数が多く、心拍数を増やしたくない時にはβ刺激作用のある薬剤ではなく、輸液とα刺激薬で対応する。この場合には、エフェドリンやエホチール®ではなく、ネオシネジンが好まれる。

また、心拍数が少なく血圧も低い場合には、β刺激作用＋α刺激作用のあるエフェドリンやエホチール®が好まれるのである（表1）[1、2]。

ヱフェドリン「ナガヰ」とは？

エフェドリンのアンプルには、『ヱフェドリン「ナガヰ」』と記されている（図5）。「ナガヰ」は、このヱフェドリンを発見した長井博士の名前にちなんで付けられたものである。

エフェドリンは麻黄（マオウ、Ephedra）から抽出され、始めは気管支拡張作用を目的として鎮咳薬として使われた。その後、鼻粘膜の充血・腫脹などの薬剤としても使われている。こ

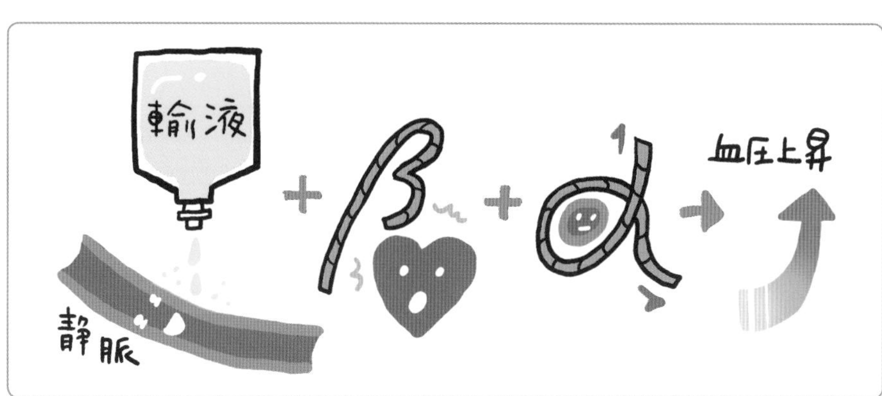

図4 輸液＋アドレナリンβ刺激薬＋アドレナリンα刺激薬＝血圧上昇

れらの場合は皮下注で使用する。麻酔時の血圧低下に対して、初めて添付文書に記載されたのは、2007 年 6 月 21 日のこと。比較的最近で驚くが、添付文書に記載されていなくてもずっと昔から麻酔時の血圧低下には使用していた。

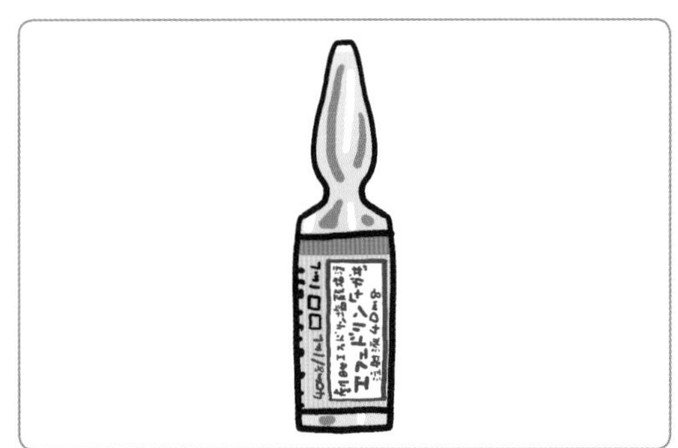

図5 ヱフェドリン「ナガヰ」

表1 アドレナリンα、β刺激薬のまとめ（文献 1、2 より引用改変）

一般名	商品名	単回静注	持続静注＊1	投与経路＊2	心拍数	平均血圧	心拍出量	末梢血管抵抗
エフェドリン	エフェドリン	○	×	末梢	↑↑	↑↑	↑↑	↑
フェニレフリン	ネオシネジン	○	×	末梢	↓	↑↑↑	↓	↑↑↑
エチレフリン	エホチール®	○	×	末梢	↑	↑↑	↑↑	↓～↑
アドレナリン	ボスミン® アドレナリン	○	○	中心	↑↑	↑	↑↑	↓/↑
ノルアドレナリン	ノルアドリナリン®	○	○	中心	↓	↑↑↑	↓/↑	↑↑↑
ドパミン	イノバン®	×	○	中心	↑～↑↑	↑	↑↑↑	↑
ドブタミン	ドブトレックス®	×	○	末梢	↑	↑	↑↑↑	↓
イソプレナリン	プロタノール®	×	○	末梢	↑↑↑	↓	↑↑↑	↓↓

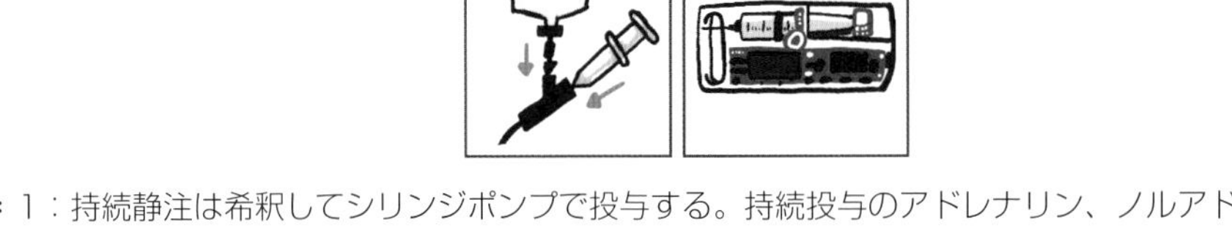

＊1：持続静注は希釈してシリンジポンプで投与する。持続投与のアドレナリン、ノルアドレナリン、イノバン®は、原則として中心静脈から投与する。その理由は、α作用をもつため末梢血管が収縮すると持続的に投与している静脈ルートが収縮し、薬剤が入らなくなる危険があることである。

＊2：末梢：末梢から投与可能。

引用・参考文献

1) 内田整．“昇圧薬”．麻酔科薬剤ノート．改訂版．讃岐美智義編．東京，羊土社，2014，100-23.
2) 讃岐美智義．“緊急時に使用する薬剤”．麻酔科研修チェックノート．改訂第5版．東京，羊土社，2015，375-81.

ココだけは押さえる！ 第5話のおさらい

◎全身麻酔では交感神経が抑制されるため、血管拡張や心拍出量の低下を起こしやすい。

◎血圧は末梢血管抵抗と心拍出量の積で表現される。

◎末梢血管抵抗の低下は血管収縮薬（α刺激薬）で、心拍出量の低下は強心薬（β刺激薬）と輸液で対応できる。

◎エフェドリンは、β作用は直接作用で、α作用は間接作用である。

◎エフェドリン、ネオシネジン、エホチール®は一過性の血圧低下に対して、いずれも1Aを計10cc（10mL）に希釈して、1～2mLずつ単回静注する。

◎エフェドリン、ネオシネジン、エホチール®を過量投与すると、過度な脈拍数の増加と異常な血圧上昇を引き起こす。

◎持続投与する交感神経刺激薬には、アドレナリン、ノルアドレナリン、イノバン®、ドブトレックス®、プロタノール®がある。

◎α作用をもつため末梢血管が収縮すると投与している静脈ルートが収縮し、薬剤が入らなくなる危険があるため、持続投与のアドレナリン、ノルアドレナリン、イノバン®は、原則として中心静脈から投与する。

第6話

蘇生薬と昇圧薬 ～心停止に硬膜外だって？～

新人オペナースかすみの

薬剤ビクビク事件簿

①
心停止！
心肺蘇生！
②
エピいくから。10本ぐらい持ってきて！
アドバイス！
ダーッ
はいっ！
③
麻酔器具庫
え～っと、エピ…エピ…。
④
硬膜外カテーテル10本！ありましたー！
わら
わら
⑤
アホかーっ!!!
エピとはエピネフリンのことだー！
アドバイス！
ビシッ
え～！それって今はアドレナリンと言うのに～！？
ちゅうい
昔はエピネフリンと呼んでいたので、ついエピと言ってしまう先生がいる。

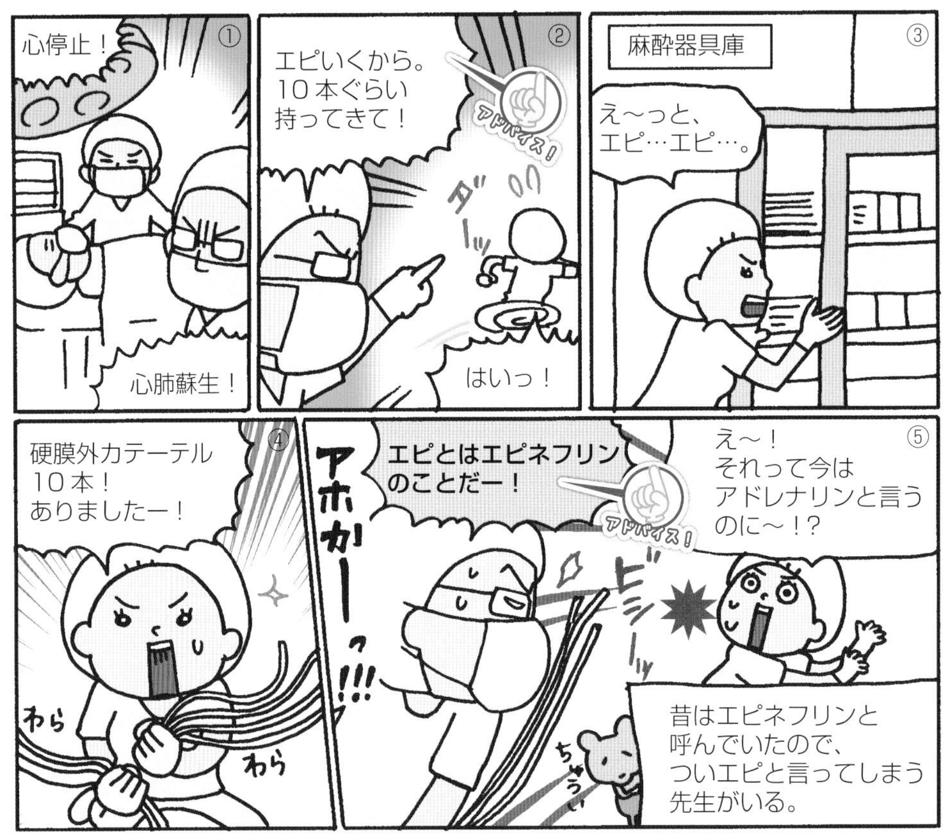

何がダメだったの!? さぬちゃん先生のワンポイントアドバイス

エピとはエピネフリンの略称である。エピネフリンは、10年以上前に日本薬局方ではアドレナリンに変更になった。とっさの時に、「エピ！」と叫ぶ先生がいるので、今でも覚えておく必要がある。ほかには、アドレナリンのアンプル製剤で、ボスミン®という商品名の薬剤がある。アドレナリンについては、生命の危険を回避するためのキー薬剤であるため、医療現場で働く者は、その使い方に精通しておく必要がある。

➡ アドレナリンはどんな薬剤？どう使用する？　くわしく見ていこう！

麻酔科医の実は…

さぬちゃん先生がこっそり聞き出すホンネ

エピは奥が深～い！

「エピの呼称やさまざまな使い方」「希釈法などの違い」

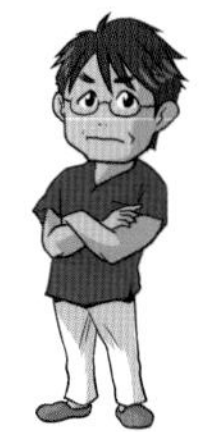

さぬちゃん　エピが通じませんでしたね。桐山先生。

桐山　まさか、硬膜外カテーテルを持ってくるとは想像もしなかったです。エピといえば、確かに硬膜外ですけどね。硬膜外カテーテル 10 本っておかしいと思わないのが、信じられん。まあ、アドレナリンをついついエピと言ってしまった私も悪いんだが。

すみれ　かすみちゃんの辞書には、エピネフリンという単語がなかったのでしょうね。

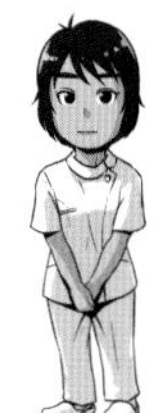

あおい　確かに昔はエピネフリンだったのですが、最近はアドレナリンって書いてありますからね。商品名も。

はづき　よく ICU でも CPR（心肺蘇生）の時に、エピ、エピって言っていますよね。桐山先生。

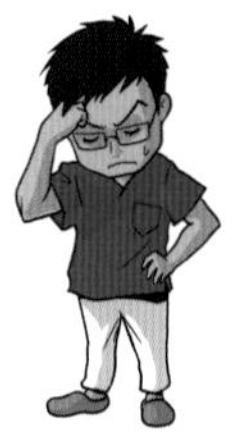

桐山　短く言えるので、言いやすくてクセになる言葉なんだよ。エピは。

さくら　はじめ先生は、エピではなく、ボスミン®って言っていますよ。

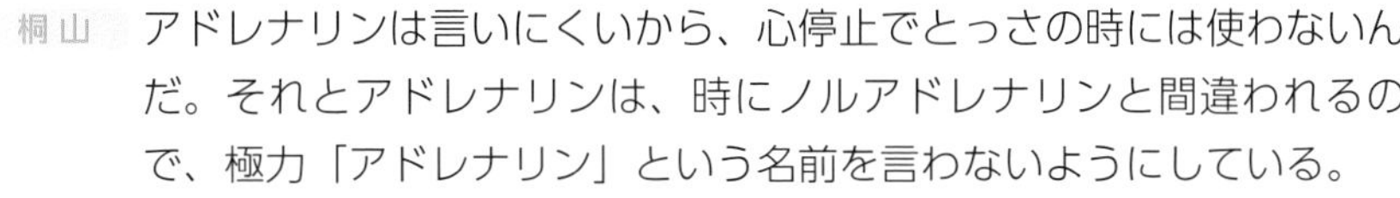

桐山　アドレナリンは言いにくいから、心停止でとっさの時には使わないんだ。それとアドレナリンは、時にノルアドレナリンと間違われるので、極力「アドレナリン」という名前を言わないようにしている。

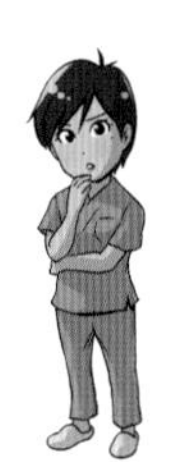

すみれ　なるほど。桐山先生、かなりよく考えて指示を出されているんですね。私たちも、もっとアドレナリンについて知っておかなければ、行動できないですね。

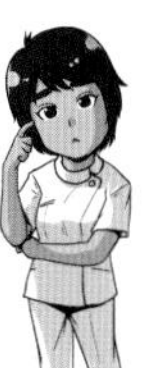

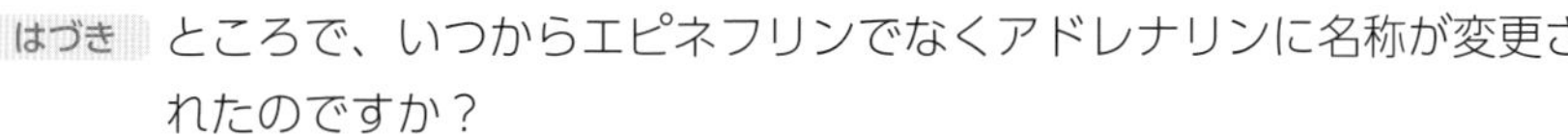

はづき　ところで、いつからエピネフリンでなくアドレナリンに名称が変更されたのですか？

あおい　2006 年に、日本薬局方では、エピネフリンはアドレナリンに変更されました[1)]。

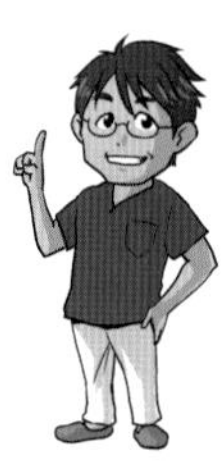

さぬちゃん　変更された理由ですが、ヨーロッパでは、昔から「エピネフリン」ではなく「アドレナリン」が一般名として採用されています。日本とアメリカ、メキシコなどでは、アメリカの学者エイベルが命名した「エピネフリン」という名称が使われていました。アドレナリンは、高峰譲吉と助手の上中啓三が研究生活を送っていたアメリカで、1900 年に牛の副腎から初めて抽出しました。その後、エピネフリンはアドレナリンと同じもの（副腎髄質ホルモン）であるとされました。高峰の

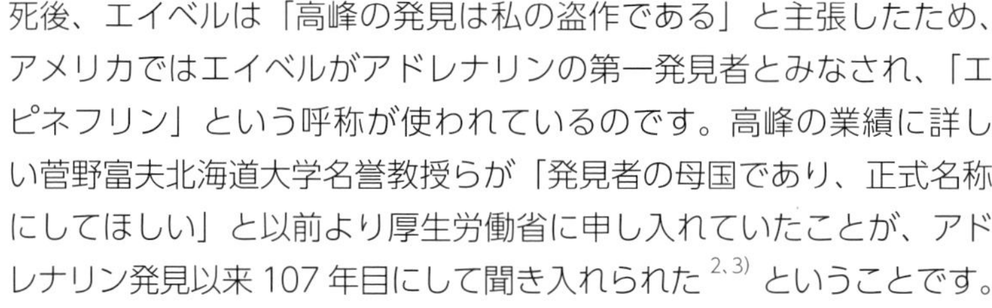

死後、エイベルは「高峰の発見は私の盗作である」と主張したため、アメリカではエイベルがアドレナリンの第一発見者とみなされ、「エピネフリン」という呼称が使われているのです。高峰の業績に詳しい菅野富夫北海道大学名誉教授らが「発見者の母国であり、正式名称にしてほしい」と以前より厚生労働省に申し入れていたことが、アドレナリン発見以来107年目にして聞き入れられた[2,3)]ということです。

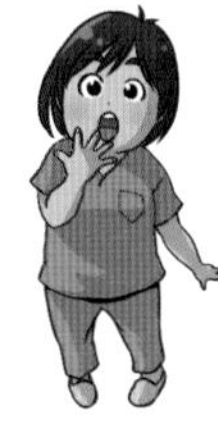

あおい そうだったんですか。

さくら 一般名はアドレナリンなので、製品名もアドレナリンに統一されただけかと思いました。

すみれ なるほど。感慨深いですね。でも、どうして桐山先生は、エピネフリンの略称のエピを使うのですか？ 時代に逆行していませんか？

桐山 えへへ。申し訳ない。これからは、エピ、エピというのを止めて、ボスミン®って言おうかな。

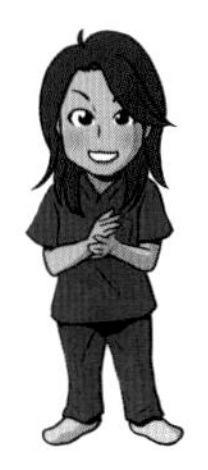

あおい ボスミン®というのは、医療関係者ならたいてい誰にでも通じますね。

さぬちゃん 正確には、ボスミン®はアドレナリンのアンプル製剤で0.1%アドレナリン液（1,000倍アドレナリン）＝1mg/1mLのことです。

あおい プレフィルドシリンジに入った、アドレナリンシリンジ0.1%というのも、ボスミン®と同じ組成ですね。

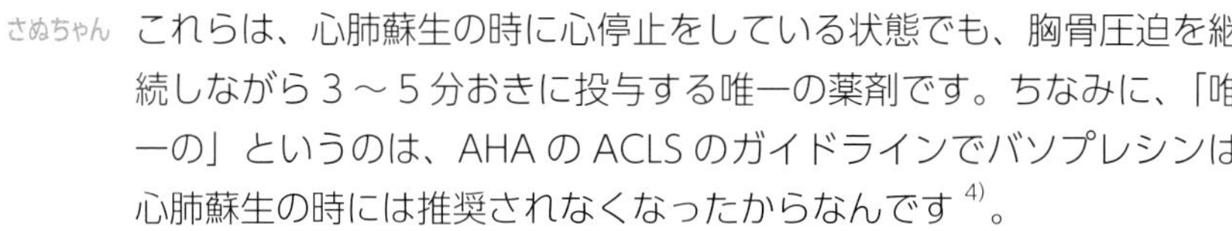

さぬちゃん これらは、心肺蘇生の時に心停止をしている状態でも、胸骨圧迫を継続しながら3～5分おきに投与する唯一の薬剤です。ちなみに、「唯一の」というのは、AHAのACLSのガイドラインでバソプレシンは心肺蘇生の時には推奨されなくなったからなんです[4)]。

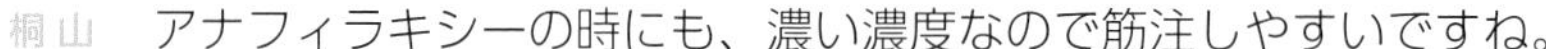

桐山 アナフィラキシーの時にも、濃い濃度なので筋注しやすいですね。

さくら どうして濃い濃度だと筋注しやすいんですか？

桐山 アドレナリン1mg筋注したいのに、10mLのように容量が多いと、筋肉になかなか入っていかないよね。

さくら そうですね。

あおい 日本のアドレナリン製剤は、アメリカの10倍濃いと聞いたことがあります。

さぬちゃん そうですね。アメリカでは10,000倍液（1mg/10mL）というのが使われていることもあるらしいね[5)]。

すみれ どうしてですか？

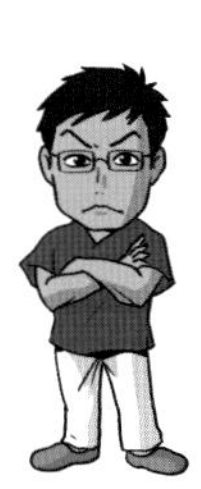

桐山 心停止寸前の高度低血圧には、希釈したアドレナリンを投与する必要があるからね。つまり、アメリカでは10,000倍液（1mg/10mL）の1/10を5分間かけて投与するということがあるんだ。

さぬちゃん 麻酔科医が、ボスミン® 1Aを20mLまたは50mLに薄めて1mLぐらい使っているのを見たことがないかい？

はづき そういえば以前、心臓外科の患者さんが心停止寸前の時、胸骨圧迫しようとしたら、その処方が出て患者さんが助かったことがありまし

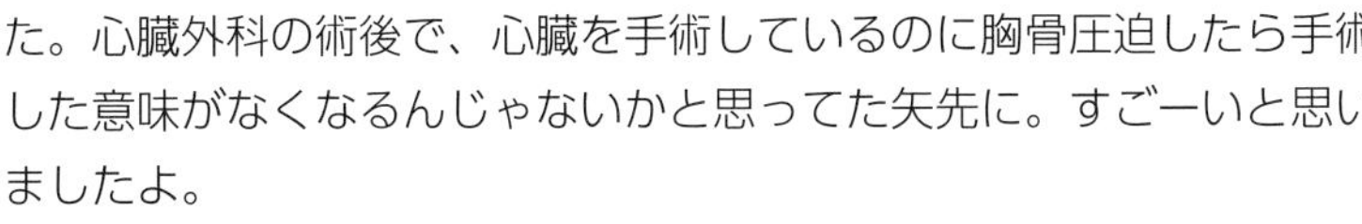

た。心臓外科の術後で、心臓を手術しているのに胸骨圧迫したら手術した意味がなくなるんじゃないかと思ってた矢先に。すごーいと思いましたよ。

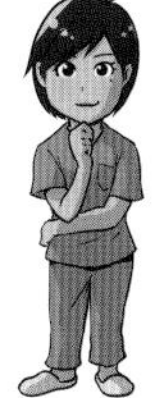

すみれ アドレナリンだけでも３種類も使い方があるんですね。心肺蘇生時（心停止時）の原液投与、アナフィラキシーの時の筋注、高度低血圧の時に希釈して 1mL ずつ投与。

あおい 話は逸れるんですが、患者さんが使う「エピペン®」というキット製剤[6] がありますよね。あれは、どうなんですか？

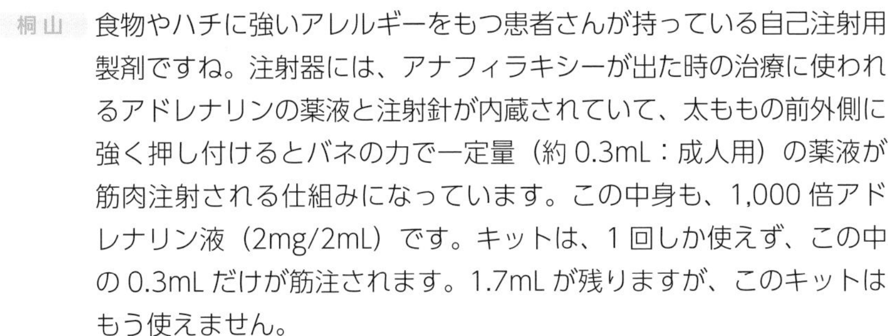

桐山 食物やハチに強いアレルギーをもつ患者さんが持っている自己注射用製剤ですね。注射器には、アナフィラキシーが出た時の治療に使われるアドレナリンの薬液と注射針が内蔵されていて、太ももの前外側に強く押し付けるとバネの力で一定量（約 0.3mL：成人用）の薬液が筋肉注射される仕組みになっています。この中身も、1,000 倍アドレナリン液（2mg/2mL）です。キットは、１回しか使えず、この中の 0.3mL だけが筋注されます。1.7mL が残りますが、このキットはもう使えません。

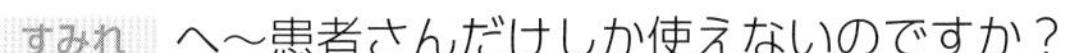

すみれ へ～患者さんだけしか使えないのですか？

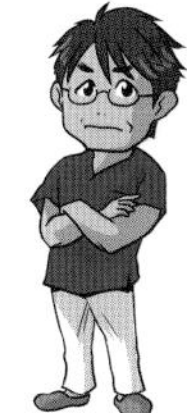

さぬちゃん 本人がエピペン®を注射できない場合には、保護者または教職員や保育士が使えます。人命救助の観点からやむをえないエピペン®の使用は、医師法違反ではなく、使っても責任は問われません。これは、一時的な処置ですから救急車を呼んで病院に行かなければなりません。当然ですね。

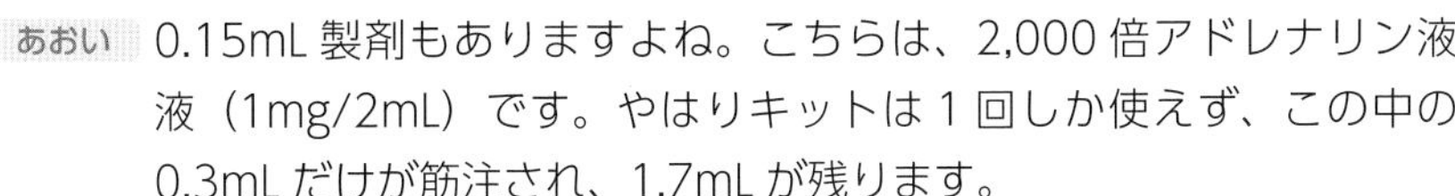

あおい 0.15mL 製剤もありますよね。こちらは、2,000 倍アドレナリン液液（1mg/2mL）です。やはりキットは１回しか使えず、この中の 0.3mL だけが筋注され、1.7mL が残ります。

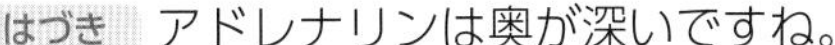

はづき アドレナリンは奥が深いですね。

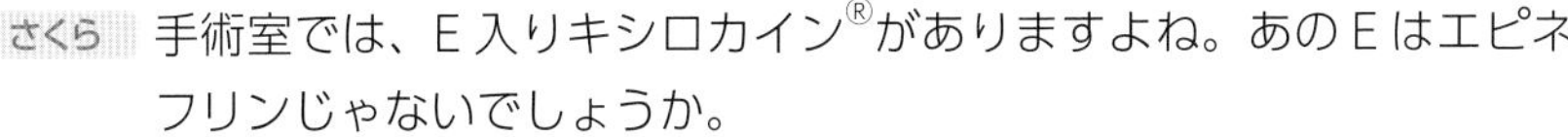

さくら 手術室では、E 入りキシロカイン®がありますよね。あの E はエピネフリンじゃないでしょうか。

桐山 そうだね。あれは 10 万倍 E 入りだから、１% E 入りキシロカイン®には１%キシロカイン® 10mL 中にアドレナリン 0.01mg が入っているんだ。

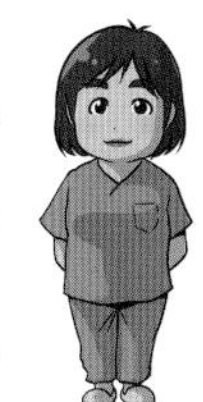

さくら 通常は、1% E 入りキシロカイン®を２倍希釈して使うので、20 万倍になりますよね。ということは、0.5%キシロカイン®と 0.0005% アドレナリン（0.005mg/mL）ということですね。

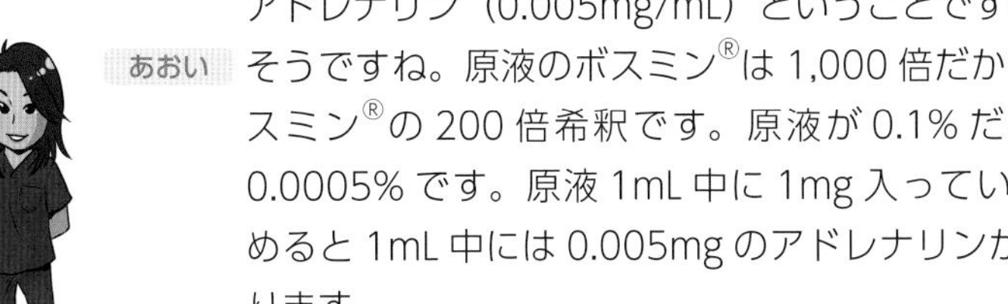

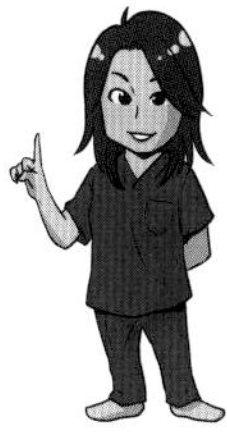

あおい そうですね。原液のボスミン®は 1,000 倍だから、20 万倍は原液ボスミン®の 200 倍希釈です。原液が 0.1% だから 0.1% ÷ 200 ＝ 0.0005% です。原液 1mL 中に 1mg 入っているので、200 倍に薄めると 1mL 中には 0.005mg のアドレナリンが入っていることになります。

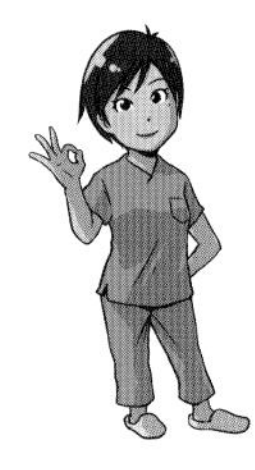

すみれ　最近、手術で止血のために100万倍アドレナリンを使うようになったのですが、これは、原液ボスミン® 1mgを、1,000mLの生理食塩水で希釈すればよいのですね。1,000倍×1,000=1000,000（100万）倍ですからね。

はづき　手術室では希釈が大変ですね。よく間違えませんね。

あおい　以前は、各看護師が独自の方法で作っていたので、計算間違いをしていたことがありました。ヒヤリハットですね。

さくら　最近は、マニュアルに1,000mL生理食塩水のバッグに「ボスミン® 1A入れる」と書いていて、そのとおりに作ってもらっているので、間違えることはありません。

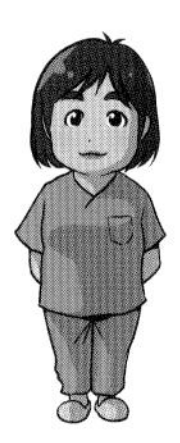

あおい　手順を決めて、間違わないような工夫は大切ですね。経験が生かされています。

引用・参考文献

1）愛知県衛生研究所衛生化学部医薬食品研究室．“第十五改正日本薬局方が出ました：高峰譲吉発見・命名の「アドレナリン」を日本名として採用！”．薬品化学のページ．2006．
http://www.pref.aichi.jp/eiseiken/3f/jph.html

2）讃岐美智義．“アドレナリンかエピネフリンか”．やさしくわかる！麻酔科研修．東京，学研メディカル秀潤社，2015，131．

3）NPO法人高峰譲吉博士研究会．“アドレナリンの発見”．高峰博士の業績．
http://www.npo-takamine.org/works/03.html

4）American Heart Association 心肺蘇生と救急心血管治療のためのガイドラインアップデート2015ハイライト．
http://eccguidelines.heart.org/wp-content/uploads/2015/10/2015-AHA-Guidelines-Highlights-Japanese.pdf

5）“誰も言わないエピネフリン濃度～ボスミン呼称の問題”．虹と雪、そして桜．
https://remedics.air-nifty.com/medicine/2015/11/post-ae2e.html

6）ファイザー．アナフィラキシー補助治療剤：アドレナリン自己注射薬 エピペン®注射液．
http://www.epipen.jp

もうビクビクしない！
さぬちゃん先生レクチャー
しっかりじっくり薬剤ばなし

心停止時に投与してよい薬剤は、アドレナリンのみ

心停止が起きた時に投与する薬剤は、1つしかない。心臓が止まっていれば、胸骨圧迫を継続しつつ、3～5分おきに、アドレナリン（ボスミン®）1Aを投与する。そして、生理食塩水20mLで後押しする。

これは、アドレナリンを心肺蘇生を成功させるための補助薬として使用している。以前は、バソプレシンも、この目的に使用できたが、AHAの「心肺蘇生と救急心血管治療のためのガイドラインアップデート2015ハイライト」[1]では、バソプレシンが削除されたためアドレナリンが唯一の心肺停止時に投与できる薬剤ということになった（図1）。

「第5話」でも紹介したように、アドレナリンはβ受容体とα受容体に直接作用する、最強のカテコールアミン（カテコラミン）である。カテコールアミンは、カテコール基とアミノ基が含まれている化合物という意味である。おなじみのドパミン（イノバン®）やノルアドレナリンがその仲間である（図2）。

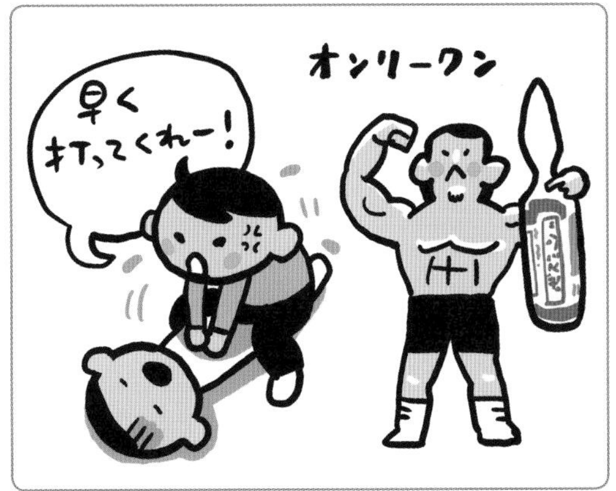

図1 心肺蘇生時のオンリーワン、アドレナリン

ドパミン、ノルアドレナリン、アドレナリンはどう違う？

それぞれの作用は？

このカテコールアミンは、ドパミン➡ノルアドレナリン➡アドレナリンの順に代謝される。ドパミン自身には、β作用（直接型）とα作用（間接型：神経末端からノルアドレナリンを遊離する）がある。β作用により心収縮力、心拍出量の増加が現れる。これは、持続静注型のエフェドリン（「第5話」参照）のようなものである。

ドパミンは、間接型と直接型のアドレナリン

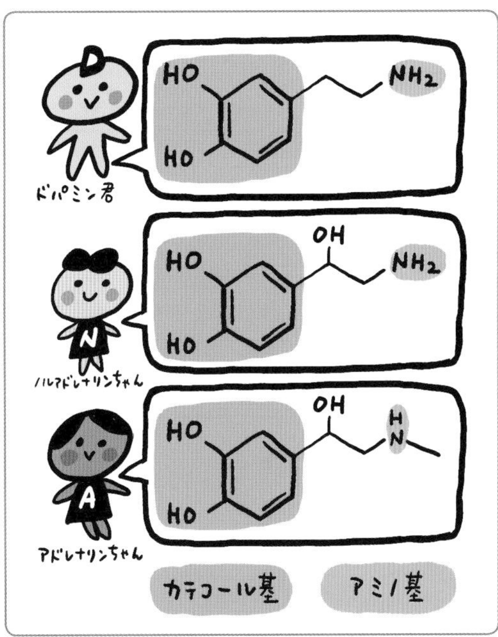

図2 カテコール基とアミノ基

受容体刺激作用をもつため混合型とよばれている。それに対して、アドレナリンはβ作用（直接型）もα作用（直接型）ももっており、ノルアドレナリンはα作用（直接型）≫β作用（直接型）で、直接作用型のカテコールアミンである。ノルアドレナリンは、β作用ももつがあまり強くないため、α作用（血管収縮）を目的として使用される。

どの順で使用する？

ドパミンで血圧が上昇しない場合、ドブタミン（ドブトレックス®）のβ作用を加えるか、ノルアドレナリンのα作用を加えるということになる。それでもダメなら、アドレナリンを入れるのである（図3）。

「第5話」でも述べたように、血圧を上げる要素は、輸液・輸血（血管内容量を増やす）、β作用（心収縮力を上げる）、α作用（血管抵抗を上げる：血管を収縮させる）の3つしかない。どの要素が不足しているかにより、どの薬剤を使うかを決める。そして、弱いものから強いものに変更するという原則がある。

持続投与のカテコールアミンは何を意味するのか？

交感神経刺激薬と何が違う？

「第5話」で紹介した交感神経刺激薬と、今回の蘇生薬として紹介しているアドレナリンをはじめとするカテコールアミンには、大きな違いがある。いずれも血圧を上げる方向に働くのであるが、「第5話」は「普段使い」の昇圧薬、今回は「危機的状況」で使用する昇圧薬なのである。アドレナリン原液で単回静注するのは、心停止である。それ以外のカテコールアミンは基本的に、持続静注を行うものである。

「第5話」のエフェドリン、ネオシネジンは

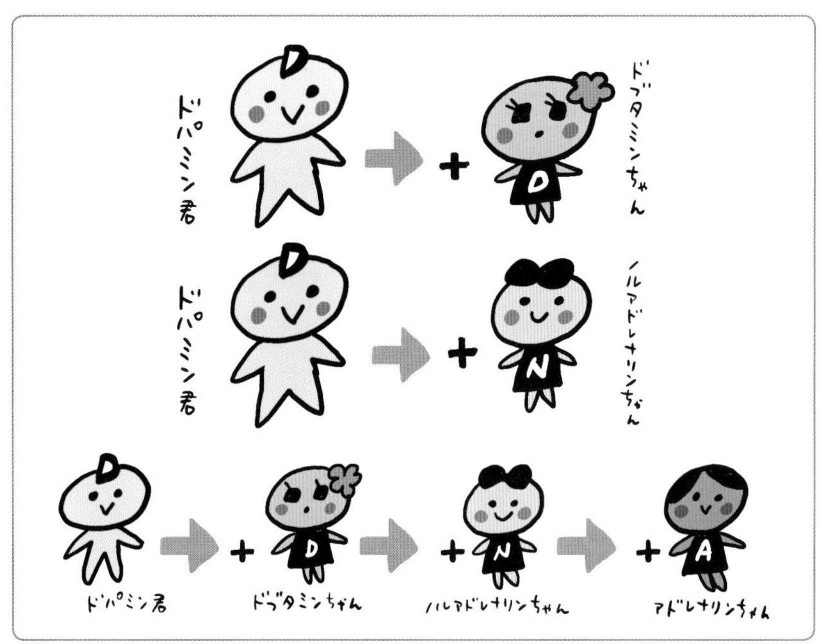

図3 カテコールアミンの使用順

単回静注で、あまり強い昇圧薬ではない。血圧が危機的状況に至らないように、少し下がった段階で使用する。それに対してカテコールアミンは、危機的状況になる寸前、あるいは危機的状況で使う薬剤である。ドパミンは、いずれの状況でも使う可能性があるので、境界領域の薬剤という立場である（図4）。

カテコールアミンを持続投与するのは危機的状況！

カテコールアミンを持続投与する状態は何を表しているのか？ それは身体の中が危機的状況に陥っており、その状態が続いている証拠である。もっと言えば、自分では立ち直れない状況にあるということである。

カテコールアミンの仲間たちを持続静注する場合

これまでの話をまとめると、ドパミンで効果が期待できない時には、ほかのカテコールアミンを併用する。ドブタミンは、β作用（心収縮力増強）、ノルアドレナリンは、弱いβ作用もあるが、α作用（血管収縮作用）を期待して使う（表1）。

ドパミンとアドレナリンはどう違う？

では、ドパミンやアドレナリンはどうなのか？ この2つは、αもβもあるため、両方を期待して使う。とはいっても、投与速度によって使い分けている。

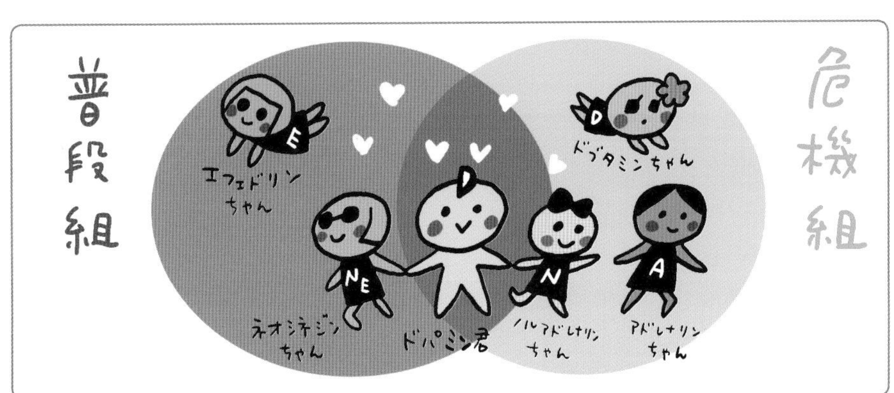

図4 ドパミンは普段使い？危機的状況で使用？

表1 カテコールアミンの仲間を持続静注

	α作用	β作用	心停止	使用量（μg/kg/min）
ドパミン	間接	直接	×	0～10
ドブタミン	×	直接	×	0～10
ノルアドレナリン	直接	直接（弱）	×	0.05～0.2
アドレナリン	直接	直接	◎	0.01～0.3

●**ドパミンは…**

ドパミンには、αとβ以外にD（ドパミナジック）作用という利尿作用がある。これは1～3μg/kg/minで現れる。3～5μg/kg/minではβ作用が、5～10μg/kg/minではα作用が強くなる。きっちり分かれているわけではないが、低用量、中用量、高用量といった具合に現れる作用が異なってくるというのを知っておくとよい。

●**アドレナリンは…**

アドレナリンを（心停止ではなく）高度低血圧に使用する場合には、希釈して持続投与する。この場合もドパミンと同じように、低用量、中用量、高用量での使い分けがある。0.01～0.02μg/kg/min（主としてβ作用）、0.02～0.1μg/kg/min（α＋β作用）、0.1～0.3μg/kg/min（α作用）という具合である（表2）。

●**ノルアドレナリンは…**

ノルアドレナリンは、肺血症の初期治療に用いられるようになってから、異常低血圧には比較的簡単に、0.05μg/kg/min程度の持続静注が使われるようになった。ノルアドレナリン1Aを50mLに希釈すると、50kgの人では0.05μg/kg/min＝7.5mL/hになる。ノルアドレナリンは、α≫βであるため末梢血管を収縮させて体血圧を維持したい場合に選択される。

イノバン®（ドパミン）は、いの一番の昇圧薬か？

ドパミンは商品名をイノバン®という。昔からよく、イノバン®はいの一番の昇圧薬というフレーズで覚えられている。時々、「命の番人」とよばれることもあるが、筆者はこれに反対している。命の番人は、われわれ医療従事者で、決して薬ではないからだ。いの一番はまだよいと思うが、これも薬のメーカーさんが流行らせた偽の覚え方である。本当は何だと思います？

じゃーん。発表します。「イノトロピックがバンバン」というのが、命名の由来だったのです。イノトロピックとは、心臓を打たせる作用のこと。心臓がバンバン打って元気になる薬なのだ（図5）。

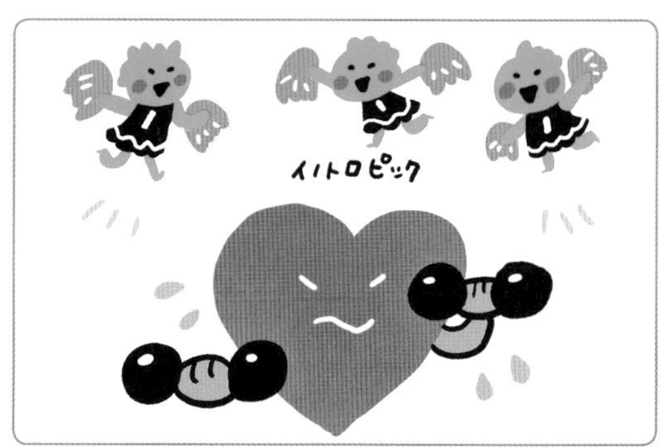

図5 イノトロピックがバンバン

表2 ドパミンとアドレナリン（持続投与）の使い分け

一般名	低用量	中用量	高用量
ドパミン	1～3μg/kg/min（D作用）	3～5μg/kg/min（β作用）	5～10μg/kg/min（α作用）
アドレナリン	0.01～0.02μg/kg/min（主としてβ作用）	0.02～0.1μg/kg/min（α＋β作用）	0.1～0.3μg/kg/min（α作用）

ガンマ計算は、難しくない…ただの投与速度

カテコールアミンが登場すると、必ず「ガンマ」が出てくる。ネズミとネコ、悪党とガンマン、いやガンマ。冗談を言っている場合ではない。ガンマとは何なのか？ ガンマは、持続投与速度の単位[2, 3]である。μg/kg/minをガンマと読んでいるだけの話である。本当は、μをガンマというのだが、医療業界ではμg/kg/minをガンマとよぶのである。1ガンマ（γ）は体重（kg）・時間（分）あたりの薬剤量（μg）。日本でしか通用しない単位である（図6）。麻酔、集中治療関係以外の分野や外国ではまったく通用しない。しかしながら、手術室、ICU、救命センターではガンマを知らないと仕事にはならない。

ガンマ計算とは、シリンジポンプの投与速度（mL/h）を（μg/kg/min）に変更するための計算である。つまり、1時間に投与される薬液量（mL）ではなく、体重あたり、1分間に、薬剤が何μg投与されるかを表示する。ガンマ表示は、患者にかかわらず薬剤の1分あたりの投与量（μg）を伝えることができる。

薬剤の濃度＝X[mg/mL]、患者の体重＝BW[kg]
1 [μg/kg/分] ＝ 0.06×BW÷X [mL/時]

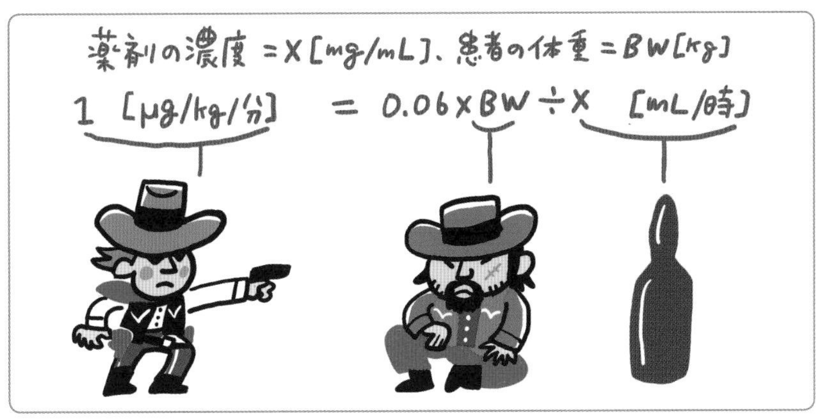

図6 ガンマ計算

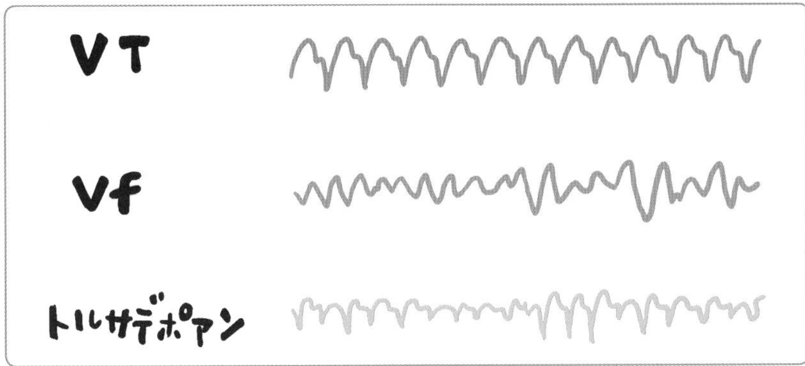

図7 生命が危ない心室性不整脈（文献4より引用改変）

心肺蘇生時の心室性不整脈には、この 2 薬剤のみ

心肺蘇生時に、心室性不整脈（VT、Vf、トルサデポアンなど）（図 7）[4] がしつこく出る。こういった場合には、これらを止めることが大切である。せっかく心拍が再開しても、また心停止してしまう。心室性不整脈は、とにかく止めるが合い言葉である。除細動で、そしてアミオダロン（アンカロン®）やリドカインで止めるのである。アミオダロンは、除細動で止まらない VT（心室頻拍）、Vf（心室細動）に使う。

引用・参考文献

1） American Heart Association 心肺蘇生と救急心血管治療のためのガイドラインアップデート 2015 ハイライト．http://eccguidelines.heart.org/wp-content/uploads/2015/10/2015-AHA-Guidelines-Highlights-Japanese.pdf
2） 讃岐美智義．“緊急時に使用する薬剤”．麻酔科研修チェックノート．改訂第 5 版．東京，羊土社，2015，377-8.
3） 讃岐美智義．“ガンマを理解しよう”．Dr. 讃岐のツルっと明解！周術期でよくつかう薬の必須ちしき．大阪，メディカ出版，2016，185-8.
4） “抗不整脈薬をマスターする！”．前掲書 3），282-4.
5） 讃岐美智義．“ガンマ計算”．やさしくわかる麻酔科研修．東京，学研メディカル秀潤社，2015，189-90.

ココだけは押さえる！ 第 6 話のおさらい

◎心停止時に胸骨圧迫している状況で使用できるのは、アドレナリンのみである。

◎昇圧薬には、「普段使い」と「危機的状況」で使用する薬剤がある。

◎ドパミンは、持続投与のみしかできない。

◎ドパミンで効果が期待できない時には、ほかのカテコールアミンを併用する。

◎ドブタミンは、β作用（心収縮力増強）作用を期待して使う。

◎ノルアドレナリンは、弱いβ作用もあるが、α作用（血管収縮作用）を期待して使う。

◎昇圧薬は、弱いものから強いものに変更するという原則に従う。

◎血圧を上げる要素は、輸液・輸血（血管内容量を増やす）、β作用（心収縮力を上げる）、α作用（血管抵抗を上げる：血管を収縮させる）の 3 つがある。

◎心肺蘇生時の心室性不整脈にはリドカイン、重篤な不整脈にはアミオダロン（アンカロン®）を使う。

第7話

局所麻酔薬と抗不整脈薬 ～キシロカイン®きってって言ったのに～

新人オペナースかすみの 薬剤ビクビク事件簿

①
心室性不整脈が出はじめてるな…。
ショートランが数秒出る。
②
キシロカイン®きって。
アドバイス!
はいっ!
③
静注
④
不整脈が止まった…。
ふうー。
ん?
⑤
局所麻酔用キシロカイン®ポリアンプの空容器
キシロカイン1%
⑥
かすみちゃん。局所麻酔薬を静注しちゃったよ!
NO—!!
キシロカイン®って静注用のキシロカイン®に決まってるだろ!
アドバイス!
⑦
しょぼーん

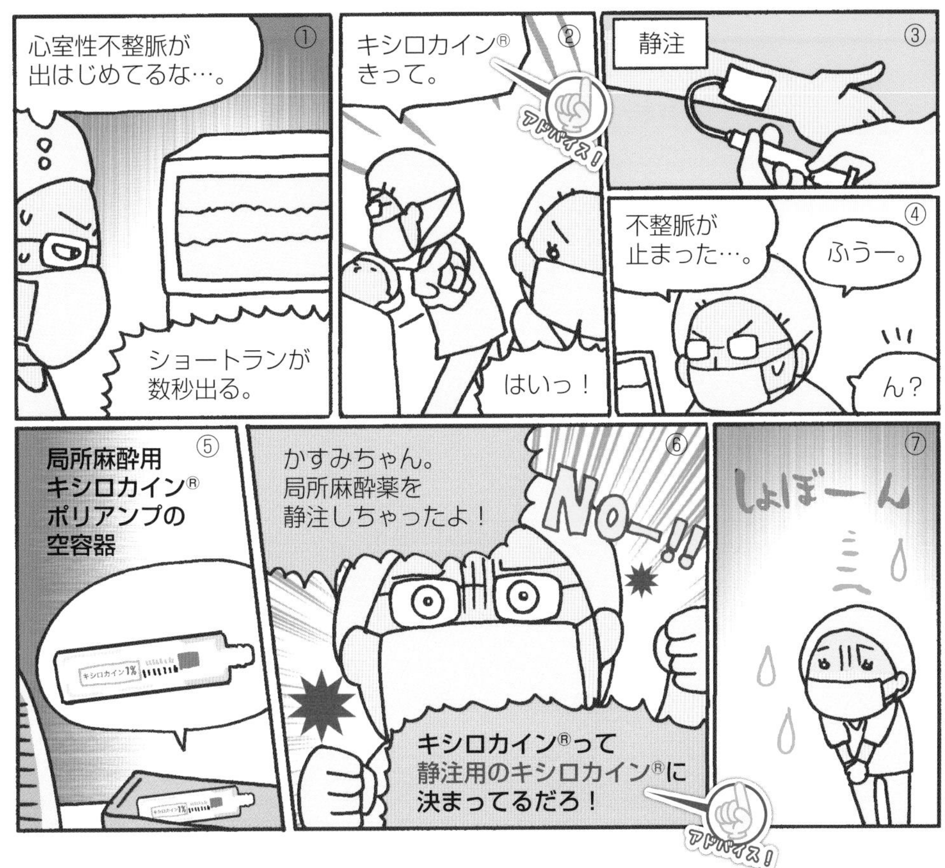

何がダメだったの⁉ さぬちゃん先生のワンポイントアドバイス

キシロカイン®（一般名：リドカイン）は局所麻酔薬でもあるが、抗不整脈薬でもある。局所麻酔薬は静注は禁忌であるが、抗不整脈薬は静注や点滴静注が基本である。同じ成分が入っているのに、使い方がまったく異なる２つの製剤がある。不整脈の治療に使用するキシロカイン®と局所麻酔薬のキシロカイン®は、当然まったく違う製剤である。医療現場で働く者は、その違いについて精通しておく必要がある。

➡ キシロカイン®はどんな薬剤？どう投与する？　くわしく見ていこう！

キシロカイン®って何に使うのか？

「局所麻酔用と静注用の使い分け」
「アドレナリンが添加された薬剤の希釈」

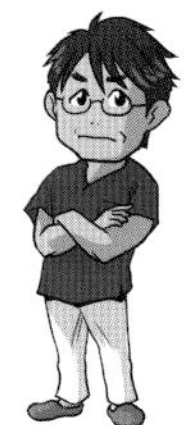

さぬちゃん キシロカイン®って局所麻酔薬と静注用の抗不整脈薬がありますよね。

桐山 まさか、不整脈の出ている場面で局所麻酔薬のキシロカイン®を持ってくるとは想像もしなかったよ。

すみれ かすみちゃんは、いつもの局所麻酔用のキシロカイン®しか思い浮かばなかったんでしょうね。キシロといえば、静注用と局所麻酔用の両方ありますね。

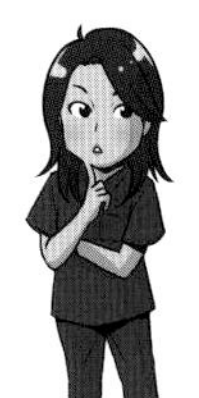

桐山 あの場面でも、わざわざ、「静注用のキシロ、きって」って言わなければならなかったのか。失敗した。

あおい 確かにキシロカイン®は、かつて薬剤師でも、どちらの製剤かを意識しないで間違えて払い出そうとしたことがありました。思い込みですかね。

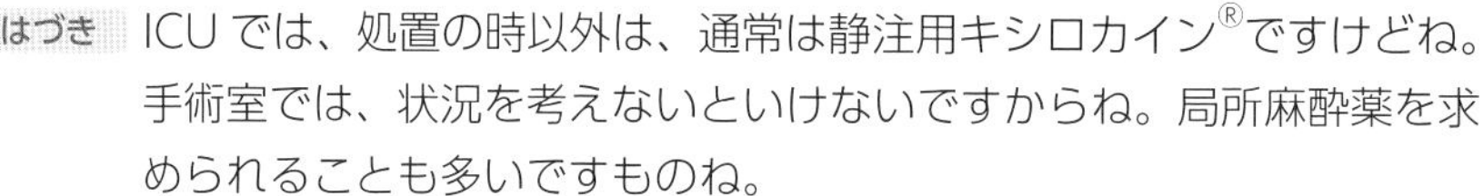

はづき ICUでは、処置の時以外は、通常は静注用キシロカイン®ですけどね。手術室では、状況を考えないといけないですからね。局所麻酔薬を求められることも多いですものね。

さくら キシロカイン®をキシロ、リドカインをリドカと言っていたのを学生時代に聞いた気がするのですが、キシロカイン®とリドカインは使い分けがあるのですか？

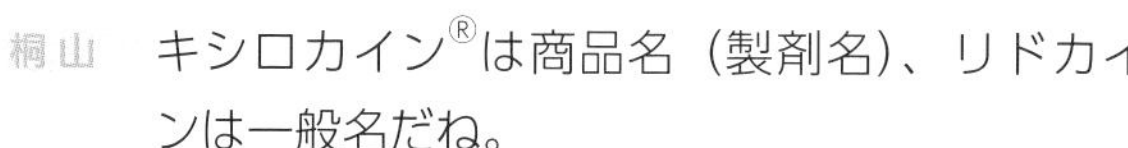

桐山 キシロカイン®は商品名（製剤名）、リドカインは一般名だね。

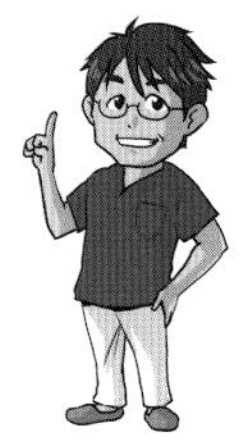

さぬちゃん 最近は、リドカインが商品名に採用されているジェネリックもありますね。ジェネリックは、一般名が商品名と同じになることが一般的だからね。だから、キシロとリドカで、静注用か局所麻酔用かという区別はできないよ。

あおい 当院では、抗不整脈薬のキシロカイン®（アンプル）（図1）とリドカインシリンジ（図2）という製剤が入っていますね。静注用の製品名にも、キシカロイン®とリドカインがあるということです。

桐山 そうか。リドカインシリンジといえばよかった

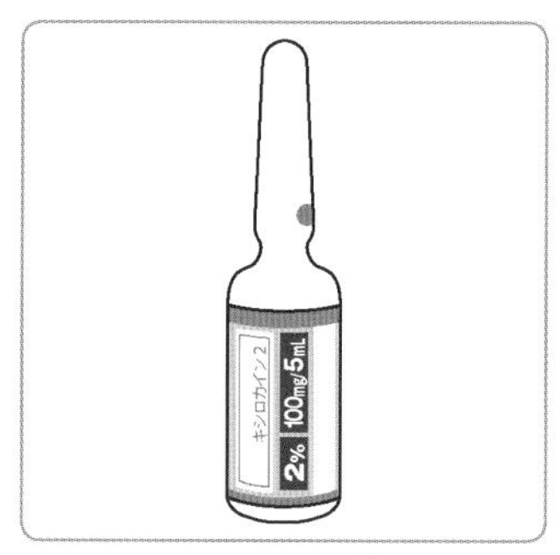

図1 キシロカイン®アンプル

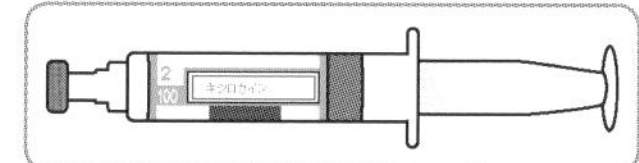

図2 リドカインシリンジ

のか。

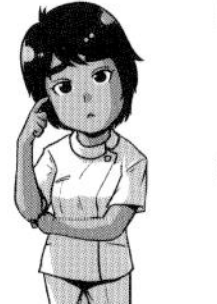

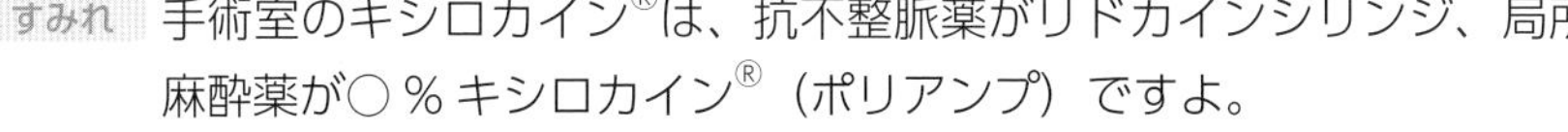

すみれ 手術室のキシロカイン®は、抗不整脈薬がリドカインシリンジ、局所麻酔薬が○％キシロカイン®（ポリアンプ）ですよ。

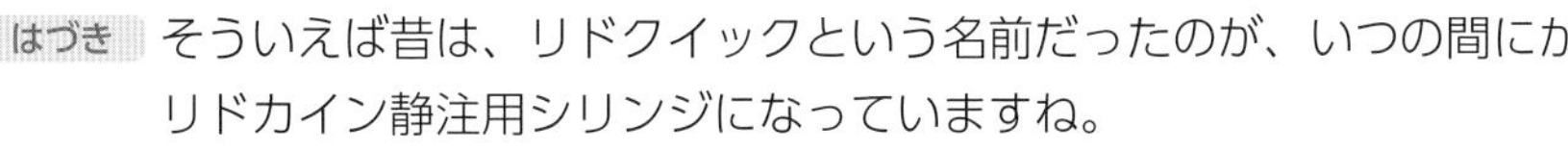

はづき そういえば昔は、リドクイックという名前だったのが、いつの間にかリドカイン静注用シリンジになっていますね。

あおい もうずいぶん前に、リドカイン静注用シリンジに変更されましたね。

すみれ では、シリンジ製剤が静注用、ポリアンプが局所麻酔用なんですね。

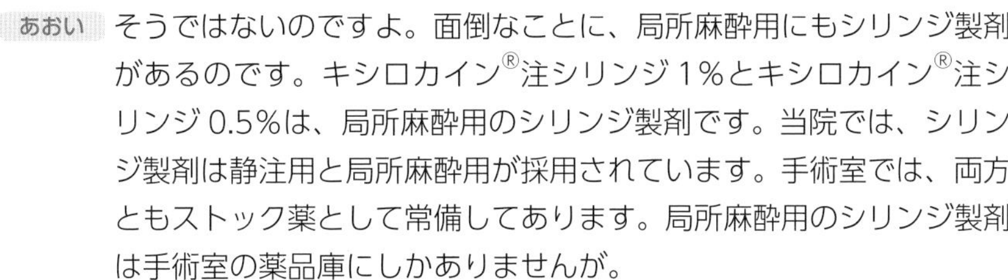

あおい そうではないのですよ。面倒なことに、局所麻酔用にもシリンジ製剤があるのです。キシロカイン®注シリンジ1%とキシロカイン®注シリンジ0.5%は、局所麻酔用のシリンジ製剤です。当院では、シリンジ製剤は静注用と局所麻酔用が採用されています。手術室では、両方ともストック薬として常備してあります。局所麻酔用のシリンジ製剤は手術室の薬品庫にしかありませんが。

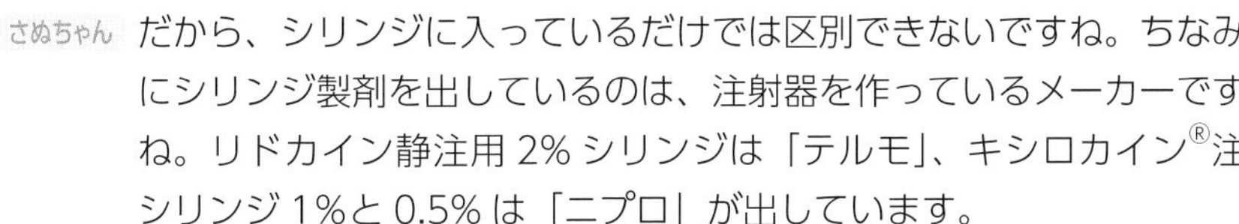

さぬちゃん だから、シリンジに入っているだけでは区別できないですね。ちなみにシリンジ製剤を出しているのは、注射器を作っているメーカーですね。リドカイン静注用2%シリンジは「テルモ」、キシロカイン®注シリンジ1%と0.5%は「ニプロ」が出しています。

あおい 静注用は2%製剤、局所麻酔用は2%、1%と0.5%ですね。それぞれ、逆の目的に使うと都合が悪いんです。

さくら 濃度が違うからですか？それとも、リドカイン以外に何か入っているからですか？

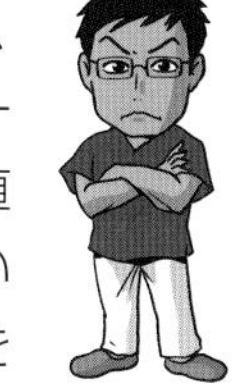

桐山 局所麻酔用にはメチルパラベンという防腐剤が添加されていますが、静注用は防腐剤は入っていない。メチルパラベンはアナフィラキシーの原因物質になる可能性がある。血管内にアナフィラキシー物質が直接入るのは、好ましくない。血管外でも注射で入るのは好ましくないがね。それと、局所麻酔薬用には濃度が違うものがあるので、濃度を意識しないで静注用を局所麻酔に使用すると、4倍または2倍濃いものを使用することになり、すぐに極量に到達する。逆に、局所麻酔薬を2%と勘違いして静注すると、実は半分または1/4の濃度なので、不整脈に対する効果が薄いがね。

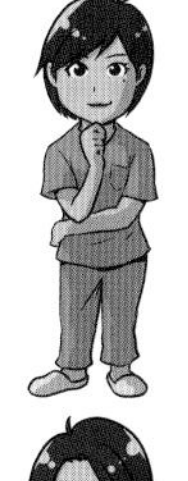

すみれ なるほど。

桐山 それから、目的が異なる製剤を使用すると、インシデントになる。

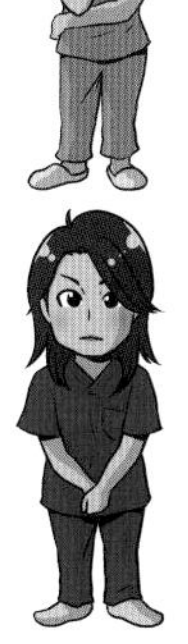

あおい これは明かな誤薬ですからインシデントですね。

さぬちゃん また、局所麻酔用には、アドレナリンの添加されたものがありますね。「E入り」というやつです（図3）。この製剤は10万倍希釈のアドレナリンが添加されていて、静注すると0.1%アドレナリン液（1,000倍アドレナリン）＝1mg/1mLの

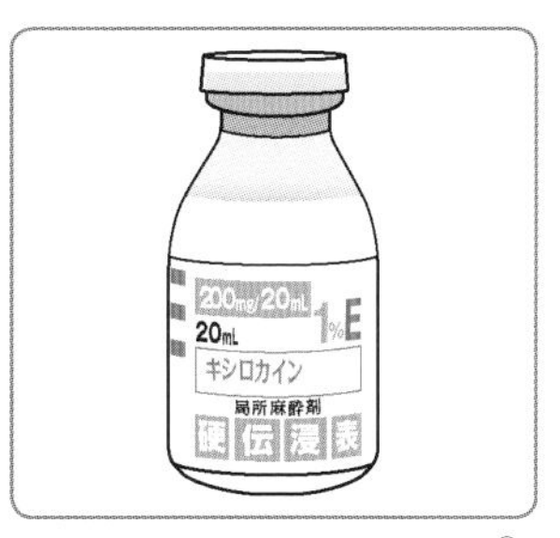

図3 E入りキシロカイン®

1/100 が入ります。10 万倍（100,000 倍）というのは、原液アドレナリンの 100 倍希釈液です。

さくら　これを静注するとどうなりますか。

桐山　血管内に 5mL とか注入するわけだけら、異常な頻脈や異常な高血圧になってもおかしくない。

さくら　恐ろしいです。これは、シリンジに入った製剤はないのですね。

あおい　ありますよ。手術室にはありませんが、歯科用の局所麻酔用カートリッジです。しかし、特殊な形をしていて、通常は、特殊な注射器と針がないと使えないですから間違うことはありません。おまけに総量が 1.8mL しかないので、小さいです。

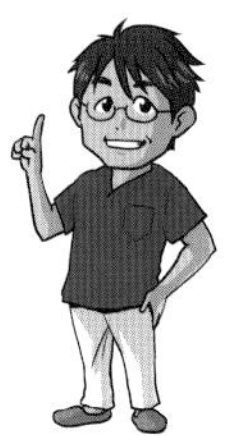

さぬちゃん　問題なのは、注射器に入っているものではなくて、最終的に使う直前に必ず確認する必要があるということです。静注用なのか局所麻酔用なのか、何%製剤なのか、E 入りかそうでないかということを。渡すほうも、何に使うかを理解していれば間違うことはないよね。

すみれ　結局、目的と状況が理解できていないから間違う。慌てていたから間違う。確認を怠ったから間違う。コミュニケーション不足から間違う。理由は何であれ、インシデントは人災です。

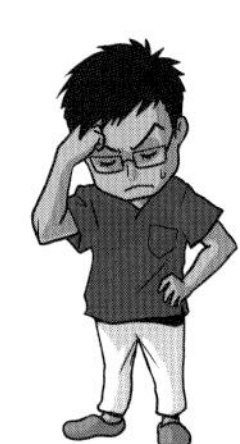

桐山　そうかー。すまん。確認を怠った。

さくら　すみれセンパイ、厳しいですね。

桐山　いやいや。私が悪かった。

さくら　どうしちゃったんですか、桐山先生。いつもは、「アシスタントだと思ったらレジスタント*だった！」って言うのに。

あおい　E 入りキシロカイン®を、よく倍希釈して 20 万倍キシロカイン®として使っているのですが、何で希釈しているのでしょう？

桐山　キシロカイン®を薄めたい時には生理食塩水、薄めたくない時は同じ濃度の E なしキシロカイン®で希釈する。

すみれ　E 入り 1% キシロカイン®と E なし 1% キシロカイン®を等量（例えば 10cc ずつ）混ぜれば、1/2E 入り 1%キシロカイン®になります。E 入り 1% キシロカイン®と生理食塩水を等量（例えば 10cc ずつ）混ぜれば、1/2E 入り 0.5%キシロカイン®になります。耳鼻咽喉科では前者、脳神経外科では後者のことが多いですね。

さくら　どうして、出血量の減少目的に E 入りを使うのに作り方が違うのですか？

桐山　この前、耳鼻咽喉科と脳神経外科の先生に尋ねてみたが、他科の医師が自分たちと違う方法で 20 万倍希釈 E 入りキシロカイン®を作製する方法に驚くだけで、その理由は教えてくれなかったなー。思うに、0.5% にして使う先生たちは、とにかくたくさん、局所麻酔薬を使いたいからではないかな。

＊レジスタント（resistant）：【名詞】抵抗者という意味。

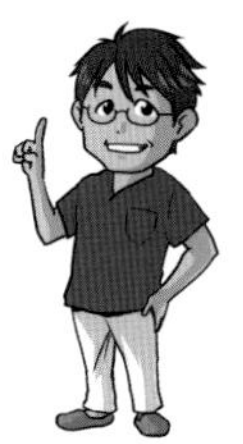

さぬちゃん　そうですね。慣習的に行っていることに理由はないかもしれないですね。でも20万倍には希釈して使っています。20万倍E入りキシロカイン®1mL中には、アドレナリンは5μg入っている。添付文書[1]では、ハロゲン化吸入麻酔薬（セボフルラン、デスフルラン、イソフルラン）を使う時には、E入りでは、アドレナリン注入量が多くなると、心室性不整脈が出やすくなるとあります。セボフルランは5μg/kg以上、デスフルランは7μg/kg以上、イソフルランは6.7μg/kg以上、今はなくなったがハロセンでは、2.1μg/kg以上のアドレナリンを局所麻酔注入すると心室性不整脈が起きるとあります。セボフルランでは、体重60kgだと20万倍希釈液の60mLが極量ということになります。

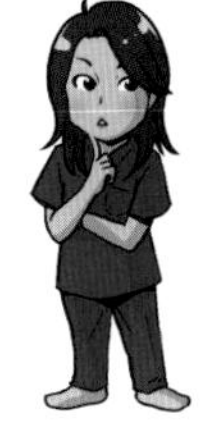

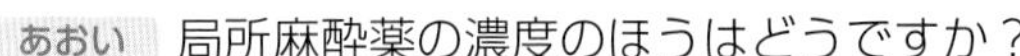

あおい　局所麻酔薬の濃度のほうはどうですか？

さぬちゃん　E入りキシロカイン®の浸潤麻酔では、極量は7mg/kgとあります[2]。1%キシロカイン®1mL中には10mgのキシロカイン®入っているので、60kgだと、7×60＝420mg（42mL）1%キシロカイン®42mL、0.5%キシロカイン®だと84mLが極量ということになります。1%キシロカイン®では、キシロカイン®のほうで先に極量に達し、0.5%ではアドレナリンが先に極量に達するということになる。ところで、E入りを使う理由は、出血量減少の目的以外にもう1つあるんだけど知っていますか？

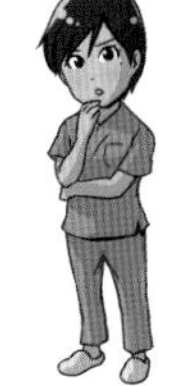

さくら　？？？

すみれ　？？？

はづき　？？？

あおい　局所麻酔薬の作用時間延長ですか？

さぬちゃん　そうですね。

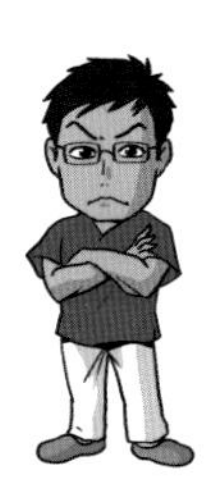

桐山　E入り局所麻酔薬の禁忌も知っておく必要がある。

さくら　高血圧、動脈硬化、心不全、甲状腺機能亢進、糖尿病のある患者、血管攣縮の既往のある患者です。

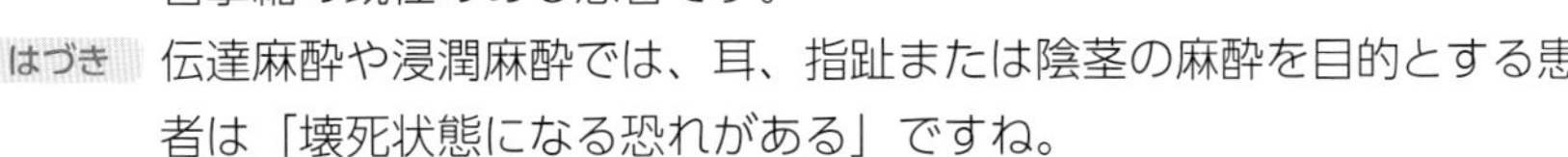

はづき　伝達麻酔や浸潤麻酔では、耳、指趾または陰茎の麻酔を目的とする患者は「壊死状態になる恐れがある」ですね。

すみれ　E入りは奥が深かったんですね。

さぬちゃん　極量に話を戻そう。

桐山　極量は、局所麻酔として使った時の話だが、静注では、別に基準がある。

はづき　キシロカイン®の静注の極量はいくらですか？

桐山　添付文書[3]によると、1時間内の基準最高投与量は300mg（2%注射液：15mL）だ。

すみれ　じゃあ、0.5%だと1mLに5mg入っているから、300÷5=60mL使ってもいいということですか？

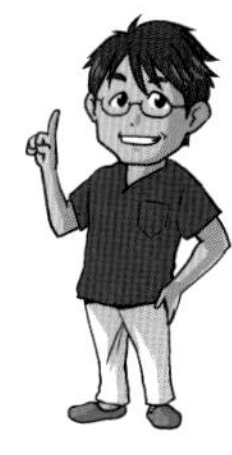

さぬちゃん　まぁ、計算上はそうなるけど、心電図モニターや血圧、全身状態を観察しながら、慎重に使わなければならないんだ。結局、何に注意する必要があるかといえば、局所麻酔薬中毒の症状なんだよ。

はづき　以前に不整脈が出た患者さんがいて、たくさん使っていたら意識レベルが悪くなったことがありました。

あおい　それって、局所麻酔薬中毒の症状でしょうか。

桐山　そうかもね。

引用・参考文献

1) アスペンジャパン株式会社. キシロカイン®注射液（エピレナミン含有）. 添付文書.
2) アスペンジャパン株式会社. キシロカイン®注射液. 添付文書.
3) アスペンジャパン株式会社. 静注用キシロカイン®2%. 添付文書.

メディカ出版のおススメ! 11 2020

▶新刊 看護技術

自分閻魔帳
ズルカン3

待望の第3弾、ついに発売!!「一人前」と呼ばれ、「なんとなく」できているけれど、「なぜか」と聞かれると答えられない…そんな内容を全編手描きイラストで楽しく解説！

今度の舞台は「根拠地獄」だ!

中山 有香里 著

●定価(本体2,200円+税) ●A5判 ●184頁 ●ISBN978-4-8404-7264-7 web 301020630

▶新刊 周産期医学

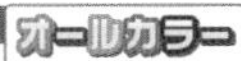

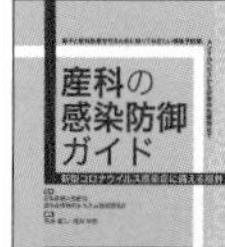

産科の感染防御ガイド
新型コロナウイルス感染症に備える指針

新型コロナウイルス対策をはじめ、標準予防策、メンタルヘルスから診療体制構築まで、産科スタッフの必須知識を解説！

感染対策web動画&妊婦さんに渡せるリーフレット付き

日本産婦人科医会・日本母体救命システム普及協議会 監修
橋井 康二／関沢 明彦 編集

●定価(本体3,200円+税) ●B5判 ●176頁 ●ISBN978-4-8404-7259-3 web 402350620

今月の1冊! 看護制度診療報酬

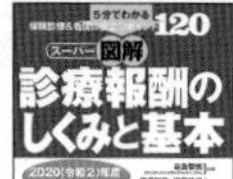

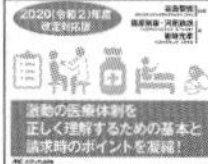

5分でわかる、保険診療&看護に役立つポイント120

スーパー図解・診療報酬のしくみと基本 2020（令和2）年度改定対応版

看護に役立つ診療報酬の"これだけは押さえておきたい"基本情報を、指針や改訂の方向性など新たな情報を加えて豊富な図説とともに解説!

診療報酬の基本と請求時のポイントを凝縮!

谷島 智徳 監修
篠原 則康／河原 鉄朗／岩﨑 充孝 著

●定価(本体2,500円+税) ●A5判 ●386頁 ●ISBN978-4-8404-7255-5 web 301060036

※消費税はお申し込み･ご購入時点での税率が適用となります。 web メディカ出版WEBサイト専用検索番号

楽しく学んでニガテ克服!

救急看護

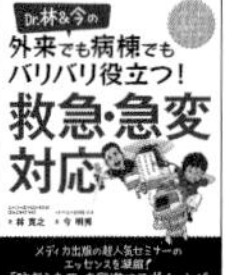

メディカのセミナー濃縮ライブシリーズ

Dr.林&今の 外来でも病棟でも バリバリ役立つ！ 救急・急変対応

第一線で活躍するDr.林&今が臨床ですぐに使える救急治療のエッセンスを話し言葉で解説！「防ぎえた死」を無くしたい全ナース必読の一冊！

2万人が受講した大人気セミナーを書籍化!

林 寛之／今 明秀 著

●定価（本体2,800円＋税） ●A5判 ●248頁 ●ISBN978-4-8404-6201-3 web 302150220

呼吸器／呼吸器一般

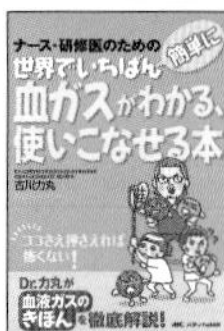

ナース・研修医のための

世界でいちばん簡単に 血ガスがわかる、使いこなせる本

血ガスなんて15分で読めるようになる！酸素化・換気の評価、代償反応など、血ガス値を使いこなすための必須知識を楽しくレクチャー！

Dr.力丸の史上最高にわかる血ガス本!

古川 力丸 著

●定価（本体2,000円＋税） ●A5判 ●128頁 ●ISBN978-4-8404-5438-4 web 302010410

手術・麻酔

オールカラー

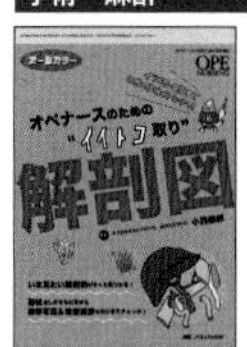

オペナーシング2018年秋季増刊
イラスト&画像で各科の手術がバッチリ！

オペナースのための"イイトコ取り"解剖図

新人がつまずきがちな臓器や神経・血管の配置や注意点が解剖図と術野写真&検査画像でパッと理解できる！器械出しの予習・復習に最適！

器械出しに役立つ解剖イラストが満載!

小西 敏郎 監修

●定価（本体4,000円＋税） ●B5判 ●248頁 ●ISBN978-4-8404-6254-9 web 130031851

感染症・感染管理

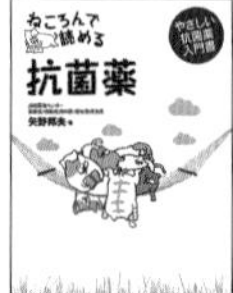

やさしい抗菌薬入門書

ねころんで読める抗菌薬

処方の17の心得と抗菌薬・病原体の特徴をクスっと笑えるマンガとともにやさしく解説！スラスラ読めて自然と理解できる！

100分で読める身につく抗菌薬のキホン

矢野 邦夫 著

●定価（本体2,000円＋税） ●A5判 ●152頁 ●ISBN978-4-8404-4614-3 web 302190200

抗不整脈薬のキシロカイン®1～4)

抗不整脈薬のキシロカイン®の濃度と容量は？

抗不整脈薬のキシロカイン®は、静注用で、通常、全量5mLにリドカイン100mg（2%製剤）が含まれている。始めから注射器に詰められたプレフィルドシリンジ製剤は、リドカインシリンジで5mLに100mg含まれている。点滴用は商品名がオリベス®という製剤名で、200mLにリドカイン2,000mg（1%製剤）が含まれている。初期投与速度として1～2mg/minを静注する。50kgで50～100mgである（表1）。

抗不整脈薬なのに刺激伝導系抑制と局所麻酔薬中毒の症状が副作用

静注用キシロカイン®の適応は、①期外収縮（心室性、上室性）、発作性頻拍（心室性、上室性）、②急性心筋梗塞時および手術に伴う心室性不整脈の予防である。必ず心電図モニター下に使用する。重大な副作用として、刺激伝導系抑制、ショック（時にPQ間隔の延長またはQRS幅増大などの刺激伝導系抑制、あるいは徐脈、血圧低下、まれに心停止）、アナフィラ

表1 静注用キシロカイン®製剤

製剤	容量	使用量（初回量）	極量
キシロカイン®	100mg/5mL (2%)	1～2mg/kg	3mg/kg
リドカインシリンジ	100mg/5mL (2%)	1～2mg/kg	300mg/h
オリベス®点滴用1% リドカイン点滴静注液1%	2,000mg/200mL (1%)	1～2mg/min	4mg/min

キシー（ショック）、意識障害、振戦、けいれん、悪性高熱がある。

抗不整脈薬ではあるが、心臓の刺激伝導系抑制を引き起こす副作用をもつ。もともと局所麻酔薬であるため、局所麻酔薬中毒の症状（意識障害、振戦、けいれん）や悪性高熱症の引き金になる可能性がある。

キシロカイン®は、どんな不整脈に使うのか？

キシロカイン®は図１に示すような、頻脈性の不整脈や心室性期外収縮に使う薬剤である。これらは、いずれも心室の異常興奮により引き起こされる。キシロカイン®は、この異常興奮を抑えることで不整脈を抑制する。抗不整脈薬としてのキシロカイン®は、第６話のアミオダロンのところで登場したような不整脈になる前の状態から使用できる。

キシロカイン®はどのように細胞の興奮を抑えるのか？

細胞には、Naの通り道（チャネル）があり、そこをNaが通ることで細胞は興奮する。キシロカイン®（リドカイン）は「Naの細胞内流入」を抑制することで細胞の興奮を弱める（図２）。その結果、次の細胞に伝える電気刺激が弱まり、伝導速度が遅くなる。そのため、不整脈に効果がある。

局所麻酔薬としてのキシロカイン®は、神経膜のNaチャネルをブロック（遮断）し、神経における活動電位の伝導を可逆的に抑制し、知覚神経および運動神経を遮断する。つまり、抗不整脈作用も局所麻酔作用もNaチャネルを同じ仕組みで抑制することで作用が現れる。

局所麻酔薬のキシロカイン®製剤

局所麻酔薬用は静注禁止！

抗不整脈用のキシロカイン®は静注可能であるが、局所麻酔薬用のキシロカイン®（リドカイン）は、血管内注入は禁忌である。もともと、局所麻酔を目的として作られた製剤であるため保険適応上は静注してはいけない。局所麻酔として注射を行う際には、血管内注入を避けるためにわざわざ薬液を注入する前に吸引して、血管内に針先がないことを確認するのである。

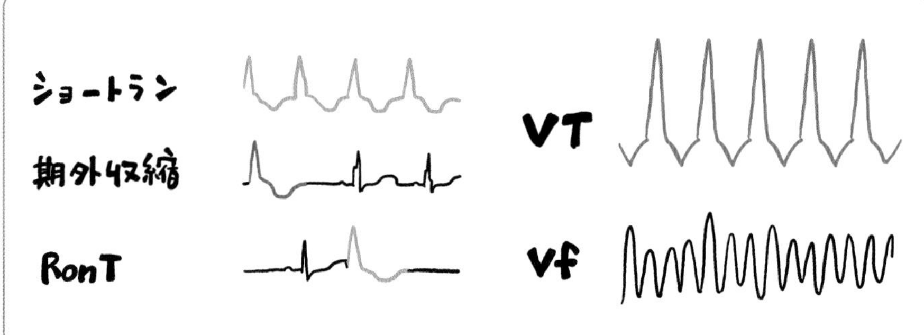

図１ 期外収縮と危険な不整脈

保存剤メチルパラベンが含まれている

静注用のキシロカイン®製剤と局所麻酔薬用のキシロカイン®製剤の違いは、局所麻酔用製剤には通常、パラオキシ安息香酸メチル（メチルパラベン）が保存剤として含有されている点である。メチルパラベンは、まれではあるがアナフィラキシーショックの原因物質[5]となる。

また、歯科用のキシロカイン®製剤には防腐剤であるメチルパラベンは含まれていないが、酸化防止剤である亜硫酸塩が含まれている（表2）。この亜硫酸塩にも、アナフィラキシーショックの報告[6]がある。

アドレナリンが添加されている製剤もある

そのほか、局所麻酔薬製剤のキシロカイン®には、血管収縮薬であるアドレナリンが添加されているものがある。これを不用意に血管内に注入することにより、生命を危機的状態に陥れる可能性がある。含まれているアドレナリンの濃度は、10万倍（アドレナリン原液の100倍）であるため、数mL程度を静注すれば、異常高血圧や心室性不整脈、頻拍や肺水腫などが起こる可能性がある。各種キシロカイン®製剤の比較表（表3）[7]からもわかるように、静注用の抗不整脈薬としてのキシロカイン®にしか静注

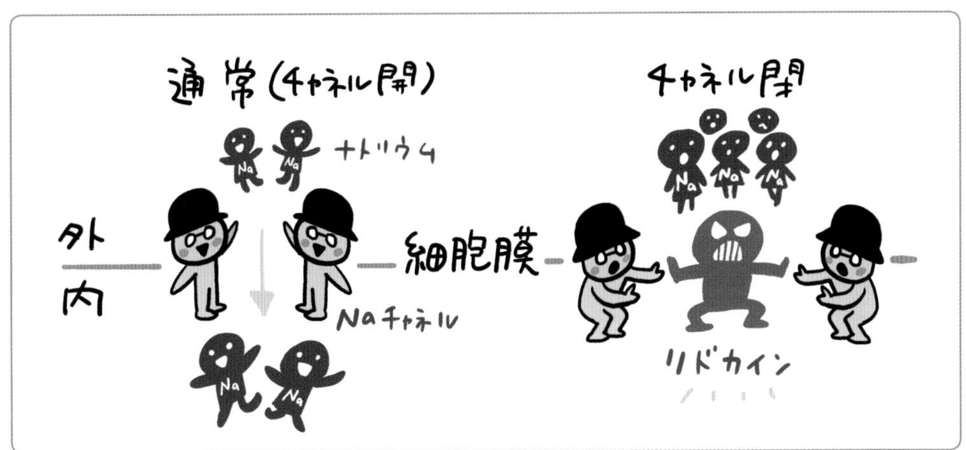

図2 Naチャネル抑制薬の作用

表2 歯科用局所麻酔に用いられるキシロカイン®製剤

製剤名	主成分	血管収縮薬	防腐剤	酸化防止剤
歯科用キシロカイン®カートリッジ	2%リドカイン	アドレナリン	（－）	ピロ亜硫酸ナトリウム
オーラ®注歯科用カートリッジ		アドレナリン酒石酸水素塩	（－）	ピロ亜硫酸ナトリウム
キシレステシン™A		アドレナリン	（－）	乾燥亜硫酸ナトリウム

表3 各種のキシロカイン®製剤（文献7より引用改変）

名称	一般名・剤形	麻酔方法への適応							
		硬膜外麻酔	伝達麻酔	浸潤麻酔	表面麻酔	脊髄くも膜下麻酔	筋注	静注	眼科領域の表面麻酔
局所麻酔薬	リドカイン塩酸塩注射液（0.5、1、2%）	○	○	○	○	–	–	–	–
脊椎麻酔薬	リドカイン塩酸塩注射液（3%）	–	–	–	–	○	–	–	–
局所麻酔薬	リドカイン筋注用（0.5%）	–	–	–	–	–	○	–	–
抗不整脈薬	静脈用リドカイン注射液（2%）	–	–	–	–	–	–	○*1	–
表面麻酔薬	リドカイン塩酸塩点眼液（4%）		–	–	–	–	–	–	○
経口表面麻酔薬	リドカイン塩酸塩ビスカス（2%）	–	–	–	○*2	–	–	–	–
粘滑・表面麻酔薬	リドカイン塩酸塩ゼリー（2%）		–	–	○*3	–	–	–	–
定量噴霧式表面麻酔薬	リドカイン噴霧剤（8%）	–	–	–	○*4	–	–	–	–
表面麻酔薬	リドカイン塩酸塩（4%）	–	–	–	○*5	–	–	–	–
局所麻酔薬	リドカイン塩酸塩・アドレナリン注射薬（0.5、1、2%）*6	○	○	○	○*7	–	–	–	–
貼付用局所麻酔薬	リドカインテープ剤	–	–	–	○*8	–	–	–	–

＊1：基準最高投与量は1時間あたり300mg（15mL）で用いる。＊2：口腔内・咽喉頭・食道部の表面麻酔に用いる。＊3：尿道麻酔、気管挿管に用いる。＊4：通常成人には8～40mg（1～5回噴霧）を用いる。＊5：通常成人には80～200mg（2～5mL）を耳鼻咽喉科領域、泌尿器科領域、気管支鏡検査に用いる。＊6：リドカイン濃度によって含有アドレナリン濃度が異なる（0.5%と1%製剤は1：100,000アドレナリン〔10μg/mL〕含有、2%製剤は1：80,000アドレナリン〔12.5μ/mL〕含有）。＊7：0.5%製剤には適応がない。＊8：静脈留置針穿針予定部位に約30分貼付し、貼付剤除去後ただちに注射針を穿針する。

の適応はない。

局所麻酔薬キシロカイン®による有害事象

キシロカイン®を使用して、重篤な状態になるパターンとして、局所麻酔薬中毒やアナフィラキシー（ショック）、アドレナリンによる反応、迷走神経反射がある。局所麻酔薬中毒では、血管内にキシロカイン®が注入あるいは吸収されて、血液中の局所麻酔薬濃度が上昇することにより起きるのに対して、アナフィラキシーは、アレルギー物質が血管内に吸収あるいは注入されて起きる。いずれも重篤な場合は、心停止に至る可能性がある。

いずれにしろ、原因物質が大量に血管内に入ればより重篤になるが、局所麻酔薬中毒は、キシロカイン®製剤にアレルギーがなくても発生する可能性がある。局所麻酔薬による有害事象の症状を表4[5)]にまとめた。

表4 局所麻酔薬による有害事象（文献5より引用改変）

種類	局所麻酔薬中毒（中等度過量）	局所麻酔薬中毒（重度過量）	アナフィラキシー	添加アドレナリン	迷走神経反射
症状および所見	•混迷 •多弁 •不安 •興奮状態 •血圧上昇 •頻脈 •頻呼吸 •吐き気 •嘔吐 •耳鳴り	•意識消失 •痙攣 •血管拡張による血圧低下 •洞性徐脈から心停止 •心筋収縮力の抑制 •呼吸停止	•皮膚の潮紅または発疹（色調・範囲が高度でしばしば膨疹状または蕁麻疹状） •顔面浮腫 •血圧低下 •気管支痙攣 •上気道浮腫 •呼吸困難 •頻脈 •循環抑制高度の時は徐脈	•頻脈 •血圧上昇 •不整脈 •冠不全	•蒼白 •発汗 •頻脈 •失神 •失神時の症状（血圧低下、徐脈、瞳孔拡大、意識消失）

%と mg/mL の関係って？

1%キシロカイン®、2%キシロカイン®などの%は、薬剤が溶液に溶けている重さ（g）の百分率を示している。溶液 1mL（cc）あたりに 1g 溶けていれば、100% である。1% というのは、1mL あたりに 0.01g（10mg）のキシロカイン®が入っていることを示す。1% キシロカイン®には、10mg/mL の濃度でキシロカイン®が入っているのである。

キシロカイン®の極量は、一般的に 3mg/kg であるので、50kg の人だと 150mg になる。これを 1% キシロカイン®mL に直すと 15mL である。1% の半分の濃度のキシロカイン®（0.5%）であれば、その倍量、すなわち 30mL が極量である。何 mL 使用したかを考える時には、**何 % のキシロカイン®で！何 mL と考える必要がある。mL が大事なのではなく、総量 mg が大事なのである。**

引用・参考文献

1）讃岐美智義．"硬膜外麻酔"．麻酔科研修チェックノート．改訂第 5 版．東京，羊土社，2015，338.
2）"緊急時に使用する薬剤"．前掲書 1），382-3.
3）松本尚浩．"リドカイン"．麻酔科薬剤ノート．改訂版．讃岐美智義編．東京，羊土社，2014，82-4.
4）讃岐美智義．"術後①降圧薬と抗不整脈薬をマスターする！"．Dr. 讃岐のツルっと明解！周術期でよくつかう薬の必須ちしき．大阪，メディカ出版，2016，282-4.
5）光畑裕正．局所麻酔薬のアナフィラキシー．日本ペインクリニック学会誌．21（1），2014，2-9.
6）西條英人ほか．歯科用キシロカイン®中に含まれるピロ亜硫酸ナトリウムによるアナフィラキシーショックの 1 例．日本口腔外科学会雑誌．49（3），2003，237-40.
7）日本麻酔科学会．リドカイン塩酸塩．麻酔薬および麻酔関連薬使用ガイドライン．第 3 版．神戸，日本麻酔科学会，2012，131-3.

ココだけは押さえる！ 第 7 話のおさらい

◎キシロカイン®には、抗不整脈用と局所麻酔用の注射用製剤がある。

◎局所麻酔用製剤は、静注は禁忌である。

◎抗不整脈薬であっても局所麻酔であっても、キシロカイン®は Na チャネルを抑制することで効果を現す。

◎局所麻酔用製剤には、防腐剤あるいは酸化防止剤が含まれており、これらはアナフィラキシーの原因物質になりうる。

◎キシロカイン®が血液中に大量に吸収あるいは注入されると、静注用製剤でも局所麻酔薬中毒の症状が起こりうる。

◎局所麻酔薬中毒、アナフィラキシーのいずれも心停止に至る可能性がある。

薬剤"あるあるトラブル"解決塾

第8話

インスリン、血液製剤など単位で扱う薬剤

～ヒューマリン®5単位は0.5mLじゃない？～

新人オペナースかすみの

薬剤ビクビク事件簿

①
血糖が高いなー。
ヒューマリン®
いこうかな。
②
ヒューマリン®
5単位を生理食塩水
で5ccに薄めて。
アドバイス！
はーい。
③
えっと。
ヒューマリン®は
1ccが100単位
だから、
0.5ccが5単位だ。
④
ありがとう。
⑤
静注
⑥
1cc
……ん？
100
5
0.5cc
⑦
先生！！
私間違えました。
ヒューマリン0.5ccを
生理食塩水5ccで
薄めちゃいました
アドバイス！
ぎえええっ
低血糖になるから、
50%ブドウ糖をくれ

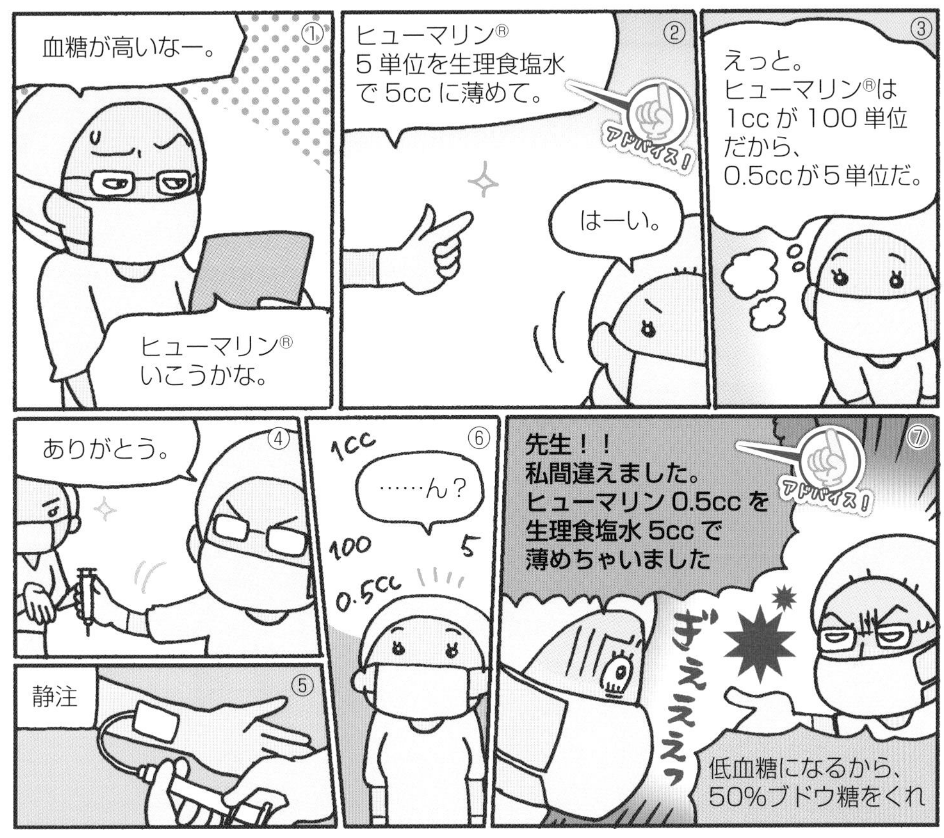

何がダメだったの⁉ さぬちゃん先生のワンポイントアドバイス

速効型インスリンであるヒューマリン®は1mL（cc）が100単位である。したがって、5単位は0.05mLである。とっさの時に計算していると、桁数を間違える可能性は十分にある。間違えないように、インスリン専用のシリンジがあるので、単位数は専用シリンジの目盛りを読んで使用する。なまじっか、1mLシリンジにツベルクリン針を付けてインスリンを扱うと、mLを単位に変換しなければならず、新人ナースでなくても、かすみのように間違えるリスクがある。「私は大丈夫！」という慢心が、過ちのもとである。

➡ヒューマリン®はどんな薬剤？どう使用する？　くわしく見ていこう！

麻酔科医の実は…

さぬちゃん先生が こっそり聞き出すホンネ

「単位」って何？

「単位で扱う薬剤の使い方」

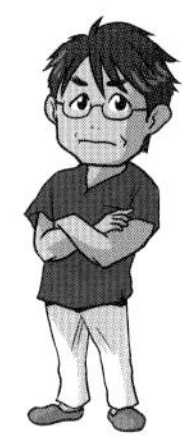

さぬちゃん　ヒューマリン®（速効型インスリン）やヘパリン、プロタミンなどは○○単位っていう単位で扱われています。mg とか mL とか言ったほうがピンとくるのになぜか単位ですよね。

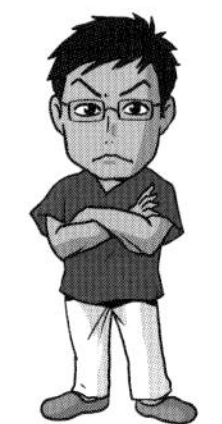

桐山　ヒューマリン®なんかは、よく単位と mL を間違えて投与するケースがありますね。1mL ＝ 1 単位と思い込みやすい。そこで、ヒューマリン®には専用シリンジがあって、1mL が 100 単位だということがわかるようになっている（図 1）。このシリンジを使えば、単位を間違えにくい。

すみれ　かすみちゃんは、通常の 1mL シリンジを使ったんですね。そして、1mL が 10 単位だと思い込んだのか、計算間違いをした。

あおい　通常、患者さんが自己注射するインスリンはプレフィルドシリンジ（図 2）になっていますね。あれは、製剤を間違わないようにすることと、単位数を間違わないようにするという 2 点がクリアされます。しかし、患者さんが何単位使用するかを間違うとダメですね。2 回打ってみたりとかは、いくらダイアルを合わせてもダメですけどね。

はづき　ICU では、ヒューマリン®を使う時には必ず、専用シリンジを使って取り分けます。

桐山　これも、きちんとした決まりがあるところは、迷わずそうするのだろうね。手術室には、ヒューマリン®は専用シリンジを使うという決まりはないのか？

さくら　ありますよ。当院はどの部署でも同じ決まりになっていま

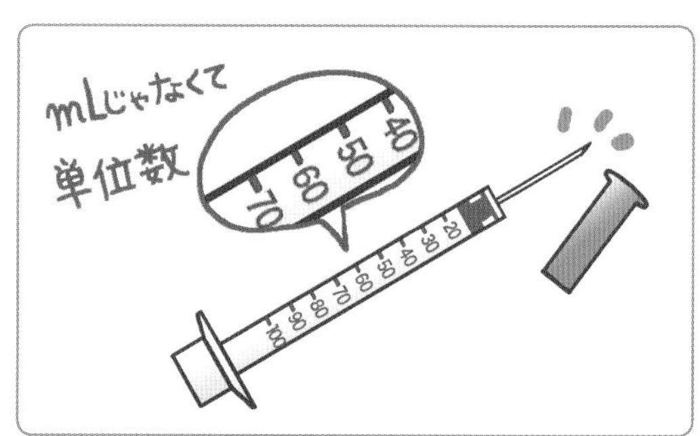

図 1　インスリン専用のシリンジ

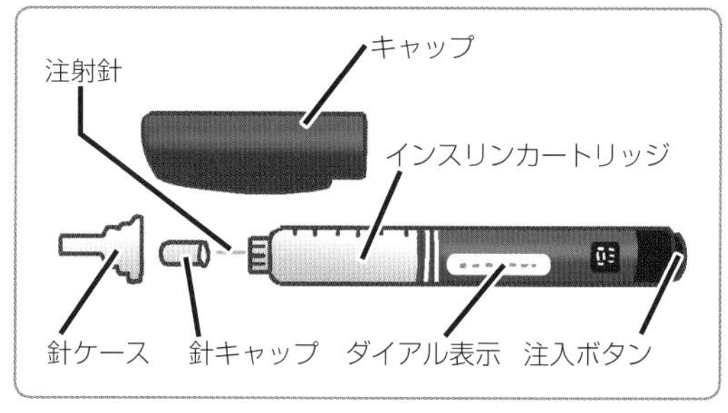

図 2　プレフィルドシリンジ

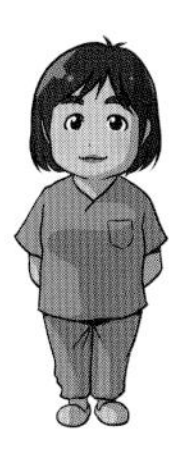

す。手術室であっても例外ではないですよ。たぶん、かすみちゃんはその決まりを知らなかったのか、忘れていたんでしょうね。

桐山　ところで、その専用注射器は手術室のどこにある？

すみれ　麻酔カートの注射器のところに置いていますよ。

桐山　ほんとだ。でも、1mL 注射器の隣に置いてある。これは、どうして？

すみれ　慌てている時に、別々の場所に置いてあって、「ない」と思って 1mL 注射器を使ってしまうのを防止することができるかと思います。サイズが似ているので、この注射器が 1mL の隣にあれば、インスリンは 1mL 注射器ではなく、「インスリン専用注射器で！」と気づくことができます。その約束を知っていれば、ですが。

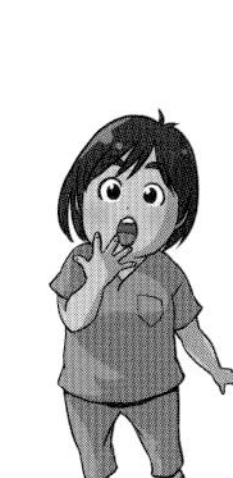

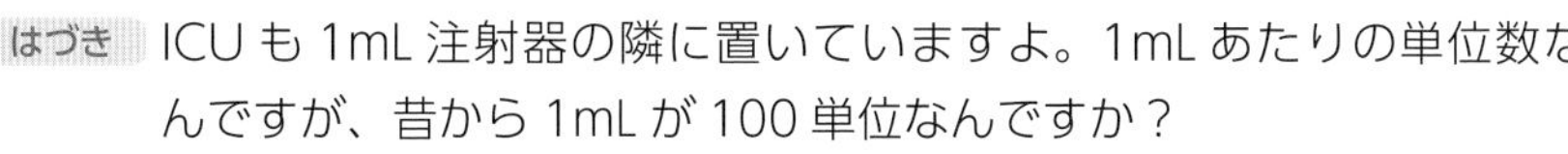

はづき　ICU も 1mL 注射器の隣に置いていますよ。1mL あたりの単位数なんですが、昔から 1mL が 100 単位なんですか？

あおい　市販インスリン製剤のインスリン濃度は、1922 年に 10 単位 /mL、1923 年に 20 単位 /mL、1924 年に 40 単位 /mL、1925 年に 80 単位 /mL の製剤が各国で作られ、その後 40 単位 /mL と 80 単位 /mL の 2 種類の製剤が併存していました。日本では 2004 年 4 月に、100 単位 /mL 製剤のみに統一されました[1]。ですから、今はすべて 100 単位 /mL 製剤なんです。

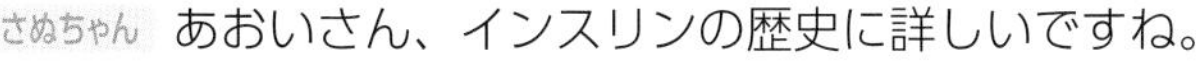

さぬちゃん　あおいさん、インスリンの歴史に詳しいですね。

あおい　インスリンの歴史は、糖尿病内科の病棟担当だった頃に、調べたことがあります。

桐山　昔は 40 単位 /mL だったね。

さくら　え。2004 年は、私、まだ中学生でした。

すみれ　私も看護師になった時は 100 単位 /mL でした。

はづき　私も知りませんでした。

あおい　ですから、今のインスリンはすべて、1単位=0.01mL、10単位=0.1mL、100単位=1mLです。

さぬちゃん　しかし、1 単位 =0.01mL は、静注や分注する時には扱いにくいので、バイアルから取る時には、注射器の目盛りが単位表示になっている専用シリンジを使うわけですね。

あおい　はい。全国で単位間違いによる投与ミスが起きているので、PMDA でも 2011 年に「インスリン注射器の取扱い時の注意について」[2] という注意喚起を出しています（図 3）。

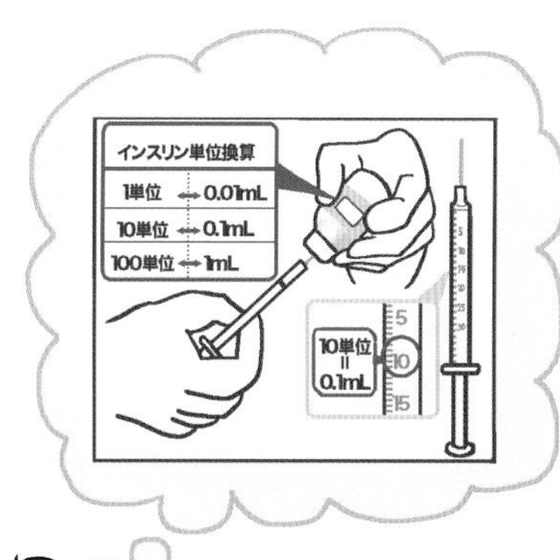

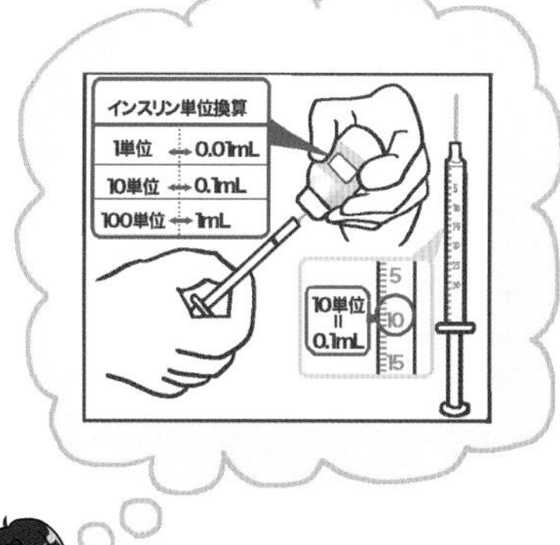

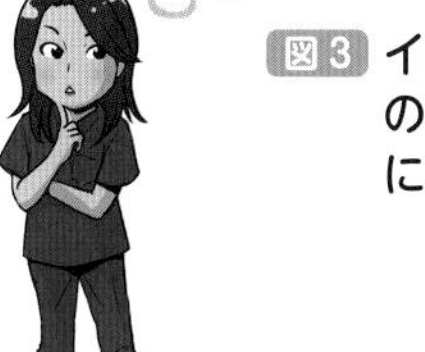

図3 インスリン注射器の取扱い時の注意について

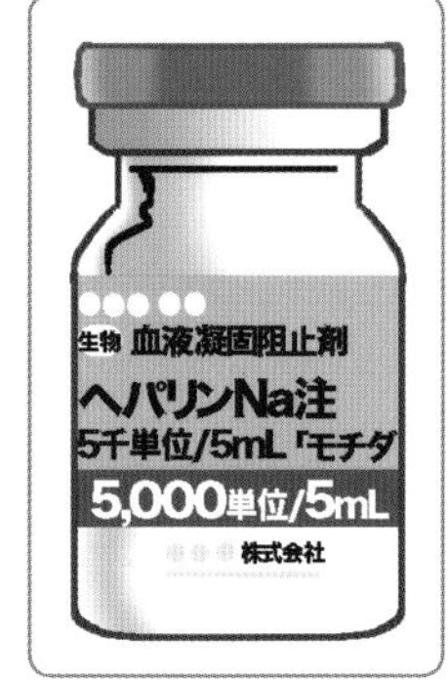

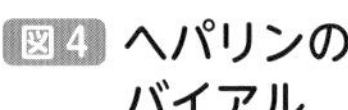
図4 ヘパリンのバイアル

さぬちゃん　インスリンを使う時には、目盛りについている単位を使えますが、血液凝固を抑制するヘパリンの場合にはどうしますか？ ヘパリンは、1,000 単位 /mL なので、インスリンと同じ 100 単位 /mL と間違えられているようですが（図 4）。

はづき　血栓予防などには 10,000 単位 / 日で使用するので、10mL 位使うのが通常ですが、1mL しか入っていないことがあるということですね。

さくら　これだと効果がないということですね。

桐山　術中には単位で言わないで、「ヘパリン●● cc」って指示をしている。

すみれ　ヘパリンの場合、間違いを起こさないように先生が単位で指示を出さずに cc で出していますね。

あおい　どうして mL と言わずに cc と呼んでいるのですか？

桐山　mL は mg と聞き間違いやすいので、mL と同じ意味である cc をわざと使っているんだよ。

さくら　間違いを起こさないようにするための智慧だったんですね。

さぬちゃん　病院内で容量 mL の指示を出す時には、伝達時の間違いを起こさないために cc を慣用的に使っているんだね。これを、書籍に書こうとすると出版社側は mL に修正してしまうんだ。ヘパリン 1,000 単位 / cc と書いておけば、自然にそのように呼ぶようになるが、製剤の表記通りにすると 1,000 単位 /mL となっているからね。

あおい　インスリンと違ってヘパリンは 1cc あたりの単位数が多いので、多すぎるように間違える傾向はないのですね。

さぬちゃん　そうですね。ヘパリンは、5,000 単位と言って 0.5cc や 50cc、あるいは 500cc を手渡されたことはありません。もっとも、看護師さんに指示を出す時には、多くの先生が●● cc と言っているので単位で呼ぶことはないですね。

あおい　そういえば、ヘパリンロックシリンジには、100 単位 /mL や 10 単位 /mL があって、よく見ないと間違えます。とにかく 1mL が何単位かよく見ることです。

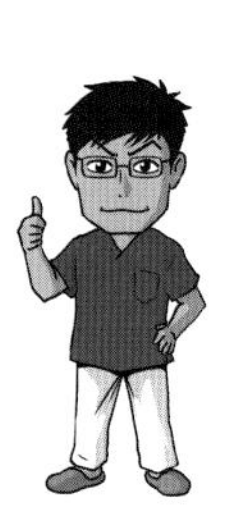

すみれ　そのほかに単位で呼ぶ薬剤はありますか？

桐山　輸血製剤、血液製剤なども単位で呼ぶよ。

さぬちゃん　アンチトロンビンⅢ、フラグミン、クレキサン、オルガラン、ウロナーゼなどの凝固阻止薬、ハプトグロビン、グロブリン、ヘプスブリン、テタノブリンなどの血液製剤、輸血の PC（濃厚血小板）なども単位ですね。

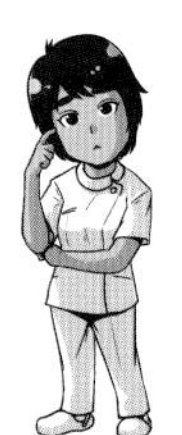

はづき　あれ？ RBC（濃厚赤血球）、FFP（新鮮凍結血漿）は単位ではないのですか？

あおい そうなんですよ。最近は、RBC や FFP は単位では呼ばなくなっています。400mL 由来の RBC、FFP という言い方をします。これは、日本赤十字社の血液センターの方に聞いてわかったんです。

桐山 ついつい RBC4 単位とか言っているけど、ホントは 400mL 由来 2 パックとか 800mL とか言わないといけないのか。めんどうだ。

すみれ 4 単位で通じますよ。1 単位＝ 200mL 由来ですからね。でも、RBC は 2 単位で 280mL ですよね。FFP は、4 単位で 480mL ですね。

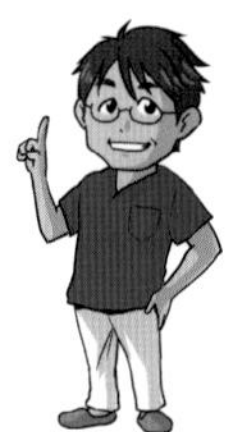

さぬちゃん 実際に慣用的に単位で通じるものはいちいち mL に直すと、何 mL 由来なのかパック中に入っている容量 mL か間違うことになりますよ。

あおい 間違わないようにする工夫も大切ですね。単位表示をする薬剤は、「医薬品の安全使用のための業務手順書」作成マニュアルでも「特に安全管理が必要な医薬品（要注意薬）」に投与量が単位（Unit）で設定されている注射薬 として取り上げられています（表 1）。

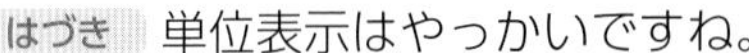

はづき 単位表示はやっかいですね。

あおい 取り扱う単位や呼び方を決めて、間違わないような工夫は大切ですね。

表 1 単位で扱う薬剤

インスリン	ヒューマリン®
抗凝固薬	ヘパリン、アンチトロンビン - Ⅲ、フラグミン、クレキサン、オルガラン、ウロナーゼなど
血液製剤	ハプトグロビン、グロブリン、ヘプスブリン、テタノブリンなど
そのほか	PC（濃厚血小板）

引用・参考文献

1）日本薬剤師会. インスリン製剤の基礎知識. 2011.
https://www.nichiyaku.or.jp/assets/uploads/pharmacy-info/insulin_h23_s3.pdf
2）医薬品医療機器総合機構. インスリン注射器の取扱い時の注意について. 2011.
http://www.mhlw.go.jp/stf/shingi/2r9852000001of2m-att/2r9852000001ofhz.pdf
3）厚生労働省.「医薬品の安全使用のための業務手順書」作成マニュアル.
http://www.mhlw.go.jp/topics/bukyoku/isei/i-anzen/hourei/dl/070330-1a.pdf

もうビクビクしない！
さぬちゃん先生レクチャー
しっかりじっくり薬剤ばなし

インスリンはどうして単位で表すのか？

インスリンは、1921年にカナダのトロント大学のFrederick Banting（フレデリック バンチング）とCharles Best（チャールズ ベスト）が膵臓からの抽出物に血糖を下げる作用があるのを発見したことに始まる[1)]。その頃は、完全に純粋なものを精製できなかったため、彼らはウサギに投与すると低血糖によるけいれんを起こす最小量を1単位とよぶことにした。

したがって、インスリンを単位で扱うのは、発見当時のなごりである。現在でも、インスリン1単位は、「健康な体重約2kgのウサギを24時間絶食状態にし、そのウサギにインスリンを注射して、3時間以内にけいれんを起こすレベル（血糖値：約45mg/dL）にまで血糖値を下げ得る最小量」（図1）と定義されている[1)]。

その後、精製技術がより進歩したことにより、1987年にヒトインスリン26単位＝1mg（1mg＝26単位）と定義された。しかし、世界的にインスリンでは、従来からの慣習で「単位（Unit）」が使用されている。

ヒューマリン®（インスリン）単位とmLの関係

インスリン100単位が1mL

現在のインスリン製剤には、1mLあたりに100単位のインスリンが含まれている。すなわち、インスリン100単位/mLである。2004年頃までは40単位/mLや80単位/mLの2種類が併存していたが、それ以降は世界的統一規格で100単位/mL製剤に変更された[1)]。

専用注射器で投与ミスをなくす！

mLが目盛りにつけられた一般の注射器ではなく、インスリンの単位を目盛り表示に刻んだ専用注射器（図2）が発売されている。日本全国で、単位間違いによる投与ミスが起きている

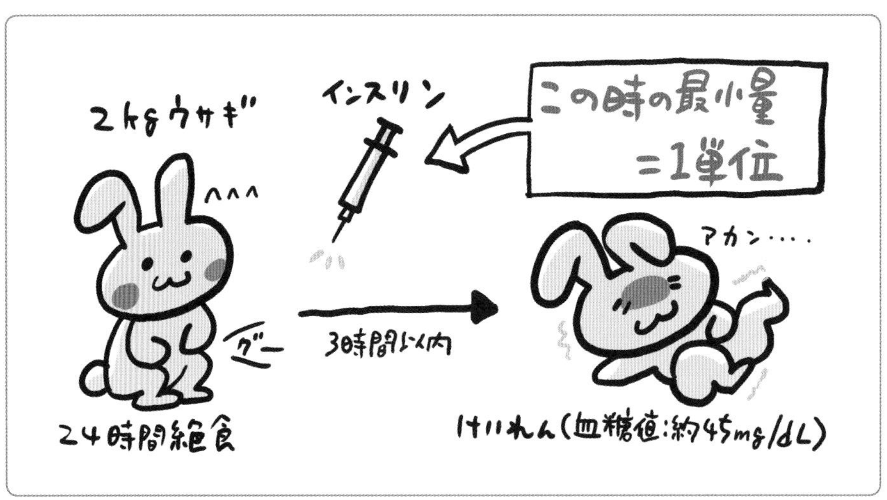

図1 インスリン1単位の定義

ため、医薬品医療機器総合機構（PMDA）が、2011年に「インスリン注射器の取扱い時の注意について」[2]という注意喚起文書を出して専用注射器を使うように求めている。

逆に最近は、1目盛りが1単位の専用注射器を1mLシリンジと思い込んで、単位を0.1mLとして投与してしまう事例もある。0.1mL＝10単位であるため効果不良である。いずれにしろ、専用注射器を正しく扱えないのは問題である。

1単位＝1mLだと困ったことになる？

インスリンは100単位/mLである。1単位/mLであれば、間違えないのにと考えるが、いかがだろうか。患者自身がインスリンを自己注射する場合の基本は、皮下注が原則であるため、かなり濃いものが標準になっている。1単位/mLだとすれば、10単位を皮下注するためには10mLを皮下に注射しなければならない。仮に10単位/10mLを皮下注すると皮下が常にぷくーっと膨れて困ったことになる（図3）。

また、1,000単位入りのインスリン製剤は巨大な輸液バッグで提供されることになり、持ち運びに不便である。

インスリンはどのように作用するのか？

インスリンの役割は？

インスリンは、栄養素（糖質、脂質、タンパク質）の同化を促進し、筋肉、脂肪組織、肝臓に取り込む役割をもつホルモンである。具体的には、(1) 糖質の取り込み促進［①グルコース〔ブドウ糖〕の細胞内への取り込みを促進、②肝臓のグリコーゲン合成を促進、③解糖系〔グルコース代謝〕を促進し、中性脂肪として脂肪組織に貯蔵、④糖新生〔糖質以外のタンパク質や脂質などからグルコースを構成すること〕を抑制］、(2) タンパク質の合成促進、(3) 脂質分解の抑制である（図4）。

インスリン投与時は低血糖と低K血症に注意

なかでも血液中のグルコースを細胞内に取り

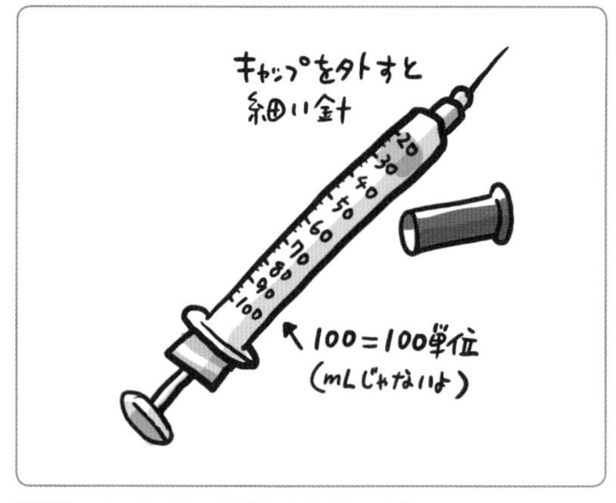

図2 インスリン専用のシリンジ

バイアルから単位数を目安に取り分けるためのシリンジで、目盛りの数字が単位数になっている。

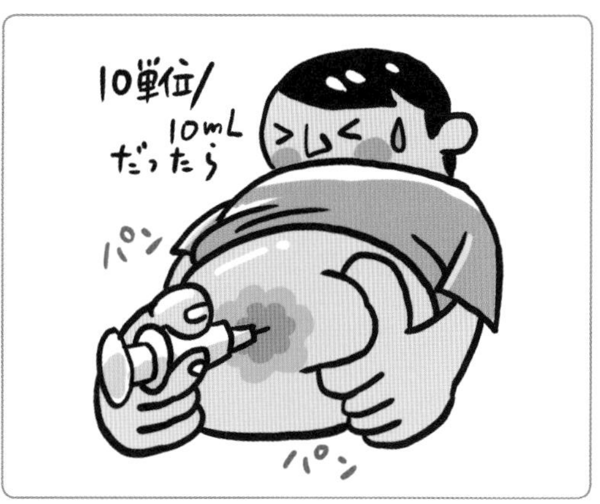

図3 もし、10単位＝10mLだったら

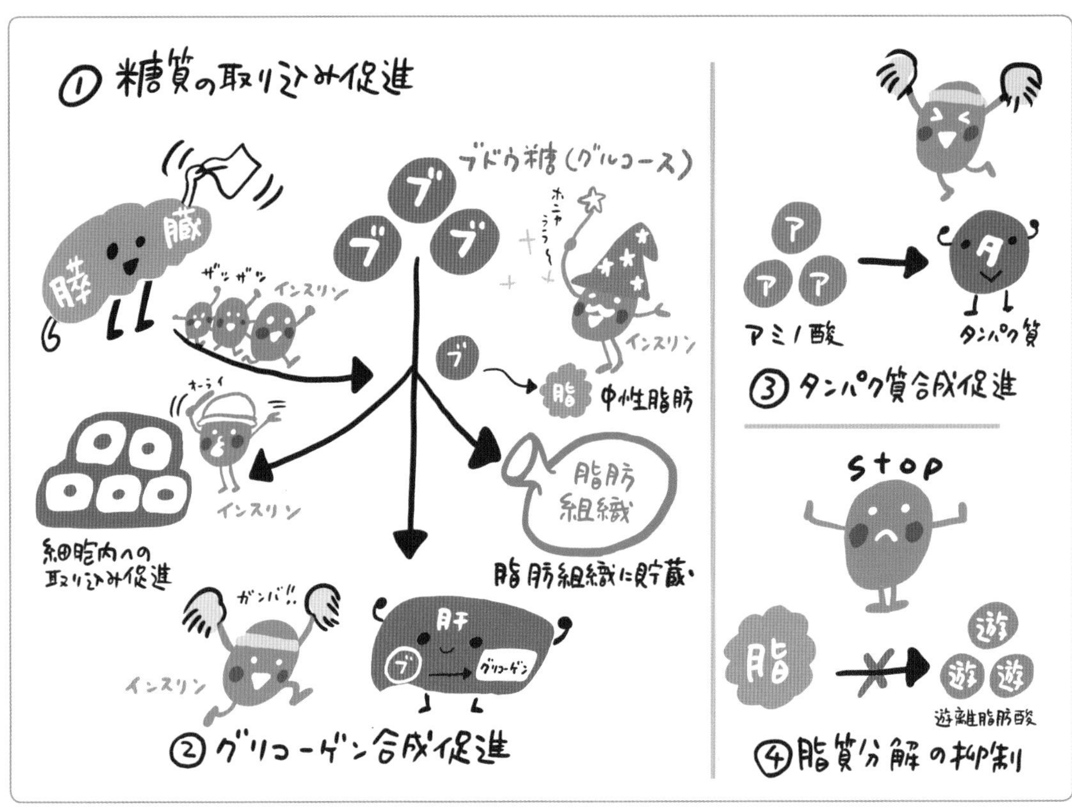

図4 インスリンのはたらき

込んでしまうため、比較的短時間で血糖値を低下させる作用をもつ。また、グルコースを細胞内に取り込む際には、Na-K（ナトリウム - カリウム）ポンプにより細胞内のNaを細胞外へ、細胞外のKを細胞内に取り込むため、血液中のKが低下し、低K血症になりやすい。したがって、インスリンを投与した際には、低血糖と低K血症をきたさないように管理すべきである。

低血糖の症状

インスリンを投与すれば血糖は低下する。一般的に70mg/dL以下になると低血糖とされている。空腹感、あくび、悪心、倦怠感、発汗、ふるえなどの交感神経症状から意識消失、けいれん、昏睡などの中枢神経症状に陥る（図5）。ただし、**この症状は患者が覚醒している時にしかわからないため、全身麻酔やICUで人工呼吸管理をしている場合には、採血して血糖を測定しなければ知るよしもない。**低血糖は、生命の危機を引き起こす。インスリンを投与して低血糖になっているのならば、ブドウ糖（グルコース）を補充するしかない。

術中インスリンの使い方[3)]

術中は外科的侵襲により交感神経系が賦活さ

血糖値(mg/dL)
70 空腹感、あくび、悪心
50 無気力、倦怠感
計算力減退
40 発汗(冷汗)、動悸(頻脈)、
ふるえ、顔面蒼白、紅潮
30 意識消失、異常行動
20 けいれん、昏睡
10

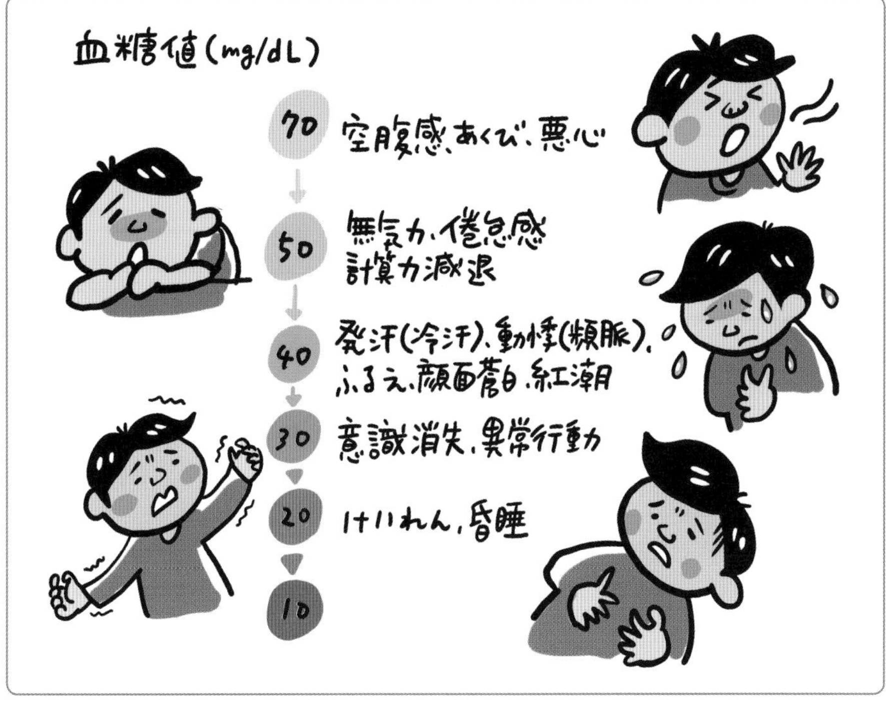

図5 低血糖の症状

れるとアドレナリン、グルカゴン、コルチゾール、成長ホルモンなどのインスリン拮抗ホルモンの分泌が増加する。このことにより末梢でのインスリン抵抗性の亢進を引き起こすため、外科的糖尿病状態（高血糖）となる。また、高血糖は炎症性サイトカインを誘導し、免疫力を低下させるため創部感染リスクを増大させる。

術中の血糖コントロールの目標値は80～180mg/dLである。術後ICUなどの血糖管理目標は140～200mg/dLである。そのため、周術期にはどうしてもインスリンによって血糖コントロールを行う状況が多くなる。よく用いられるのはスライディングスケール法である（表1）[4]。持続投与の方法もあるが、いずれにしろ、インスリン使用中は一定時間ごとに採血し血糖を監視する必要がある。

インスリン以外に単位で取り扱う薬品

「単位」表示は、生物由来成分の医薬品に用いられることが多く、インスリン以外には、血液凝固阻止作用を持つ「ヘパリン」で用いられている。さらに、輸血製剤や抗ウイルス作用をもつインターフェロンや成長ホルモン製剤でも、「国際単位（IU；international unit）」が使用されている。

ヘパリンの単位

ヘパリンの「単位」も、インスリンと同様に医薬品の生物学的活性の強さを示している。ヘパリンの場合、1単位は「血液1mLの血液凝

表1 スライディングスケール法の一例
（文献4より引用改変）

血糖値（mg/dL）	インスリン単位
150～199	2～4
200～249	4～6
250～299	6～8
300～349	8～10
350～399	10～12
400以上	12～16

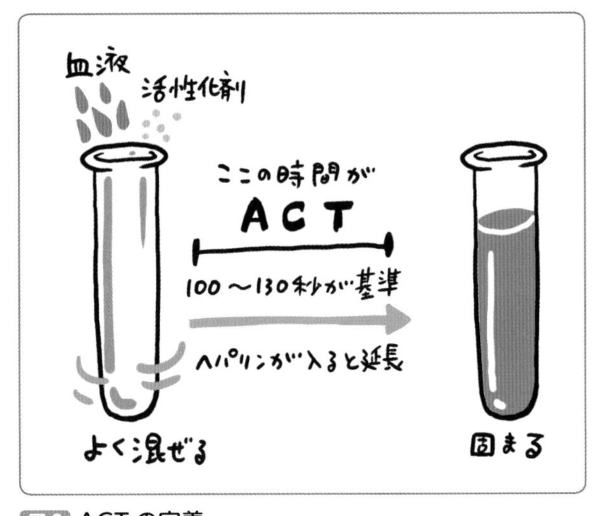

図6 ACTの定義

固を1時間阻止する濃度」のことである。なお、ヘパリン原液は、1,000単位/mLである。

ヘパリンの効果の指標とプロタミン

ヘパリンの効果はAPTTやACTで判定

ヘパリン[5]は、アンチトロンビンを活性化し、抗凝血作用能を賦活して凝固系を抑制する。その効果は、APTT（基準値：24～40秒）が延長することにより判定できる。通常、1.5～2.5倍に延長すればよい。また、術中やベッドサイドでヘパリンの効果を判定するには活性化全血凝固時間（ACT；activated clotting time）を用いる。ACT測定とは血液凝固能の測定法の1つで、試験管内で内因系凝固を活性化する物質と血液を混ぜ合わせて活性化し、フィブリン形成に要する時間を測定する方法である（図6）。基準値は、100～130秒である。透析においてもベッドサイドでヘパリン至適量のモニタリング検査として使われている。

ヘパリンの中和にはプロタミン

プロタミン[6]は、ヘパリン作用の中和に用いられる。プロタミン製剤の濃度は10mg/mLである。通常、ヘパリン1,000単位に対して、本剤1.0～1.5mL（プロタミンとして10～15mg）を投与する。ヘパリンの中和に要するプロタミン量は、投与したヘパリン量およびヘパリン投与後の時間経過により異なるため、投与量はプロタミンによる中和試験により決める。希釈して、10分間以上かけて徐々に静脈内に注入する。

引用・参考文献

1) 日本薬剤師会．インスリン製剤の基礎知識．2011.
https://www.nichiyaku.or.jp/assets/uploads/pharmacy-info/insulin_h23_s3.pdf
2) 医薬品医療機器総合機構．インスリン注射器の取扱い時の注意について．2011.
http://www.mhlw.go.jp/stf/shingi/2r9852000001of2m-att/2r9852000001ofhz.pdf
3) 讃岐美智義．“合併症をもつ患者の術中管理”．麻酔科研修チェックノート．改訂第5版．東京，羊土社，2015，197-8.
4) 清野雄介．“インスリン”．改訂版麻酔科薬剤ノート．讃岐美智義編．東京，羊土社，2014，242-4.
5) 片山勝之．“ヘパリンナトリウム”．前掲書 4)，210-1.
6) 片山勝之．“プロタミン”．前掲書 4)，212.

ココだけは押さえる！ 第8話のおさらい

◎インスリンを過剰に投与すると低血糖を引き起こす。

◎専用の注射器（1単位 / 目盛り）を使って分注および投与すべきである。

◎インスリンは100単位 /mLである。

◎低血糖では、中枢神経症状と交感神経症状が現れる。しかし、全身麻酔中では血糖測定によってのみ発見される。

◎インスリンは血糖値を目安に投与し、およその投与法としてスライディングスケール法が用いられる。

◎ヘパリンは1,000単位 /mLである。

◎ヘパリンは、通常プロタミンでリバースできる。

◎ヘパリンの効果はAPTTまたはACTによって判定できる。

第 9 話

術中の電解質輸液製剤 ～ソリタ®-T3 は、3 番目の輸液？～

新人オペナースかすみの

薬剤ビクビク事件簿

①
ソリタ®-T3 は、あまり使われないので、手術室内には置いておらず、薬剤庫に置いてあることが多い。
ちゅう
ちゅう
ちゅう
ちゅうい!!
手術室内には、比較的多く使われる細胞外液補充液が、数多く置いてあるのが通例。
②
なので、ソリタ®-T3 は、必要時に取りに行かなければならないのだ。
かすみちゃん、薬剤庫からソリタ®-T3 取ってきて！
ダッ
はい！
③
ありました！ソリタ®-T1 です！
なんで T1 持って来たー！？
④
え…
1 番目の輸液だから T1 だと思って……？
⑤
T3 と T1 の違いは順番じゃないの！中身の電解質組成がまったく違うのよ！！
アドバイス！

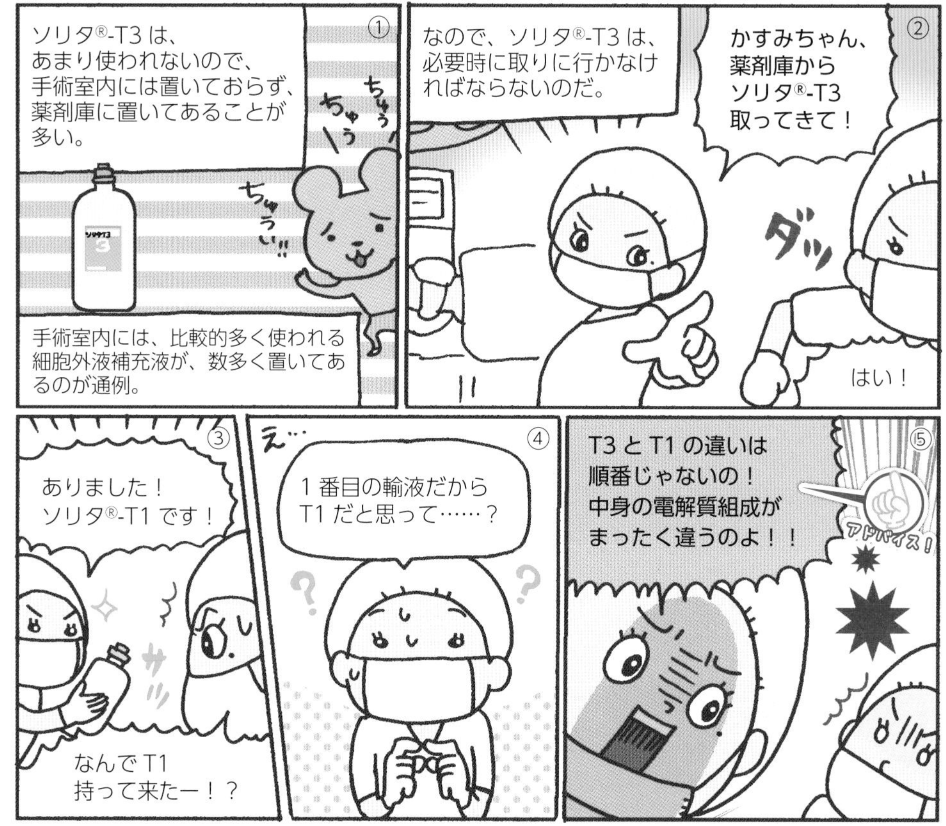

何がダメだったの⁉ さぬちゃん先生のワンポイントアドバイス

ソリタ®-T3 などのいわゆる 3 号輸液は、維持輸液のことである。1 号、2 号、3 号、4 号という番号は、決して輸液を投与する順番ではない。この輸液は、日本だけの特徴で外国では通用しない。輸液製剤については、メーカーにより呼び方は異なるが、同じ号数（番号）であれば、その電解質組成は似ている。

➡ 電解質って何？輸液製剤はどう使い分ける？　くわしく見ていこう！

ソリタ®の番号は投与する順番なの?

「電解質輸液の呼称や組成、さまざまな使い方の違い」

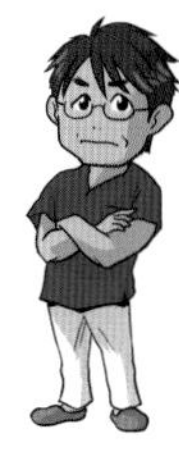

さぬちゃん ソリタ®-T3と言われて、T1を持ってきましたね。どういう状況で、かすみさんにお願いしたのですか?

すみれ 桐山先生に、「後でいいからT3持ってきて」と言われたので、かすみちゃんに薬剤庫に取りに行かせたんです。

さくら かすみちゃんは、輸液が苦手といってましたね。大丈夫かなって、思って見ていたんですが……。

桐山 まさか、T1とかT3を投与する順番と勝手に思っていたというのはウケてしまったね。

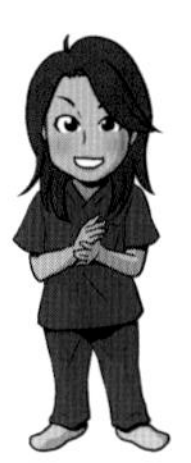

あおい T1が1本目でT3が3本目だと思った?というのは、ソリタ®の成り立ちから考えると、ある意味正しいのかもしれませんね。

さぬちゃん そうですね。ソリタ®-T1は開始液といわれているので、1本目だとね。T3は維持液だから、少なくとも1本目ではないと思った? で、1本目だからT1を持ってきたのではないかと……。T2は在庫をおいていませんから、持ってこれなかったのです。

桐山 そう考えるとある意味、正しいですね。そういえば、ソリタ®は、東大の小児科で行われていた、脱水症の子どもを治療するための輸液として開発されたという経緯があります。

さぬちゃん そうですね。はづきさん、「ソリタ」の由来は知っていますか?

はづき ソリタ先生が、開発したんですか?

あおい 違いますね。「ソリタ」は、SOLutIon of TAkatsuの略ではないかといわれています。高津教授という東京大学医学部小児科の先生が中心に作ったものなんです。

さくら へ~え。知らなかった。

すみれ 私も知らなかった。

桐山 T1というのは東大小児科方式輸液[1)]の1番目という意味だったと思います(**表1**)[2)]。

さぬちゃん そうですね。東大小児科方式第1~4号液=ソリタ®-T1~T4ですからね。重篤な脱水症状のはじめには、Naを急速に補充するために「ソリタ®-T1」を使います。その後、体内循環する水分が充足して尿が出れば、Na補充は減らして、K^+を補充するため、適度にNa^+とK^+を含んだ輸液「ソリタ®-T3」に変更します。T1とT3のほかに

表1 東大小児科方式第 1 ～ 4 号液＝ソリタ®-T1 ～ T4（文献 2 より引用改変）

	Na^+ (mEq/L)	K^+ (mEq/L)	Cl^- (mEq/L)	リン酸 (m mol/L)	乳酸 (mEq/L)	ブドウ糖（%）
ソリタ®-T1	90	-	70	-	20	2.6
ソリタ®-T2	84	20	66	1.8	20	3.2
ソリタ®-T3	35	20	35	-	20	4.3
ソリタ®-T4	30	-	20	-	20	4.3

T2 や T4 もありますが、通常は使いません。ちなみに T2 は、低張性脱水の時に 3 号液の代わりに用いられます。別のメーカーからも似たような名前で発売されている輸液製剤がありますが、いずれも始めは 1 号で、その次は 3 号という使い方ですね。

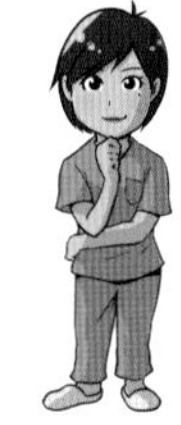

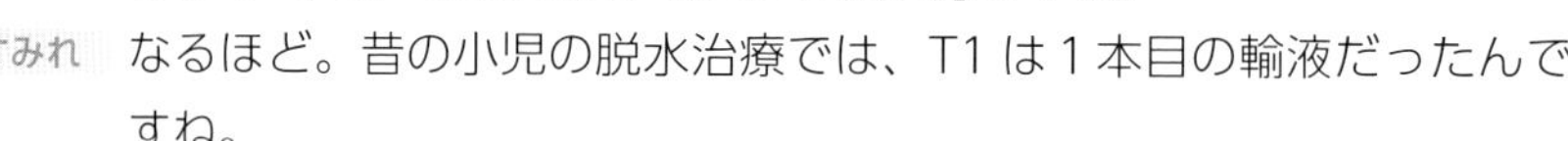

すみれ なるほど。昔の小児の脱水治療では、T1 は 1 本目の輸液だったんですね。

あおい それが成人患者にも広まり、尿が出ていない時には K^+ を含まない T1 を使っているのですね。

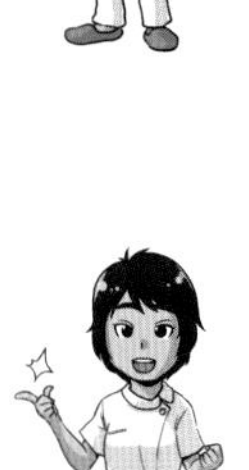

はづき 3 号液を維持液とよぶのは、脱水の治療を継続する維持するところからきているのですね。

桐山 3 号液は、通常の状態で必要とされる Na^+ や K^+ などの電解質をバランスよく含むから、今では食事がとれない場合の維持輸液に使われている。3 号液（維持液）を 4 本（2,000mL）投与すると、成人のだいたい 1 日に必要な水分と電解質が補充できる。身体の大きさによるけどね。

さくら ところで、手術室ではどうしてソリタ®をあまり使わないのですか。

さぬちゃん 桐山先生、お願いします。

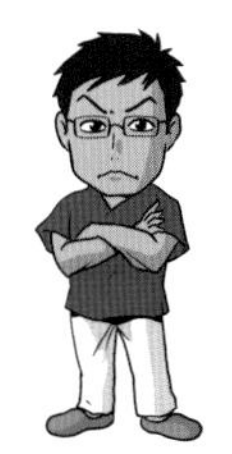

桐山 手術室での輸液は、病気をゆっくり治療するためのものではなく、術中の循環の維持、薬剤投与ルートとしての意味が大きいのです。そのためには、速く投与しても血管内の電解質バランス（特に K^+）を崩さない、血糖を上げないことに加えて、血管内容量を保持しやすいことが要求されます。

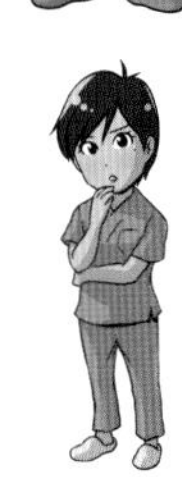

すみれ なるほど。目的をハッキリさせると意味がわかりやすいですね。でもどうして桐山先生は、あの時ソリタ®-T3 を使ったのですか？

桐山 あの時は、点滴ルートを 2 本確保して、メインのルートにはビカーボン®（重炭酸リンゲル液）をつなぎ、2 本目のルートはフィジオ® 140（ブドウ糖加酢酸リンゲル液）をつないだ。しかし、ゆっくりしか入れない 2 本目を、3 号液に変えようとしたところだった。

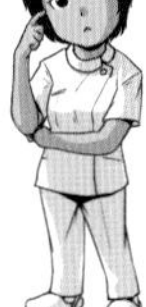

はづき ところで、手術室で主役になる輸液剤って何ですか？

桐山 細胞外液補充液とか膠質液とかですかね。

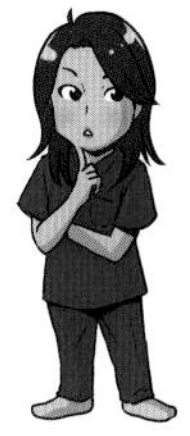

さぬちゃん　そうですね。表2[3、4)]のような輸液ですね。

あおい　Na^+が多く、K^+が少ないですね。

さくら　3号液は逆ですね。K^+が結構入っています。

桐山　だから3号液はゆっくりしか入れられないんだ。K^+の投与速度は20mEq/hという制約がある。ソリタ®-T3には、K^+は20mEq/Lの濃度で入っているため、ソリタ®-T3（500mL）を30以内に投与してしまうと20mEq/hを超えてしまう。

あおい　そんなに速く入ると血糖も上がりますね。

さぬちゃん　そうなんだよ。3号液は速く入れることを想定していないため、循環を維持する目的で使おうとすると電解質と血糖に問題が出る。だから、主役にはなれないのです。

あおい　生理食塩水もあまりたくさんは入れないほうがよいと聞いたのですが。

さぬちゃん　そうですね。たくさん入れると、Cl^-が上がりすぎてHCO_3^-がなくなるから、血液中のH^+が増加して代謝性アシドーシスになりますね。

桐山　最近、ボルベン®をよく使うので、pHが低下（アシドーシス）傾向になっているのを見かけますね。ボルベン®は生理食塩水に6%のHESを加えたものだから。

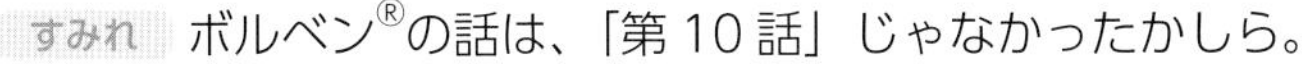

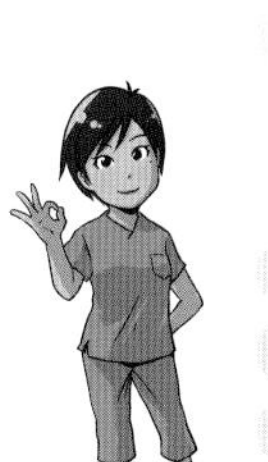

すみれ　ボルベン®の話は、「第10話」じゃなかったかしら。

さくら　そうかー。

あおい　ボルベン®は最近よく使うようになったから、話が聞きたいです。

表2 手術室で主役になる輸液剤（文献3、4より引用改変）

一般名	商品名	Na^+ (mEq/L)	K^+ (mEq/L)	Cl^- (mEq/L)	Ca^{2+} (mEq/L)	Mg^{2+} (mEq/L)	乳酸 (mEq/L)	ブドウ糖 (%)	HES (%)	浸透圧
生理食塩水	生理食塩液	154	-	154	-	-	-	-	-	1
乳酸リンゲル液	ラクテック®	130	4	109	3	-	28	-	-	0.9
	ソルラクト®	131	4	110	3	-	28	-	-	0.9
酢酸リンゲル液	ヴィーン®F	130	4	109	3	-	酢酸28	-	-	1
	ソルアセト®F	131	4	109	3	-	酢酸28	-	-	0.9
重炭酸リンゲル液	ビカーボン®	135	4	113	3	1	重炭酸25	-	-	1
	ビカネイト®	130	4	109	3	2	重炭酸28	-	-	0.9
ブドウ糖加酢酸リンゲル液	フィジオ®140	140	4	115	3	2	酢酸25	1	-	1.1
血漿増量剤	ボルベン®	154	-	154	-	-	-	-	6	1
	ヘスパンダー®	105	4	92	3	-	20	1	6	1

さぬちゃん　今回は、晶質液[3、4)]の話でしたね。話を晶質液に戻しましょう。

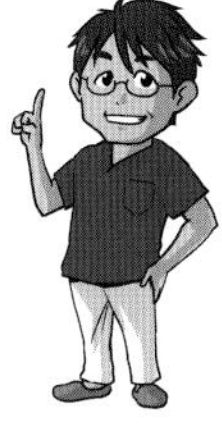

あおい　桐山先生、どうしてあの場面で 3 号輸液を使おうと思われたのでしょうか。

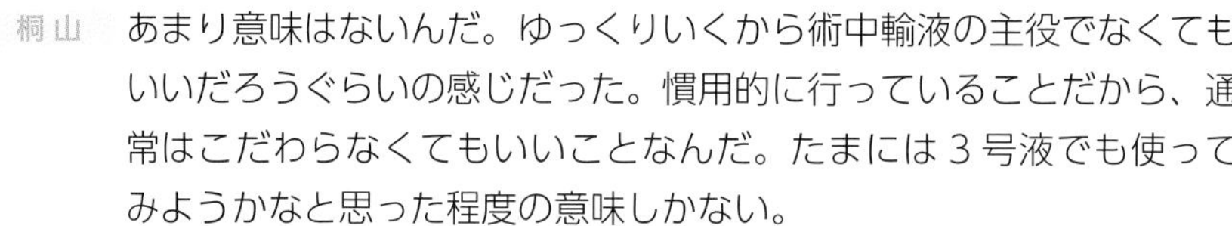

桐山　あまり意味はないんだ。ゆっくりいくから術中輸液の主役でなくてもいいだろうぐらいの感じだった。慣用的に行っていることだから、通常はこだわらなくてもいいことなんだ。たまには 3 号液でも使ってみようかなと思った程度の意味しかない。

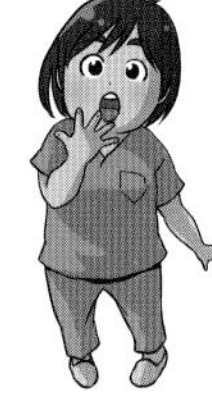

さくら　晶質液のお作法もいろいろあるから、本気で大事な理由があるのかと思いました。

桐山　でも、ゆっくりというところがポイントだったんだ。

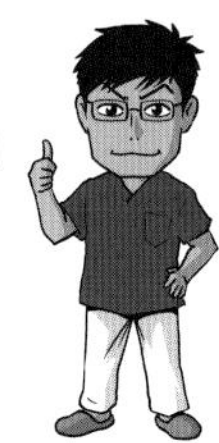

はづき　ICU ではよく 3 号液も使いますけど、時間あたりの投与量が 20mL/h とか 40mL/h とか遅いですからね。よくわかりました。

引用・参考文献

1) 藪田敬次郎．小児の電解質異常研究と臨床，38 年の歩み．順天堂医学．43（2），1997，193-207.
2) 藪田敬次郎．小児の救急処置としての輸液．東京女子医科大学雑誌．434（1/2），1990，42-9.
3) 讃岐美智義．“輸液”．麻酔科研修チェックノート．改訂第 5 版．東京，羊土社，2015，154-61.
4) 清野雄介．“輸液”．改訂版麻酔科薬剤ノート．讃岐美智義編．東京，羊土社，2014，226-41.

もうビクビクしない！
さぬちゃん先生レクチャー
しっかりじっくり薬剤ばなし

基本は細胞外液！

輸液で大切なのは「循環の維持」！

手術室で使用する輸液の目的は、①循環の維持、②体液・電解質のバランスの維持、③薬剤の投与ルート保持である。最も大切なのは、①循環の維持であることに異論はないであろう。術中の輸液は、何かを治療するためではなく、生命を保持するための基本である循環を保つことが求められる。循環を保つためには、血管内に残りやすい輸液でなければならない。

血管内に残りやすい輸液とは？

血管内に残りやすい輸液とは、晶質液であれば電解質組成が細胞外液に近い組成の輸液である。細胞外液の特徴は、Na^+とCl^-が高くK^+が低い。逆に細胞内液はK^+とMg^{2+}と$H_2PO_4^-$が高く、そのほかが低い（表1）。晶質液とは、電解質（や糖）と水分だけで構成された輸液製剤である。要するに、電解質の組成が細胞外液に近いほうが細胞外に残りやすい。しかし、細胞外とは血管内だけではなく、間質（組織間）も細胞外にあたる。つまり、細胞外液は血管内と組織間に分布する。

人体の体液の割合に対して輸液はどう分布する？

ここで、人体にはどんな割合で体液が存在するかを考えてみる。体液は人体の構成成分の60％である（図1）。そのなかで、血液中（血管内〔血漿〕）にあるのが5％、組織間には15％、細胞内には40％ある。水分はそれぞれ、血管内：組織間：細胞内＝1：3：8の割合である。細胞外液に近い組成のものは、細胞外（血管内と組織間）に分布し、その分布の割合は血管内：組織間＝1：3である。1,000mLの細胞外液を血管内に輸液すれば、血管内には1/4、組織間には3/4が入ることになる。つまり血管内に250mL、組織間に750mL残るのである。

ブドウ糖液を輸液すると……？

では、電解質をまったく含まない5％ブドウ糖液はどうであろうか。これは、まんべんなく分布し、血管内：組織間：細胞内に1：3：8で分布する。つまり、1,000mLの5％ブドウ糖液を血管内に輸液すれば、血管内に1/12、組織間に3/12、細胞内に8/12が入ることになる。つまり血管内に83mL、組織間に250mL、細胞内

表1 細胞外液と細胞内液

	Na^+	K^+	Ca^{2+}	Mg^{2+}	Cl^-	$H_2PO_4^-$	HCO_3^-
細胞外液	140	4	5	1.6	103	1.5	25
細胞内液	32	120	0～2	28	0～3	105	10

に 667mL 入るのである。これを考えると、血管内に残る晶質液は細胞外液ということになる。

膠質液を輸液すると……？

一方、晶質液に対して、膠質液（コロイド液）という分類の輸液もある。膠質液は、晶質液に膠質（コロイド）が加えられたもので、コロイドの作用により血管内に水分を保持しやすい特徴がある。コロイドとは HES（ヒドロキシエチルスターチ）やアルブミンである。これらは、血管の透過性が亢進（敗血症など）していない状態で、血管内にほぼ 100％近く残る[1)]と考えるとわかりやすい。

これらを考えると、手術室の輸液は細胞外液に近い組成の細胞外液補充液や膠質液が主体となることは理解可能であろう。決してブドウ糖液を速く輸液しても血管内には残らない。ブドウ糖液は輸液量の 1/12 しか血管内には存在しないのである（図 2）。

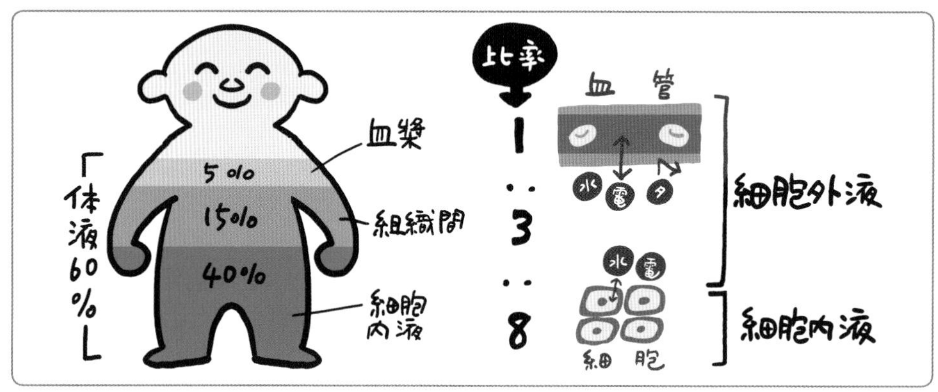

図1 体液分布

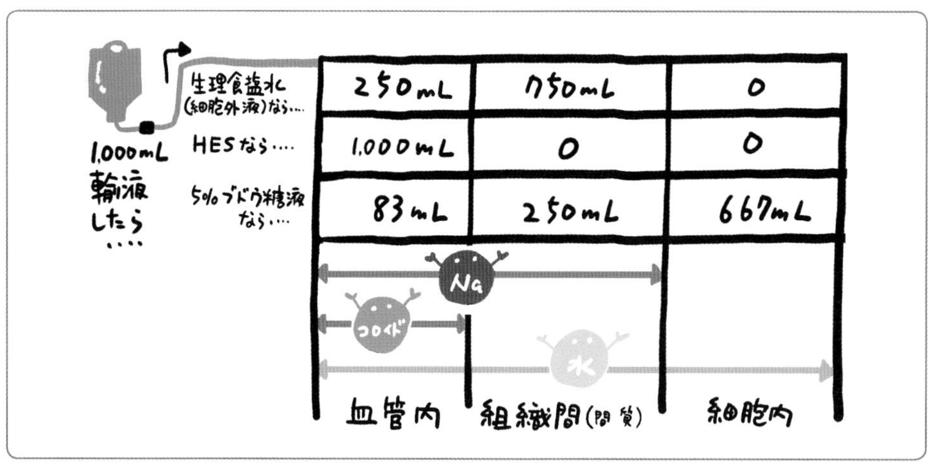

図2 1,000mL 輸液した時にはどこに残る？

細胞外液補充液は細胞外液に似ている

術中の輸液とは？

主な輸液製剤を表2[2, 3]に示すが、細胞外液補充液とよばれるのは、生理食塩水、○○リンゲル液という名称のものである。いずれも、細胞外液の組成に近く、その鍵を握っているのは Na^+ と Cl^- である（図3）。一方、膠質液は、細胞外液に近い組成に加えて、6% HESすなわちデンプンが添加されている。デンプンは分子量が大きいため、血管内へ水・電解質をとどめておく作用を有している。

ここまでが、術中の輸液の主役である。細胞外液補充液や膠質液は比較的速く投与しても、血液中の電解質や糖のバランスは崩さない。なんといっても、細胞外液に近い組成であるから

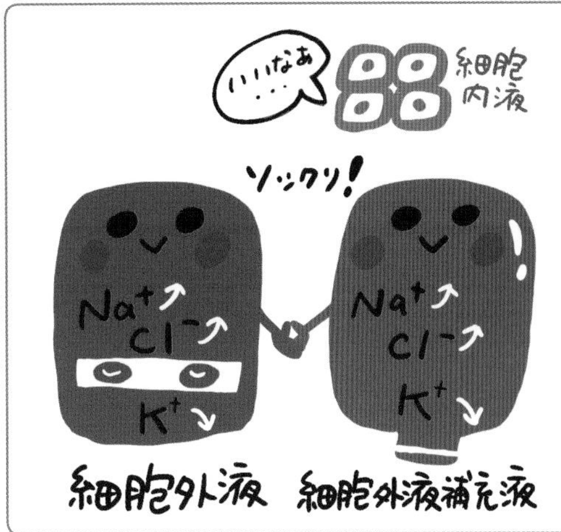

図3 細胞外液と細胞外液補充液は似ている！

表2 主な輸液製剤（文献2、3より引用改変）

一般名	商品名	Na^+	K^+	Cl^-	Ca^{2+}	Mg^{2+}	緩衝剤	ブドウ糖（%）	浸透圧
生理食塩水	生理食塩液	154		154					1
乳酸リンゲル液	ラクテック® ハルトマン	130	4	109	3		L28		0.9 1
重炭酸リンゲル液	ビカーボン® ビカネイト®	135 130	4 4	113 109	3 3	1 2	B25 B28		1 0.9
酢酸リンゲル液	ヴィーン®F ソルアセト®F	130 131	4 4	109 109	3 3		A28 A28		1 0.9
ブドウ糖加酢酸リンゲル液	フィジオ®140	140	4	115	3	2	A25	1	1.1
HES 6%	ボルベン® ヘスパンダー® サリンヘス®	154 105 154	- 4 -	154 92 154	- 3 -		- L20 -	- 1 -	1 1 1
5%ブドウ糖液	5%ブドウ糖液							5	1
1号液	ソリタ®-T1	90		70			L20	2.6	1
3号液	ソリタ®-T3	35	20	35			L20	4.3	1

L: 乳酸、A：酢酸、B：重炭酸。＊電解質の単位はmEq/L、空欄はその成分がないことを示す。

だ。一方、5％ブドウ糖液には電解質や緩衝剤は含まれず、水分をゆっくり補給する目的で使われる。したがって、術中に輸液を全開で投与することはあり得ない。

「○号輸液」の○は順番というわけではない！

ソリタ®はどのように生まれた？

1号輸液、3号輸液などとよばれる輸液製剤がある。これらは、決してエヴァンゲリオンの初号機、弐号機、3号機のようなモノではない。その開発は、終戦から15年ほど経った頃の時代にさかのぼる。

戦後昭和20年代までわが国では疫痢や消化不良性中毒症、脱水症などで多くの子どもが死亡していた。そのため、昭和38年（1963年）に脱水症の治療として、東京大学医学部小児科の高津忠夫教授らの小児科電解質班が、電解質とブドウ糖濃度の異なる輸液用電解質液（ソリタ®-T1、T2、T3、T4号輸液）を開発した[1, 4)]。

ソリタ®は現在どう使われている？

現在では、小児だけでなく成人にも、脱水症の治療以外にもソリタ®-T1とT3がよく使用されている。ソリタ®は、生理食塩水と5％ブドウ糖を混ぜ合わせた組成になっており、それぞれの中間の存在である。つまり、T1（1号液）は、生理食塩水とブドウ糖を半々に混ぜた、ほぼ1/2生理食塩水、T3（3号液）は、ほぼ1/3生理食塩水と考えると覚えやすい（図4）。Na^+やCl^-が、1/2や1/3になっているのである。

●ソリタ®-T1（1号液）は？

ソリタ®-T1は開始液とよばれ、脱水患者の尿が出ていない、始めの輸液として使われた。T1にはK^+が含まれていないため、尿が出ていない時には都合がよい。K^+が含まれていると、尿が出なければ高K血症になってしまう。

●ソリタ®-T3（3号液）は？

ソリタ®-T3は、維持輸液として使われてい

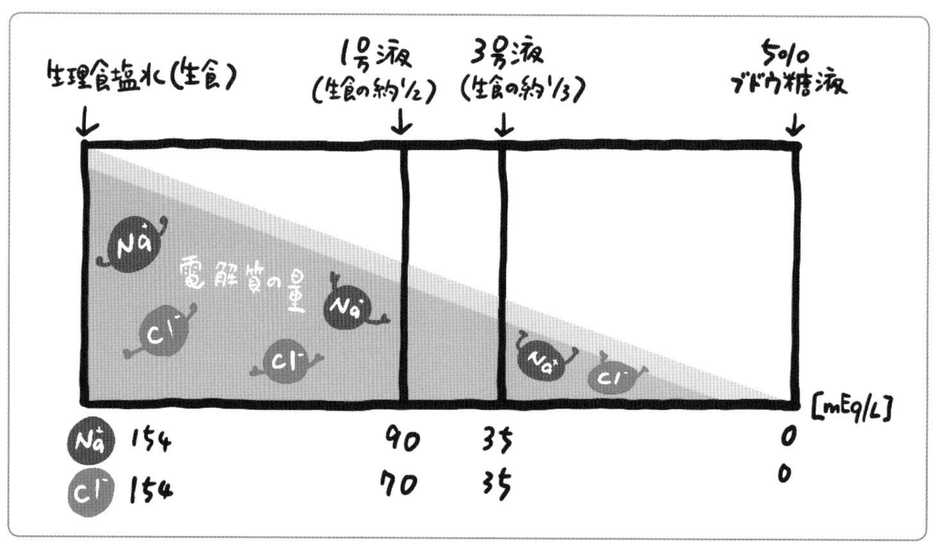

図4 各輸液の電解質組成

る。健康な成人が、必要とする1日の水と電解質バランスが崩れないような（飲水食事で摂取する水、電解質と尿、便、汗や不感蒸泄で排泄するものを加味して考えた）組成なのである。これを身体の大きさに合わせて、1本500mLなので、50kg程度なら4本2,000mL程度を1日かけて輸液すれば、それが1日の維持輸液となる。

電解質組成に関しては、1日2,000mLをすべて生理食塩水で補うと、NaCl（塩化ナトリウム）の取り過ぎになるのは明白である。生理食塩水は0.9%食塩水なので、2,000mLでは18gのNaClである。成人の1日のNaCl摂取量は6g程度であるので、3倍程度である。そこで、無難な生理食塩水の約1/3のNaCl量である3号輸液が選ばれるのである。

輸液量はどう考える？[2)] 4-2-1ルールを知ろう！

1日の輸液量や1時間の輸液量はどう考えればよいのだろうか？ 絶飲食や日常で必要な水分を輸液で補うとした時の量について考えてみる。

50kgだと2,000mLというのはわかったが、体重が多かったり少なかったりした時には、どれぐらいの量かということである。これには1時間あたりの維持輸液量を決めるのには、4-2-1ルールを覚えておけば、とりあえず困らない（図5）。4-2-1ルールとは、

- 体重10kgまで：4mL/kg/h
- 体重10～20kg分：2mL/kg/h
- 体重20kg以上分：1mL/kg/h

を加算して求める。

例として体重60kgの場合、4 × 10 + 2 × 10 + 1 × 40 = 100mL/hである。最初の10kgには4をかけ、10～20kgには2をかける。そして20kg以上分、すなわち60 − 20 = 40には1をかけて、すべてを合計する。60kgの人の場合、1時間あたり100mL、24時間あたり2,400mLが輸液量となる。体重5kgの場合は、4 × 5 = 20 mL/h、体重15kgの場合は、4 × 10 + 2 × 5 = 50mL/hである。

輸液はそれぞれどこに残りやすい？

図6[5)]は血管内に1,000mL輸液した後に、時間経過でどのくらい血管内に残存しているかを示している。晶質液（細胞外液補充液）では1時間後には20%弱、5%アルブミンでは50%、HESでは85%程度血管内に残存している。

血管内に最も残りやすいのは、膠質液、次に細胞外液補充液や生理食塩水である。逆に、5%ブドウ糖液は電解質を含まないため細胞外には残りにくく、多くが最終的に細胞内に移行してしまうと考えてよい。つまり、どこに入れたいのかによって、輸液の種類を変える必要がある（図7）。

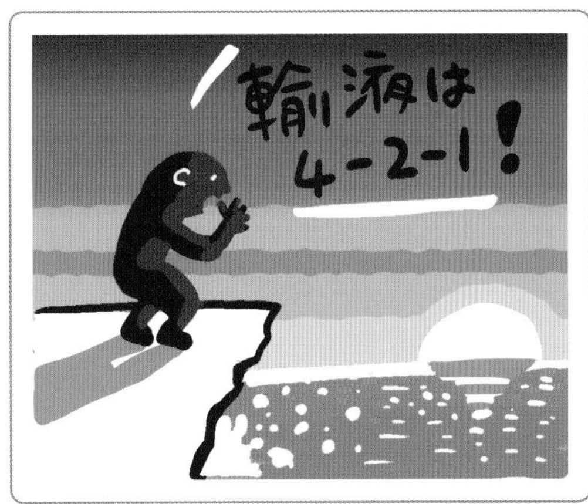

図5 輸液は4-2-1ルール！

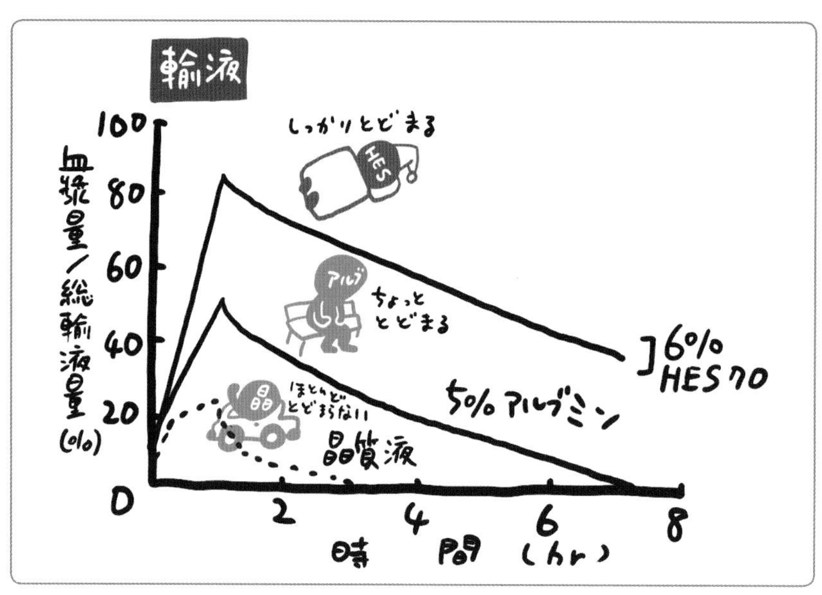

図6 輸液による血漿増量効果の比較（文献5より引用改変）

輸液の種類により分布が異なる
血管内：膠質液
組織間：生理食塩水、細胞外液補充液
細胞内：5%ブドウ糖液

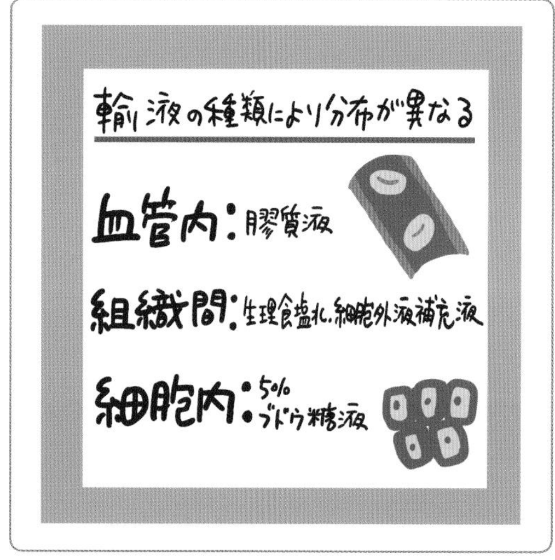

図7 どこに入れたいかによって輸液を変える

輸液は最終的にはどこにいくの？

手術においては、組織を剥がしたり傷付けてさまざまな外傷が起きる。外傷が起きたところは、正常な構造が保てるわけではない。それだけではなく、組織がただれてくる。正常組織の場合には、血管内、組織間、細胞内の３カ所を考えていればよかったが、組織がただれた場合には第３の男ならぬ第３の場所（サードスペース）が存在する（←ココ笑うところです！(^_^;)）。

サードスペースの正体は？

サードスペースはどこから現れるかというと、実は第２の場所の延長として出現する。要するに身体の中にできた余分な組織間のスペースである。輸液のなかでも細胞外液がサードスペースに溜まってくる。では、どこからサードスペースにいくかといえば、第２の場所からである（図8）。結局、第２の場所に行う輸液は何だったのかといえば、細胞外液補充液である。組織間からサードスペースに移行するので、結局は血管内から組織間に電解質・水分が逃げていき、血管内容量が不足して血圧が低下

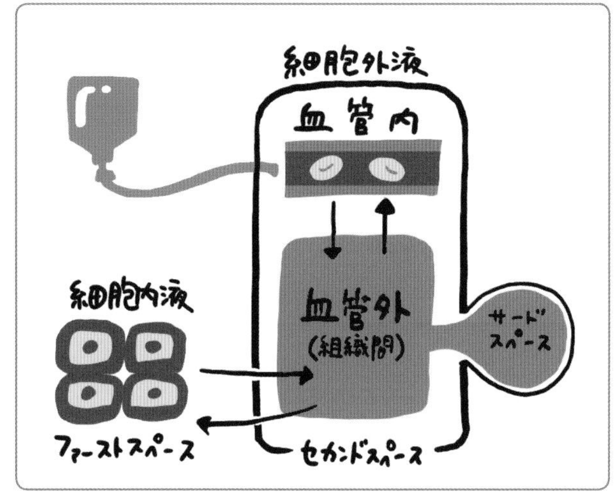

図8 サードスペースのしくみ

する。しかし、サードスペースは組織間を膨らませているだけという考え方もある。

いずれにしろ、血管内が足りない時にはボルベン®などの膠質液を、組織間が足りない時には○○リンゲル液などの細胞外液補充液をそこそこのスピードで輸液する。そして、細胞内に輸液をしたい時には、Naの少ない3号液や5%ブドウ糖液をぼちぼち入れるということになる。

サードスペースの輸液はどこに行く？

話を元に戻そう。サードスペースがもう一つわからないという方は、火傷をした時にできる水ぶくれをイメージすればよい。水ぶくれは身体の一部ではあるが、血管内でも組織間でも細胞内でもない。余分にできた身体の一部であるため、確実に身体の水分量は、その分だけ増加しているということになる。

この水ぶくれは、壊れれば水が体外に漏出して失われるが、壊れなければいつか組織間から血管内に戻っていく。これは、手術侵襲の程度や患者の併存合併症などによって戻ってくる時期が異なる。比較的軽い侵襲や元気な患者では術後早期に、大侵襲手術や元気でない患者の場合には数日以降に血管内に戻ってくるため、注意が必要である。

IN・OUTバランスが大切！

入れた輸液は、必ず戻ってくるのである。したがって、術中や術後にどれだけ輸液をし、どれだけ出血や尿量で失われたかを厳密に計算しておく必要がある。IN・OUTバランスを常に計算して管理しておくことが大切である。術後に大量の輸液が血管内に戻ってきた時、心機能、腎機能、呼吸機能が悪い患者では、急激な血管内容量の増加により心不全や呼吸不全をきたす可能性があるため、輸液にIN・OUTバランスが大切なのはいうまでもない。

引用・参考文献

1）五十嵐隆．“昭和 30 年代頃の輸液療法の課題”．小児を救った命の水：輸液療法とソリタ®-T 輸液開発の物語．https://www.ajinomoto.co.jp/nutricare/medical/topicks/sorita2.html
2）讃岐美智義．“輸液”．麻酔科研修チェックノート．改訂第 5 版．東京，羊土社，2015，154-61.
3）清野雄介．“輸液”．改訂版麻酔科薬剤ノート．讃岐美智義編．東京，羊土社，2014，226-41.
4）輸液製剤協議会．“輸液の歴史”．輸液（点滴）について．http://yueki.com/is/history-2/
5）Metcalf, W. et al. A clinical physiologic study of hydroxyethyl starch. Surg Gynecol Obstet. 131（2），1970，255-67.
6）讃岐美智義．“術中輸液の目的・種類・投与量”．100 倍楽しくなる麻酔科研修 30 日ドリル．東京，羊土社，2015，94-8.

ココだけは押さえる！ 第９話のおさらい

◎細胞外液補充液は血管内と組織間に１：３で分布する。

◎膠質液は血管内にほとんど残るため、血管内容量を増加させやすいが、血液も薄まりやすい。

◎5％ブドウ糖液は、血管内：組織間：細胞内に１：３：８の割合で分布する。細胞内脱水の際には有効だが、術中に急速輸液しても血管内には残らない。

◎１号輸液、３号輸液は、病棟で使ってなんぼの輸液。急速輸液には適さない。

◎術中の初期輸液量の計算には、体重がわかれば 4-2-1 ルールが使える。術後の維持輸液量にも使うことができる。

◎輸液製剤の投与には、輸液の組成と投与速度が大切である。

◎輸液量の決定には IN・OUT バランスを常に考える。入れた輸液はいつか必ず血管内に戻ってくる。

第10話

膠質液：HES 製剤とアルブミン製剤 〜ヘスは輸液のことだった！〜

新人オペナースかすみの

薬剤ビクビク事件簿

①
ボルベン®や
ヘスパンダー®のことを
HES（ヘス）製剤という。
アドバイス！
ちゅうい
次はボルベン®がほしいな…。
②
ヘスちょうだい。
はーい。
③
イスです。
サッ
？？？？
④
ヘスちょうだい。
？
？
？
？
先生、もう１つ
イスがいるんですか？
⑤
イスでなくて
ヘス！
アドバイス！
ヘスって
何ですか？
⑥
ボルベン®
くれ。
は〜…
あっ…

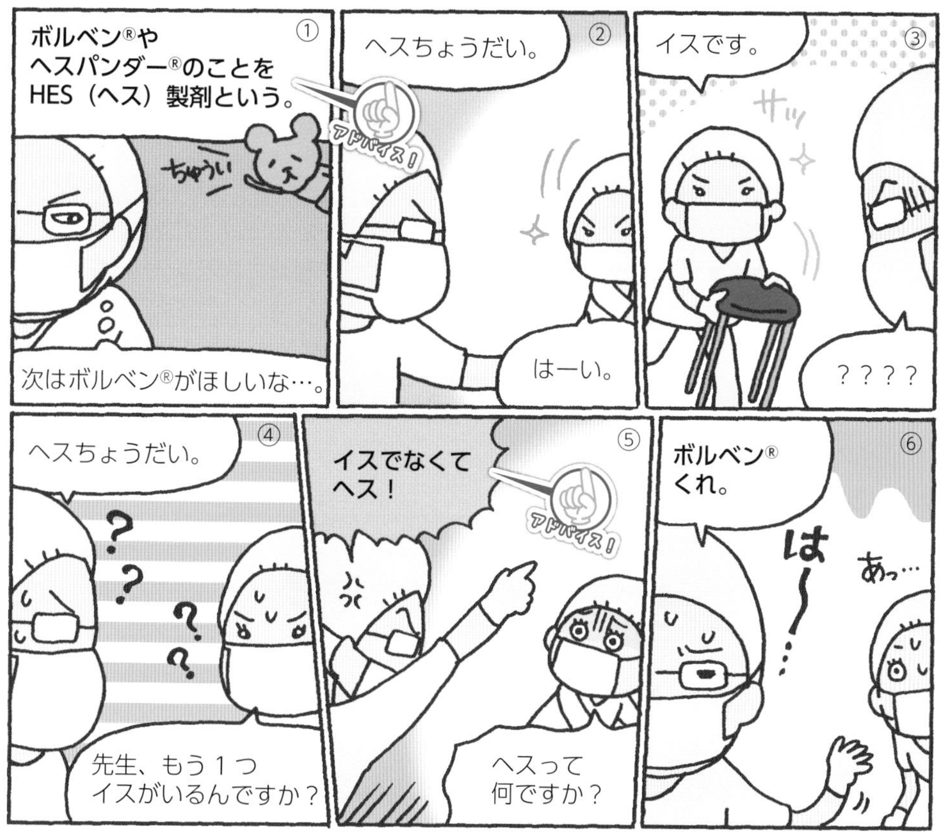

何がダメだったの!? さぬちゃん先生のワンポイントアドバイス

ヘスとは、輸液の HES 製剤のことである。以前ではヘスパンダー®が、現在ではボルベン®がよく使われる。商品名のボルベン®とだけ覚えていても、ヘスパンダー®時代の名残で、とっさの時に「ヘス」と叫ぶ先生がいる。ヘスと言われれば、血圧が維持できない状態になって、急速に輸液を行わなければならないと心得よう。そのような時に、とぼけてイスを持ってくれば、温厚な先生でもピキッとなる。ヘス製剤、特にボルベン®については、以前の使い方とは異なっているので、どんな状況で使用するかに精通しておきたい。

➡ 電解質って何？輸液製剤はどう使い分ける？　くわしく見ていこう！

座談会 第10回 ヘスってボルベン®？

「HES 製剤の違いや使い方」
「アルブミン製剤の使用制限」

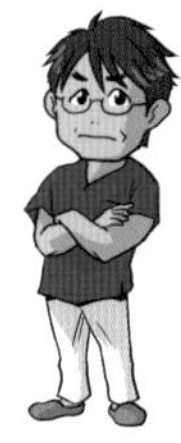

さぬちゃん　ヘスといえば、HES 製剤のこと。ボルベン®とかヘスパンダー®といった人工膠質液のことですね。

桐山　ヘスをイスにしてしまうところが、かすみちゃんらしいね。

すみれ　ヘスと言わずに、「ボルベン®」と指示を出せば大丈夫だったのかもしれませんね。

はづき　そうですね、桐山先生。私だって、ヘスと言われるとヘスパンダー®ですか？と聞き返しますよ。

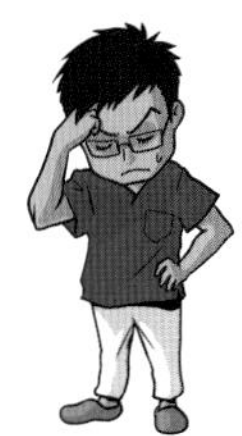

桐山　昔のクセで、どうしてもヘスパンダー®と叫びそうになるから、ボルベン®のことを発作的にヘスと言ってしまうんだ。ボルベン®の一般名称は HES 製剤だからね。これで、ほかの手術室看護師には通用するんだ。

さくら　そういえば、昔はヘスと言えば、ヘスパンダー®でしたね。どうしてボルベン®になったのでしょう？

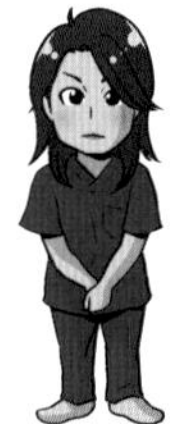

あおい　ヘスパンダー®もボルベン®も同じ HES 製剤ですが、ボルベン®は循環血液量の維持であれば、出血をしていなくても使用することが可能です。ヘスパンダー®は、出血時の代用血漿剤として保険適応ですので、出血しなくて血管内容量を一時的に増やしたい手術時の代用血漿剤としては使いにくいわけです。当院は、新薬を 1 製品採用すれば、従来の薬品 1 製品を削らなければならないので、当然、ボルベン®を採用したらヘスパンダー®は不採用になります。ボルベン®に、ヘスパンダー®と同等かそれ以上の血漿増量効果が期待できるのなら、“出血”しばりのあるヘスパンダー®をやめて、ボルベン®で代用してもよいということになったのです。

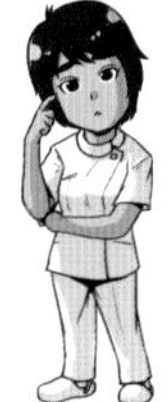

はづき　ボルベン®とヘスパンダー®の使用量に違いはないのですか？

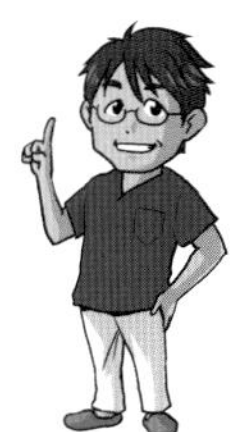

さぬちゃん　よい質問だね。ボルベン®は、体重あたり 50mL 使用が可能[1]。50kg なら、50 × 50 ＝ 2,500mL/ 日も使用できる。ヘスパンダー®は添付文書[2]どおりに使用すれば、出血した時に 1,000mL/ 日と書かれているため、1 日に 2 本程度しか使えないんだ。

さくら　そうなんですね。

桐山　ボルベン®が発売される前は、添付文書には 1,000mL/ 日と書いてる

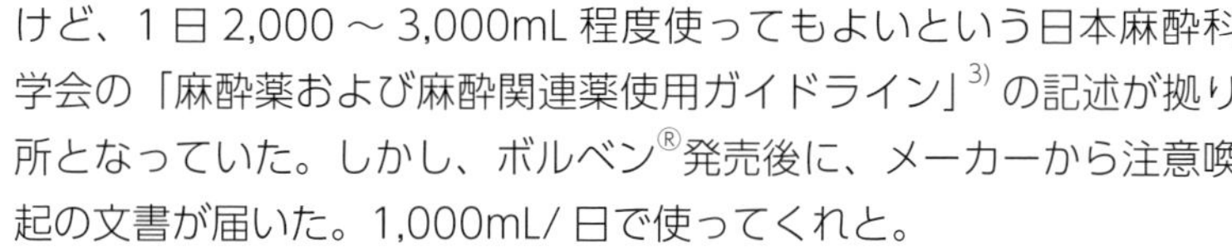

けど、1日2,000～3,000mL程度使ってもよいという日本麻酔科学会の「麻酔薬および麻酔関連薬使用ガイドライン」[3)]の記述が拠り所となっていた。しかし、ボルベン®発売後に、メーカーから注意喚起の文書が届いた。1,000mL/日で使ってくれと。

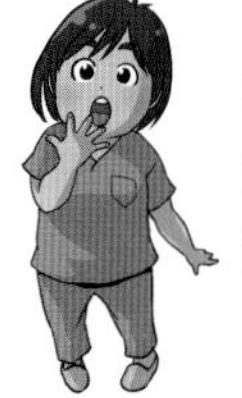

さくら えー！

すみれ 不思議ですね。大人の事情でしょうか？

はづき 日本麻酔科学会の「麻酔薬および麻酔関連薬使用ガイドライン」はどうなったのでしょうか？

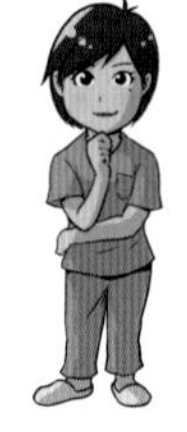

桐山 まだ、改訂されていないんだ。そもそも、ボルベン®という商品名が出ていなくてHES（ヒドロキシエチルスターチ）と一般名で書いてるから、今読むと、ボルベン®のことだと思ってしまう。

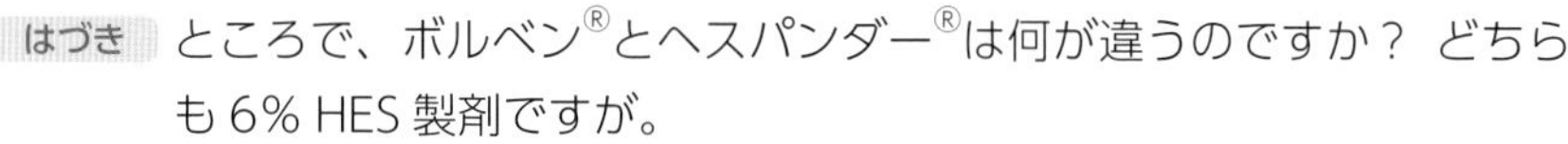

すみれ ガイドライン、うまいことできていますね。

はづき ところで、ボルベン®とヘスパンダー®は何が違うのですか？ どちらも6% HES製剤ですが。

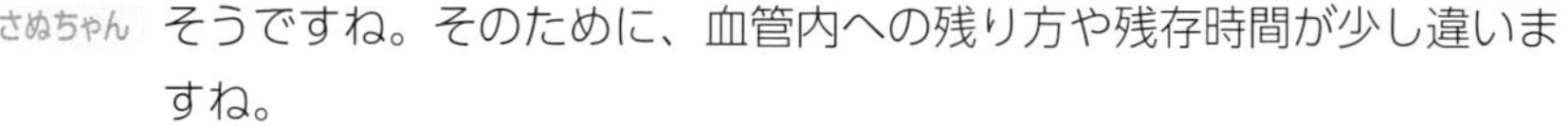

あおい 電解質組成とHESの分子量が違います。

さぬちゃん そうですね。そのために、血管内への残り方や残存時間が少し違いますね。

あおい ヘスパンダー®よりボルベン®のほうが血管内に残る時間が少し長くて、少し残存率もよいようです。ヘスパンダー®は80～90%、ボルベン®は100%が血管内に残存となっています。

さくら だから最近、ヘスパンダー®はあまり使わなくなったのですか？

さぬちゃん いや。たぶんそこまで考えている医師は少ないと思う。桐山先生どうですか？

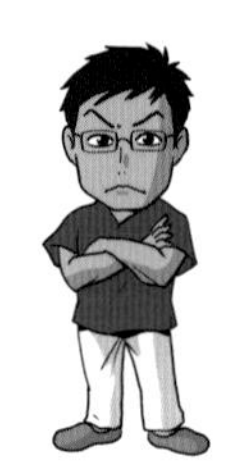

桐山 私も、ボルベン®が手術室にあるから使っていますね。ヘスパンダー®でも構わないですが、どちらか選べといえばボルベン®ですかね。

すみれ 電解質組成も違いませんか？ ボルベン®は生理食塩水でNa^+が154mEq/Lですが、ヘスパンダー®は細胞外液補充液のような組成です。それにブドウ糖も入っています。

桐山 ボルベン®のほうが、生理食塩水だからあまり考えずに使えるイメージだね。HES製剤はゆっくり入れるわけではなく、急速投与することが多いからね。ブドウ糖は1%だから、それほど気にすることはないですが……糖尿病がひどくても血糖を気にせず使えますね。

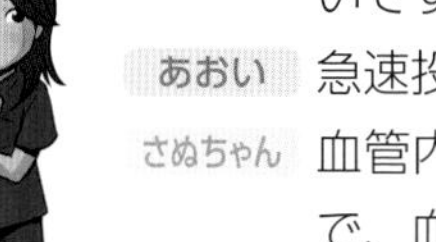

あおい 急速投与する理由は何ですか？

さぬちゃん 血管内容量が少なくて、血圧が保ちにくいからHES製剤を使うわけで、血管内容量を一刻も早く増加させたいからですね。アドレナリン受容体に作用するような昇圧薬と違って、すぐに効くわけではないのですが、まずは血管内容量を増加させるためには1滴1滴落としていたのでは意味がないですから。急速投与＝ボーラス投与なんです。

あおい 速く投与するには何が大事でしょうか？

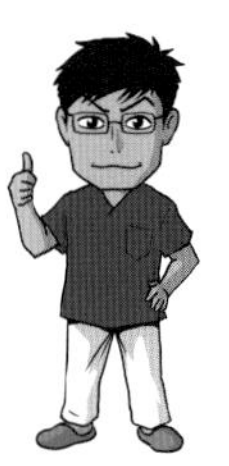

さぬちゃん　桐山先生お願いします。

桐山　一番大切なのは、太いゲージの点滴ルートですね。

さくら　何ゲージが必要ですか？

桐山　少なくとも 20 ゲージ以上は欲しい。それから、間に合わなければ、輸液バッグを手で力一杯握りしめるとか、動脈圧ラインの加圧バッグを使って加圧して入れる必要があるからね。

さくら　そうかー。だから手術室には加圧バッグが何個も常備してあるのですね。

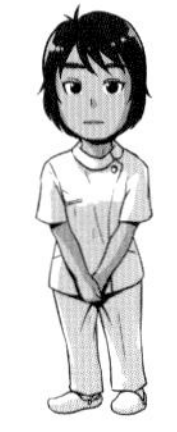

はづき　ICU では、輸液ポンプを使って注入するのであまり加圧バッグは見ることはないですね。輸血の時には、加圧バッグが登場しますけどね。

あおい　輸液や輸血を急速に入れた時には、何に注意が必要ですか？

さぬちゃん　さくらさん、お願いします。

さくら　点滴ルートの接続が、ゆるんだり外れたりしていないこと。患者さんの注入部位やその先に腫れや漏れがないことですね。

すみれ　まだありますよ。点滴ルートの先の血管周囲や皮膚の発赤にも注意が必要です。

桐山　もう 1 つありますね。注入した輸液の効果が出ているのかに注目することが大切です。注入しているのに効果が現れていない、逆に頻脈や低血圧が進行するようでは何かおかしいと考えないとダメですよ。

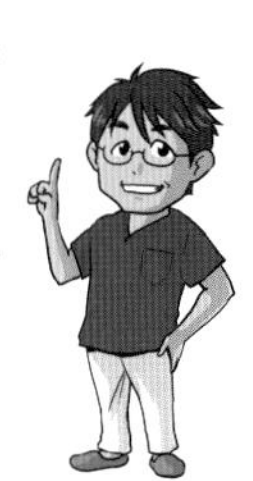

さぬちゃん　そうですね。輸液でアレルギーやアナフィラキシーは少ないので、それに注目するという意味ではないんです。一見、腫れや漏れ、発赤がなくても注入効果で気づくことがありますね。また、術野で新たな出血やイベントが起きている可能性にも注目です。

はづき　ICU と違って、手術室では患者さんのみに注目するのではなく、手術が進行していて常に目が離せないところが忙しいのですね。私も、手術室でやってみたくなります。

すみれ　師長さんに異動希望を出してください。大歓迎です！

はづき　ええ（笑）。

あおい　話は逸れるんですが、膠質液でも生物由来製剤のアルブミン製剤がありますよね。以前よりアルブミン製剤の使用制限がきつくなったと聞いたのですが、本当ですか？

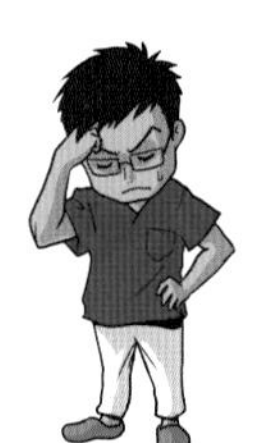

桐山　そうなんですよ。しばらく前に、どのような症例では推奨するかしないかというガイドラインが出て、結構使いにくくなっているのですよ。それと抱き合わせに、ボルベン®がタイミングよく出て、アルブミン製剤を使う前にまずボルベン®って感じになっていますね。

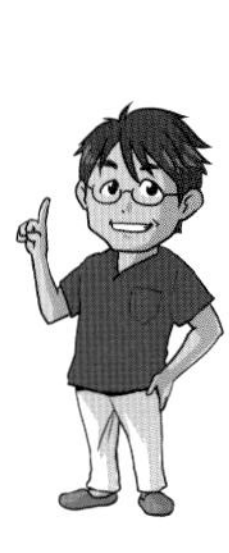

すみれ　へー。そんなガイドラインが出ていたのですか。

さぬちゃん　日本輸血・細胞治療学会が出した、「科学的根拠に基づいたアルブミン製剤の使用ガイドライン」[4] ですね。

あおい　2015年に出ていますね。以下の疾患についてのアルブミンの推奨と非推奨が出ています。このなかで、明らかに推奨されているのは、「⑰ほかの血漿増量剤が適応とならない病態」だけで、そのほかのものは基本的には非推奨です。特に、「⑩頭部外傷（脳虚血）」の重症外傷性脳損傷患者での輸液蘇生や急性脳梗塞の初期治療では禁忌です。

①出血性ショック
②重症敗血症
③肝硬変に伴う腹水
④難治性の浮腫、肺水腫を伴うネフローゼ症候群
⑤循環動態が不安定な対外循環
⑥凝固因子の補充を必要としない治療的血漿交換療法
⑦重症熱傷
⑧低蛋白血症に起因する肺水腫あるいは著明な浮腫
⑨血漿循環量の著明な減少
⑩頭部外傷（脳虚血）
⑪人工心肺を使用する心臓手術
⑫周術期の循環動態の安定した低アルブミン血症
⑬妊娠高血圧症候群
⑭炎症性腸疾患
⑮蛋白質源としての栄養補給
⑯末期患者
⑰ほかの血漿増量剤が適応とならない病態

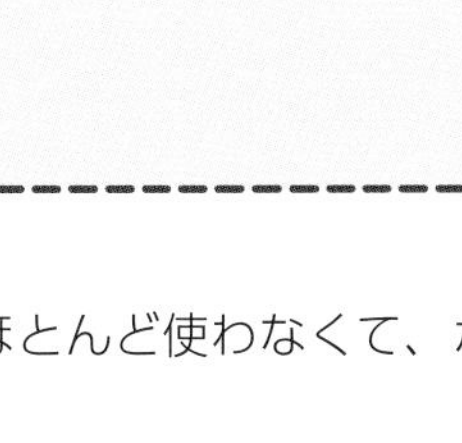

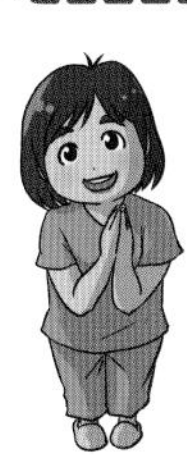

さくら　だから最近、アルブミン製剤はほとんど使わなくて、ボルベン®が人気なのですね。

引用・参考文献

1）フレゼニウス カービ ジャパン株式会社．ボルベン®添付文書．
2）フレゼニウス カービ ジャパン株式会社．ヘスパンダー®添付文書．
3）“輸液・電解質液”．麻酔薬および麻酔関連薬使用ガイドライン．第3版．神戸，日本麻酔科学会，2014，169-70．https://anesth.or.jp/files/pdf/infusion_electrolyte_solution_20190905.pdf
4）科学的根拠に基づいたアルブミン製剤の使用ガイドライン．東京，日本輸血・細胞治療学会，2015．http://yuketsu.jstmct.or.jp/wp-content/themes/jstmct/images/medical/file/guidelines/1530_guidline.pdf

もうビクビクしない！
さぬちゃん先生レクチャー
しっかりじっくり薬剤ばなし

血圧を維持できない時に なぜHES製剤を使うの？

細胞外液補充液とHES製剤の違いって？

血圧が下がった時によく、HES製剤（ボルベン®、ヘスパンダー®）は輸液ルート全開にして使用される。それどころか、細胞外液補充液である重炭酸リンゲル液（ビカーボン®、ビカネイト®）や酢酸リンゲル液（ヴィーン®F、ソルアセト®F）に代わって投与される。

HES製剤と細胞外液補充液の大きな違いは、6% HES（ヒドロキシエチルスターチ）が入っているかだけであるが、このHESが入っていることにより、輸液の分布する範囲が異なる。HESは血管内に残存しやすいのである。

第9話でも解説したが、HESはほぼすべてが血管内に残存し、細胞外液補充液では25%が血管内に、残りの75%は組織間に移行する[1,2]（図1）。血圧が下がった場合に、輸液を行うとすれば、少しでも血管内に残るほうが有利なので、細胞外液補充液の4倍の血管内残存効果があるHES製剤を全開で投与する。少しでも早く血管内を満たしたいのである。

アルブミン製剤も膠質液だけど……

HES製剤以外にアルブミン製剤も膠質液であるが、アルブミンに関しては、血液製剤として扱われることや、適応が厳密であるため無条件に使用してよいものではなく、循環が維持できなければ即使用ということにはならない（図2）。アルブミン製剤に関しては後述する。

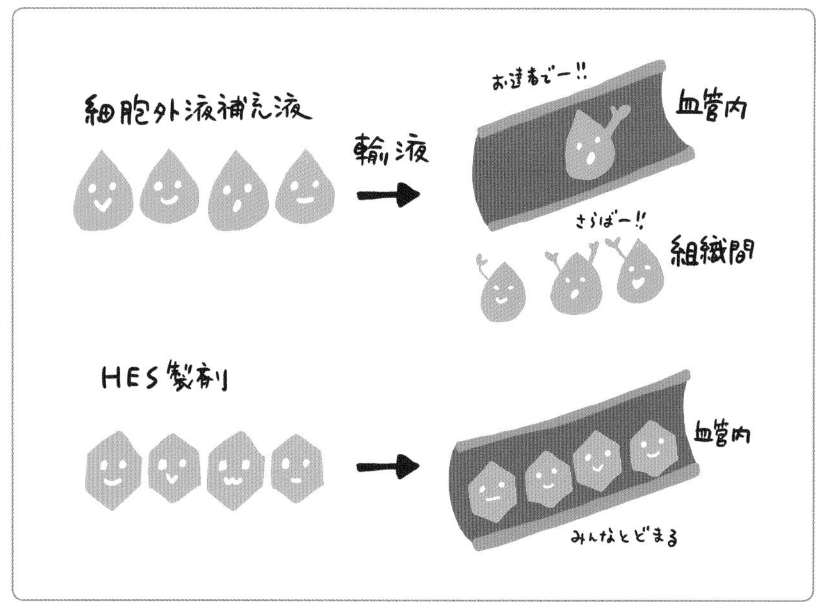

図1 細胞外液補充液とHES製剤の違い

血圧維持のためには血管内を適切に満たしておかなければならない！

術中輸液の目的は、「血管内容量を適正化して組織血流を維持する」ことである。しかし、モニターでそれを測定することは容易ではない。そこで、血圧や心拍出量を維持することが求められる。

血圧・心拍出量は何で決まる？

血圧は何で決まるかといえば、心拍出量×末梢血管抵抗である（図3）。末梢血管抵抗を一定とすると、心拍出量が大切になる。では、心拍出量は何で決まるかといえば、1回拍出量×心拍数である。心拍数が一定であるとすれば、1回拍出量が鍵を握っているということになる。すなわち、「1回拍出量をきちんと保って

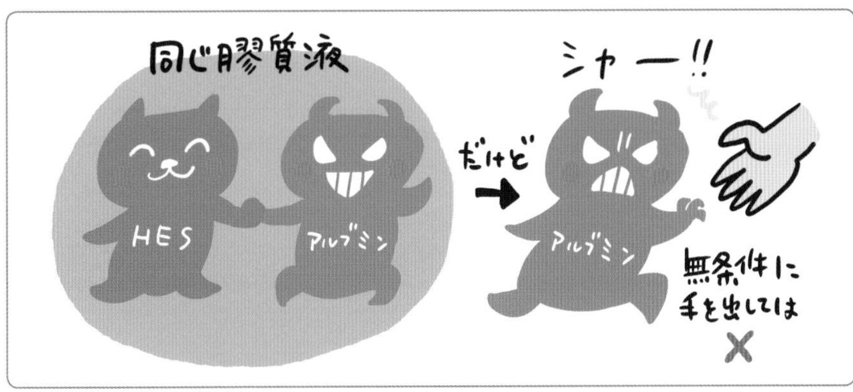

図2 アルブミン製剤は無条件に使用はしない

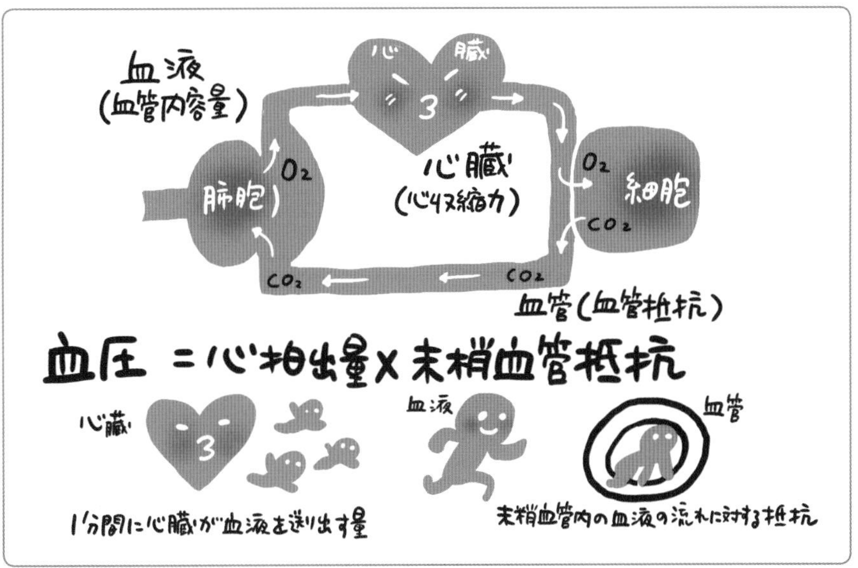

図3 血圧は何で決まる？

おくには」と考えればよい。

さらに、1回拍出量は何で決まるかといえば、前負荷（血管内容量）と後負荷（血管抵抗）と心収縮力である（図4）。血管抵抗と心収縮力が一定であれば血管内容量によって決まる。

血圧は、血管内を満たさなければ、いくら心臓を強く打たせ（心収縮力を上げ）てみても、血管を収縮（血管を締め）させてみても上がらないのである。

ボルベン®とヘスパンダー®のHES成分はどう違うの？

あとから発売されたボルベン®と昔からあるヘスパンダー®、サリンヘス®のHES成分に違いがあるのかは、非常に興味があるところである。いわゆるデンプン、HESの濃度は6%なので違いはないが、そのほかの性質に違いがある（表1）[3]。

注目すべき違いは？

最も注目すべきは使用可能な投与量である。ヘスパンダー®の1日使用可能な量は20mL/kgに対してボルベン®は50mL/kgである。容量効果や持続時間もボルベン®が有利である。

ほかにもボルベン®のほうが有利

また、以下の性質に関してもボルベン®に軍配が上がる。

①平均分子量はボルベン®が13万に対してヘスパンダーは7万である。分子量が大きいほど、毛細血管から漏出しにくく循環血液量を長時間維持できる。

② C_2/C_6比（ヒドロキシエチル基がC_2位についているものとC_6位についているものの比）がボルベン®が9に対してヘスパンダー®は4である。C_2/C_6比は高いほどα－アミラーゼによる分解が遅く、粘度が高いため血管内にとどまりやすい。

③置換度は、ヒドロキシエチル基に置換してい

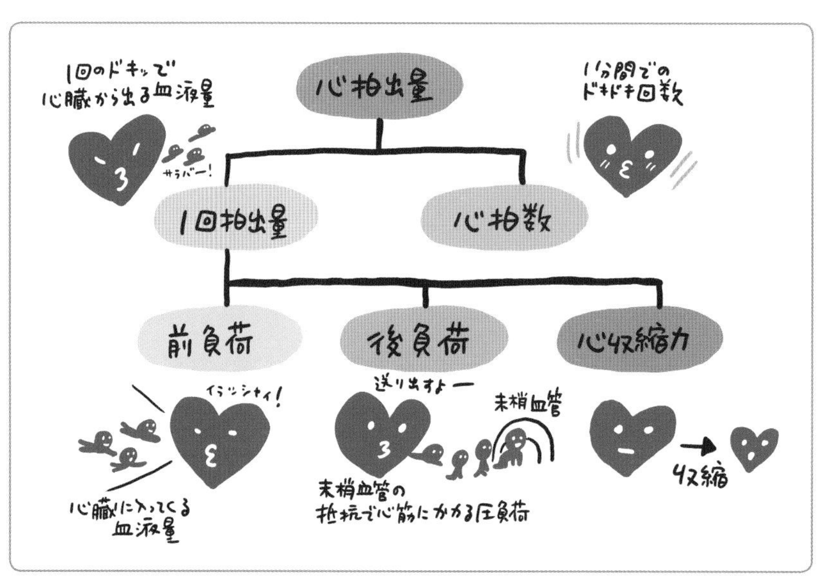

図4 心拍出量は何で決まる？

るグルコピラノース環の割合で、高いほど分解が遅い。

HES製剤には副作用や禁忌はないの？

HES製剤は、術中に血管内容量の低下（出血、絶飲食による脱水など）で血圧が下がった時の輸液として急速輸液に使用できるが、副作用や禁忌がないのかが気になるところである。現時点では、HES製剤の問題点[4, 5]として、血液希釈、腎機能低下、体内蓄積作用がある。

血液の希釈で貧血・凝固能低下に

●貧血

HES製剤は、通常は血管内に投与したものの大半が、血管内にとどまることを考えれば、誰もが気づくことは血液が薄くなり、貧血（低ヘモグロビン）になる。血圧を上げることはできても、貧血になれば酸素を運ぶ単位体積あたりのヘモグロビン（ヘモグロビン濃度〔g/dL〕）が小さいため、酸素を運ぶ能力（酸素運搬能）が低下する。血圧を保つことができても貧血になれば、酸素を運ぶもの（ヘモグロビン）が少ないため、酸素運搬が減少して問題がある。

●凝固能の低下

また、大量に使用すると凝固能にも影響する（von Willebrand（ヴォン ヴィレブランド）因子活性を特異的に低下させることがある）。また、ヘスパンダー®では、血小板機能低下が起きることがある。そのため、HES製剤を大量に使用した（規定量を目一杯使用した）時には、凝固能をチェックする必要がある。特に、HES製剤の使用前から凝固能が低下している患者では注意が必要である。

腎機能低下の可能性あり

腎機能障害のない患者では、使用後の腎機能低下が起きる根拠はないが、Cr 2.0以上あるい

表1 ボルベン®・ヘスパンダー®・サリンヘス®の違い（文献3より引用改変）

	ボルベン®	ヘスパンダー®・サリンヘス®
HES濃度（%）	6	6
容量効果（%）	100	80～90
持続時間（時間）	3～4	1～2
重量平均分子量	130,000	70,000
置換度	0.4	0.5
C_2/C_6比	9	4
使用量（mL/kg）	50	20

はCCr 30mL/min以下の腎機能低下患者では使用量を制限する。また、敗血症患者では、HES製剤投与で腎機能障害をきたす可能性があり、使用すべきでないと考えられている。

長期間の投与で体内に蓄積

長期投与では体内に蓄積される可能性があるため、避けることが大切である。1週間以内でとどめる（それ以上何日も続けて使用しない）。

これらの副作用は、術中の血圧低下時にというよりも、ある程度投与した後の話であるため、禁忌でなければ血管内容量を増やしたい時はHES製剤を使用することが多い。

グリコカリックスが崩れた血管ではHES製剤でも血管にとどまらない！

毛細血管には、血管内皮細胞の上にグリコカリックスという毛のような構造のものがあることが知られている。敗血症などの重症感染症や過大な手術侵襲により、このグリコカリックス層が破壊されることが知られており、HES製剤といえども血管内にとどまることはできず血管外に漏れ出してしまう（図5）。そのため、敗血症ではHES製剤の使用には注意を要する。

アルブミン製剤はどんな症例に使用するの？

アルブミン製剤には、5%アルブミン（等張アルブミン）と20%アルブミン（高張アルブミン）の2種類がある。**循環維持のためには等張アルブミン、アルブミンの補充には高張アルブミンを使用する**（図6）。

アルブミンが足りない時に使用

現在では、アルブミン製剤の使用は、なるべく控える風潮であり、出血＝アルブミン製剤の投与ではなくコロイド浸透圧の維持には、まずはHES製剤を使用する。それでもダメな場合にアルブミン製剤で対応する。①アルブミンの喪失（熱傷、ネフローゼ症候群など）およびア

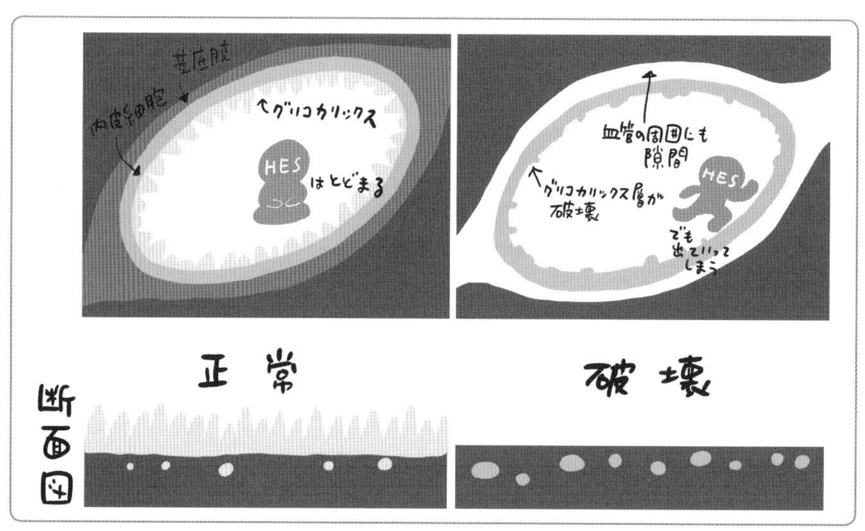

図5 正常なグリコカリックスと破壊されたグリコカリックス

ルブミン合成低下（肝硬変症など）による低アルブミン血症、②出血性ショックの場合である。

FFPは凝固因子の補充時に使用

また、FFP（新鮮凍結血漿）はアルブミン値の改善目的で投与してはいけない。しかし、HESもアルブミン製剤も凝固因子を含まないため、大量出血時にはFFPなどで凝固因子を補充する必要がある（図7）。

アルブミンの使用制限[6]とは？

アルブミン製剤は血液製剤で、無尽蔵に使用できるわけもなく、現在では「科学的根拠に基づいたアルブミン製剤の使用ガイドライン」によって使用の基準が示されている（表2）[6]。

ガイドラインでは……

病態別として、①出血性ショック、②重症敗血症、③肝硬変に伴う腹水、④難治性の浮腫、

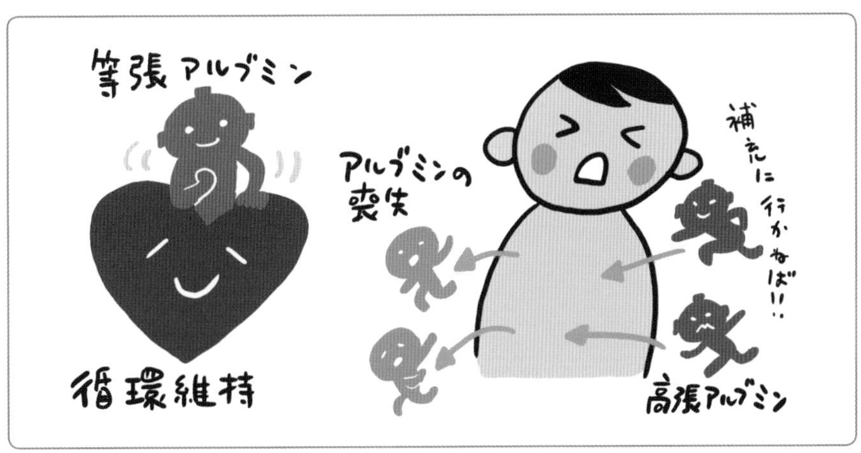

図6 等張アルブミンと高張アルブミンの働き

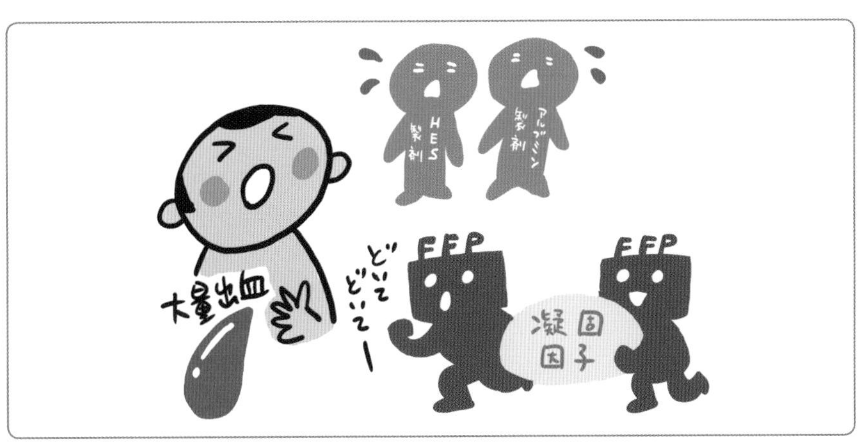

図7 FFPは凝固因子をもっている

表2 **科学的根拠に基づいたアルブミン製剤の使用ガイドライン**（文献6より引用改変）

推奨度	高張アルブミン製剤	等張アルブミン製剤
推奨する	•肝硬変 ①Ⅰ型肝腎症候群 ②突発性細菌性腹膜炎 ③大量の腹水廃液 ④難治性腹水の管理 •凝固因子の補充を必要としない治療的血漿交換療法	•凝固因子の補充を必要としない治療的血漿交換療法 •ほかの血漿増量剤が適応とならない病態
通常は使用しない	•難治性の浮腫、肺水腫を伴うネフローゼ症候群 •低蛋白血症に起因する肺水腫あるいは著明な浮腫	•出血性ショック •重症熱傷 •重症敗血症 •循環動態が不安定な体外循環 •血漿循環量の著明な減少（妊娠高血圧症候群、急性膵炎など） •人工心肺を使用した心臓手術 •くも膜下出血後の血管攣縮
不適切な使用	•周術期の循環動態の安定した低アルブミン血症 •蛋白質源としての栄養補給 •末期患者	
禁忌	•頭部外傷（脳虚血）	

肺水腫を伴うネフローゼ症候群、⑤循環動態が不安定な体外循環、⑥凝固因子の補充を必要としない治療的血漿交換療法、⑦重症熱傷、⑧低蛋白血症に起因する肺水腫あるいは著明な浮腫、⑨血漿循環量の著明な減少、⑩脳虚血（頭部外傷）、⑪人工心肺を使用した心臓手術、⑫周術期の循環動態の安定した低アルブミン血症、⑬妊娠高血圧症候群、⑭炎症性腸疾患、⑮蛋白質源としての栄養補給、⑯末期患者、⑰ほかの血漿増量剤が適応とならない病態について有用性と推奨基準が示されている。

なかでも忘れてはならないのは、禁忌とされている脳虚血（頭部外傷）である。

引用・参考文献

1）清野雄介．“輸液”．改訂版麻酔科薬剤ノート．讃岐美智義編．東京，羊土社，2014，231-5．
2）讃岐美智義．“輸液”．麻酔科研修チェックノート．改訂第5版．東京，羊土社，2015，154-61．
3）宮尾秀樹ほか．“HES”．ICUとCCU．35（4），2011，277-84．
4）フレゼニウス カービ ジャパン株式会社．ボルベン®添付文書．
5）フレゼニウス カービ ジャパン株式会社．ヘスパンダー®添付文書．
6）科学的根拠に基づいたアルブミン製剤の使用ガイドライン．東京，日本輸血・細胞治療学会，2015．http://yuketsu.jstmct.or.jp/wp-content/themes/jstmct/images/medical/file/guidelines/1530_guidline.pdf

ココだけは押さえる！ 第10話のおさらい

◎膠質液、特にHES製剤は、血圧が保てない時に使用するため、急速投与するものと心得る。

◎ヘスパンダー®とボルベン®では、ボルベン®のほうが血管内容量の増加には有利である。

◎血圧を維持するためには、血管内を適切に満たしておかなければならない。

◎極度に心機能や腎機能の低下した患者への投与は要注意である。

◎血圧＝心拍出量×末梢血管抵抗で決まる。心拍出量＝1回拍出量×心拍数である。

◎1回拍出量は、前負荷（血管内容量）、後負荷（血管抵抗）、心収縮力により決まる。

◎HES製剤の副作用として、血液希釈、腎機能低下、体内蓄積作用を念頭におく。

◎アルブミン製剤の使用に際しては、「科学的根拠に基づいたアルブミン製剤の使用ガイドライン」[6)]（日本輸血・細胞治療学会）を理解しておく。

薬剤“あるあるトラブル”解決塾

第11話

パパベリンとオルプリノン、電解質製剤
～塩パパは塩カルじゃない！～

新人オペナースかすみの

薬剤ビクビク事件簿

①
塩パパ
ちょうだい。
塩パパ
持ってきて。
アドバイス！
はーい。
塩パパですね。
②
はいっ！
すみれ先輩。
ああーっ。
これ、塩カルでしょ
塩パパ取ってきて。
塩カル注2%
ははは！
③
きょとーん
あ〜
ほかのナース
呼んできて。
④
塩パパ取ってきて。
はい。
⑤
ガーン
はい
ありがとう
塩パパは、
塩カルじゃない……
アドバイス！

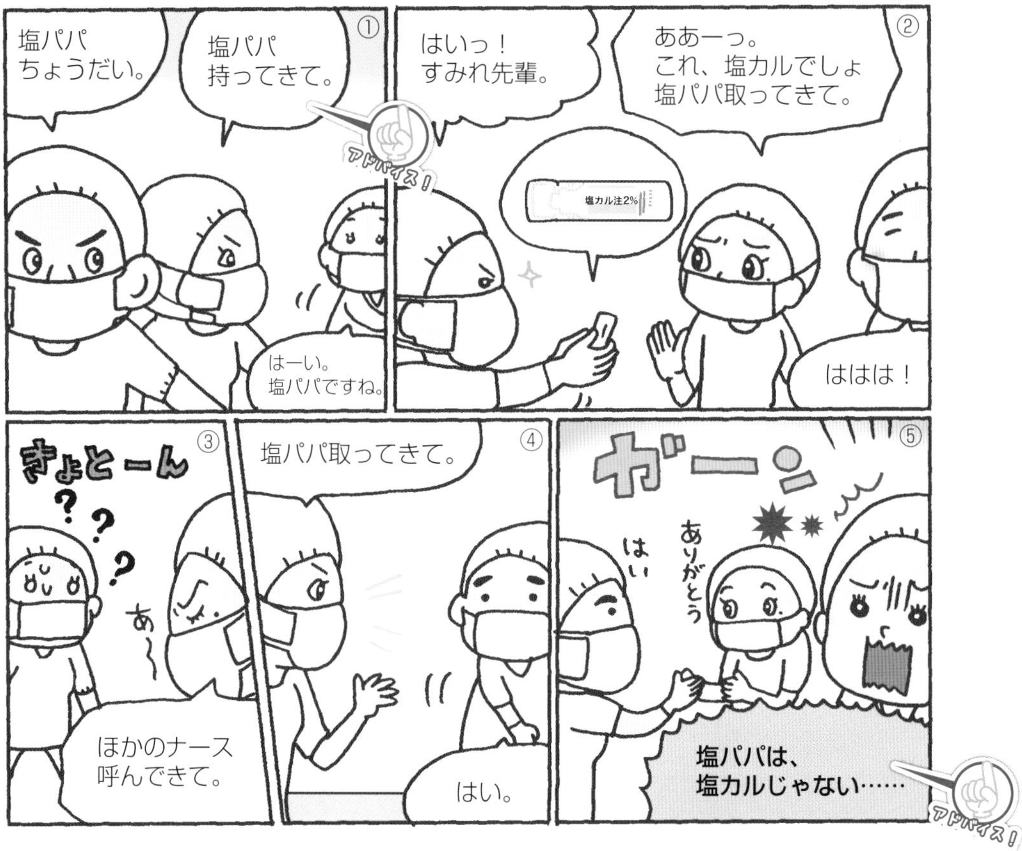

何がダメだったの⁉ さぬちゃん先生のワンポイントアドバイス

塩パパとは「塩酸パパベリン」の通称である。塩カルではない。塩パパは静注するのではなく、術野の血管攣縮を予防するために希釈液を撒布使用する。塩カルを術野で使用することはないため、塩カルの場合には「塩カル 静注」と言うはずである。手術室で使用される薬剤や機器の略称を知らなければ、聞き返す必要がある。意味がわからなければ、必ず再確認する。勝手に思い込んで別のものを持ってくると、結果的に患者さんにも多大な迷惑をかけることになる。

➡ ほかにも聞き間違えやすい薬剤がある！　くわしく見ていこう！

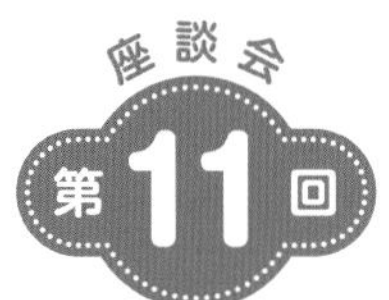

薬剤の聞き間違いをなくすには？

「聞き間違い（認知ミスによるヒューマンエラー）をなくそう！」

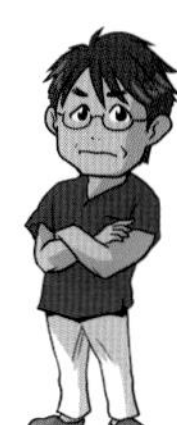

さぬちゃん 塩パパは、塩酸パパベリンの通称ですね。

桐山 塩パパと塩カルを間違えるとは、かすみちゃんらしいね。

すみれ 手術室の看護師なら、普通は間違えませんよ。塩パパを知っていたら。

あおい 塩パパが聞き取れなかったんですね。

はづき 私だったら「塩パパって何ですか？」って聞き直しますね。

桐山 わからなかったら聞き返したらよかったのにね。

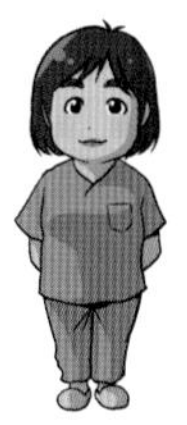

さくら そうなんですよ。この「聞き返す」ということを恥ずかしがったり恐がったりしてはインシデントのもとなのです！

はづき これは、入職時に先輩から何度も言われました。特に、言葉の思い込みはいけないと。少しでも不安があれば必ず復唱して確認しなさいと。

桐山 かすみちゃんは、「塩パパですね」と反復していたような気がしますね。

すみれ そうなんですが、確認がいけなかったですね。

あおい そうですね。あいまいなことが聞き直せなかった。

さぬちゃん そうですね。ただ、反復、復唱するだけでは意味がないですね。

あおい 認知ミスによるヒューマンエラーなんですね。

さくら 認知ミスとは何ですか？

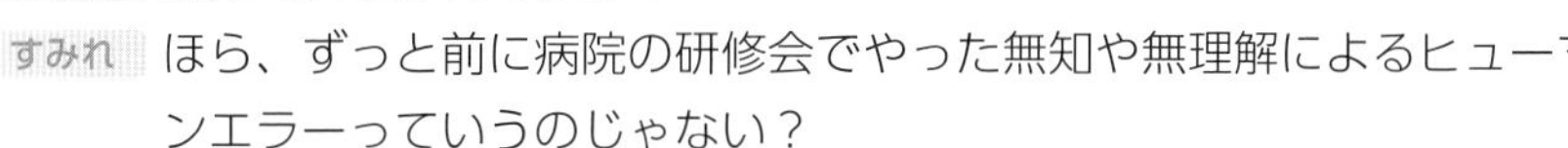

すみれ ほら、ずっと前に病院の研修会でやった無知や無理解によるヒューマンエラーっていうのじゃない？

桐山 よく、思い出したね。そういうのがあったね。

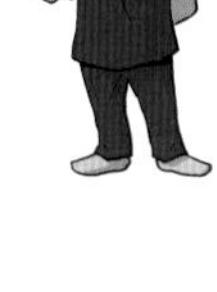

あおい 対象を認識する際に、対象に対する知識が不足していたり、対象を十分に理解していないために間違いが起きることですよ。

はづき 私も、その研修会に参加しました。

さぬちゃん そうですね。認知ミスによるヒューマンエラーには、5つの問題点[1]がありましたね。

①正確に伝わっていない
②正確に伝えていない
③あいまいなことが聞けない
④伝え方に問題がある
⑤伝える情報が少ない

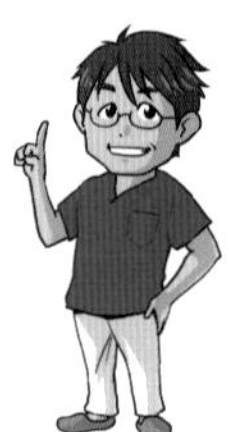

あおい 「塩パパ」というのは、それを知らない人にとっては、５つの項目のすべてに問題がありますね。

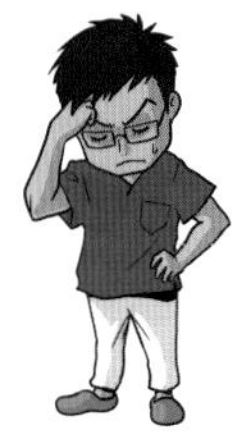

桐山 そうか。「塩パパ」という言葉がわからないから、正確に伝わっていない。わからないから正確に伝えていないことにもなるのか。それから、あいまいだったのにそれを聞けなかった。伝え方に問題があった。伝える情報が少なかった。確かにそうだね。

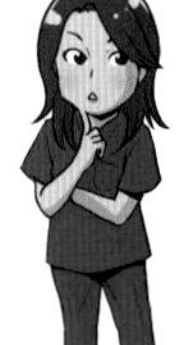

さくら １年生は要注意ですね。

あおい 対策はどうしたらよかったですか？

さぬちゃん はづきさん、お願いします。

はづき はい。「①正確に伝わっていない」ことに対しては、「復唱」が効果的ですね。「②正確に伝えていない」ことに対しては、その場での確認が有効です。これができないと、勝手に内容を改変するという事例がありました。

桐山 ああ、これか。伝えていないから、「塩パパ」を「塩カル」に改変されてしまったんだ。「塩モヒ」＝塩酸モルヒネでなくてよかった。

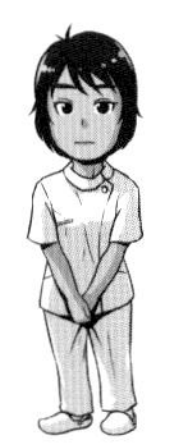

さぬちゃん はづきさん、続きをお願いします。

はづき はい。「③あいまいなことが聞けない」という場合には、聞ける雰囲気をつくることが大切といわれています。

すみれ かすみちゃん、私がコワイのかなー。

桐山 そんなことはないと思うよ。

さくら コワイと思いますよ、十分。１年生にとっては、先輩は皆コワイと思っていますよ。自信がないから。

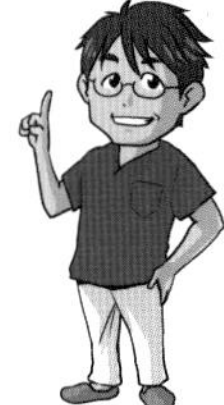

さぬちゃん そうかもしれません。すみれさん、ちょっときつく言う時がありますからね。

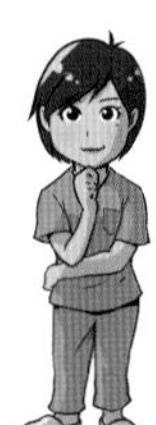

すみれ （しょぼーん）

さぬちゃん すみれさん、そんなに気にしなくて大丈夫ですよ。新人看護師にとっては、先輩は恐くて当たり前ですから。仕事上でのことですから、そのうち好感に変わりますよ。

すみれ そうですね。

さぬちゃん はづきさん、先をお願いします。

はづき はい。「④伝え方に問題がある」ことに対しては、現場での実際の教育（OJT：オン・ザ・ジョブ・トレーニング）が大切です。医療現場では、どうしてそれを行うのか、なぜそれが必要なのかということも含めての実践での教育が必要です。

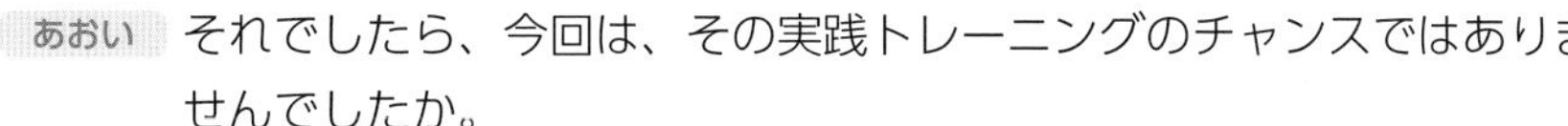

あおい それでしたら、今回は、その実践トレーニングのチャンスではありませんでしたか。

桐山 いやいや。本来は、実践といっても1人で行うのではなく、先輩と一緒に教育訓練をすべきだと思うけどな。

すみれ そうですね。手術室では、最初の3カ月は先輩について2人で外回りを行うことになっています。しかし、教育訓練を実際の患者さんではなくシミュレーションで行う時間を設けていません。

はづき でしたら、そういう機会を設けてはどうでしょうか。ICUでは、起こりうることを想定して定期的にシミュレーショントレーニングをしています。

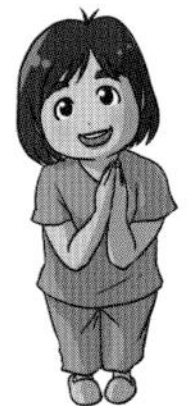

桐山 そうだね。ICUではしているのに、手術室ではどうしてそれがないのかが気になっていたんだ。

さくら そういうことを考えないといけないのかもしれませんね。本当にきっちりと教育を考えるにはね。

さぬちゃん いいことですね。一人前になるには、自分の失敗した経験だけでは時間がかかりすぎるし、本人の経験だけでは多くを経験することはなかなか難しいですね。手術室の場合、予定手術では起こりうることは限られるから、きちんとやれば一定の効果が出ると思いますよ。もう1つ、ありましたよね。はづきさん。

はづき はい。「⑤伝える情報が少ない」ということに関しては、どうしてそういう方法ややり方になったのかを認識できるようにすること（暗黙知の顕在化）が必要だといわれています。つまり、今回はどうしてその呼び方になっているのかを知っていればよいということですね。塩酸パパベリンだから、短く略して塩パパですね。

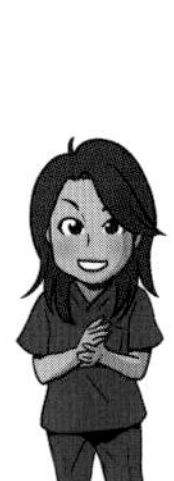

あおい 塩パパと言われても、聞き慣れないとピンときませんから、そのように手術室で呼ばれていること、何の略かを知っていることが大事ですね。

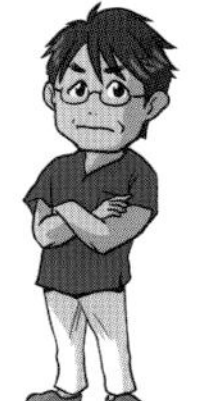

さぬちゃん はづきさん、ありがとうございました。

はづき ところで、間違えられた塩カルは、どうして知っていたんでしょうね。

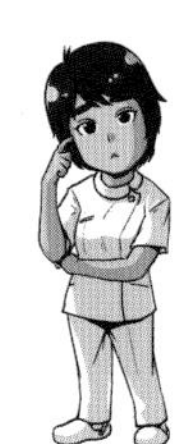

さくら 以前に、輸血の時にはじめ先生に言われて、取ってきたことがあったようです。

桐山 やはり。一度、実際に取ってきたものはわかるんだから、次からは塩パパを間違えないだろうね。

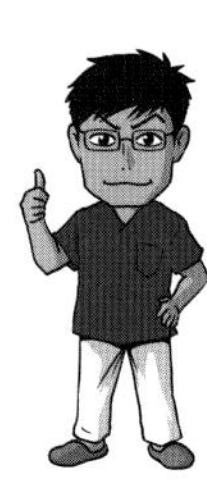

さくら　そう思います。

あおい　じゃあ、今回は、OJT になったんじゃありませんか。

はづき　そうですね。

桐山　習うより慣れろだね。

あおい　まあ、患者さんに危害は加わらなかったからよいですよ。

引用・参考文献

1）“認知ミス（無知・無理解）によるヒューマンエラー”. humanerror. http://www.humanerror.jp/ignorant.html/

もうビクビクしない！
さぬちゃん先生レクチャー
しっかりじっくり薬剤ばなし

今回は、手術室で聞き間違いを起こしやすい薬剤を取り上げる。

塩パパ＝塩酸パパベリン！

パパベリンとオルプリノンの局所使用

塩酸パパベリン（パパベリン）は、さまざまな平滑筋に直接作用して平滑筋の異常緊張や痙攣を抑制する平滑筋弛緩作用をもつ。血管平滑筋に対しても異常緊張および痙攣を抑制するため血管の拡張・血流量の増加をもたらす[1]。10～100倍程度に希釈して、術野の露出した血管の表面に撒布使用される。特に、脳動脈や冠動脈吻合時あるいは形成外科の微小血管吻合術で局所使用する。

この使用法は、添付文書には記載されておらず、保険適応外使用である。同様な使用法としてコアテック®（オルプリノン）を、冠動脈バイパス術の内胸動脈採取時に血管表面に撒布使用することがある。オルプリノンでは、0.04～0.1mg/mL（10～25倍）に希釈[2]していることが多い（表1）[1～3]。

禁忌時は要注意！

パパベリンもオルプリノンも本来の使用法ではないが、血管内に吸収される可能性もあり、禁忌には注意を要する。パパベリンの禁忌は房室ブロックであり、房室ブロックが助長される。また、オルプリノンの禁忌は、閉塞性肥大型心筋症であり、左心室流出路狭窄を引き起こす可能性がある（図1）。

表1 パパベリンとオルプリノンの局所使用（文献1～3より引用改変）

	パパベリン	オルプリノン
作用機序	平滑筋への直接作用で異常緊張と痙攣抑制	PDE Ⅲ阻害：細胞内cAMP増加と Ca^{2+} 上昇による心筋収縮力増強、血管拡張
禁忌	房室ブロック	閉塞性肥大型心筋症
本来の適応症	①胃炎、胆道系疾患に伴う内臓平滑筋の痙攣症状 ②急性動脈塞栓、急性肺塞栓、末梢循環障害、冠循環障害における血管拡張と症状の改善	急性心不全
本来の使用法	①皮下注射、筋肉注射 ②急性動脈塞栓：動脈内注射 急性肺塞栓：静脈内注射	点滴静注 0.1～0.3μg/kg/min
局所撒布使用（適応外使用）	血管攣縮予防 ・内胸動脈攣縮（冠動脈バイパス） ・脳血管手術時 ・微小血管吻合術（形成外科手術）	血管攣縮予防 ・内胸動脈攣縮（冠動脈バイパス） ・脳血管手術時

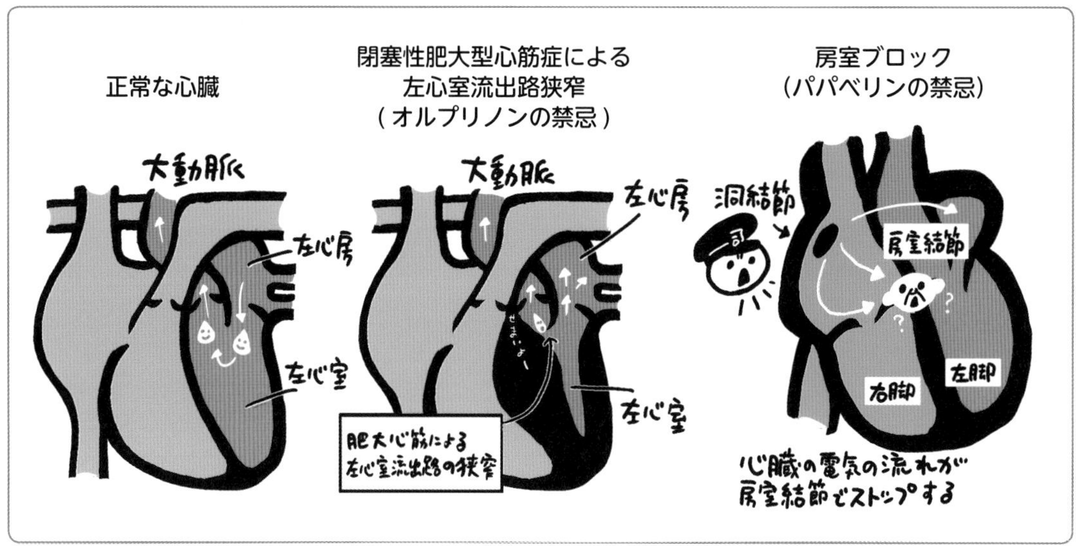

図1 各薬剤の禁忌

電解質製剤カルシウムとカリウムの聞き間違い

p.128 のマンガ「新人オペナースかすみの薬剤ビクビク事件簿」では、塩パパと塩カルを間違えたが、カルシウムはカリウムとも聞き間違いや思い込みを起こしやすい。カリウムやカルシウムは電解質製剤であり、いずれも低カリウム血症や低カルシウム血症などで、それぞれの血清電解質が低下している時に使用される。

塩化カリウムと塩化カルシウム…紛らわしい！

低カリウム時には、カリウム製剤（KCL：塩化カリウム）を、低カルシウムにはカルシウム製剤（塩化カルシウムやカルチコール®）を静注する。特に、塩化カリウムと塩化カルシウムの間違いには注意を要する。

そのため最近は、塩化カリウムは KCL（ケーシーエル）とよび、塩化カルシウムは紛らわしいので、院内不採用とし、代わりにカルチコール®を採用する病院が増えてきた（図 2）。

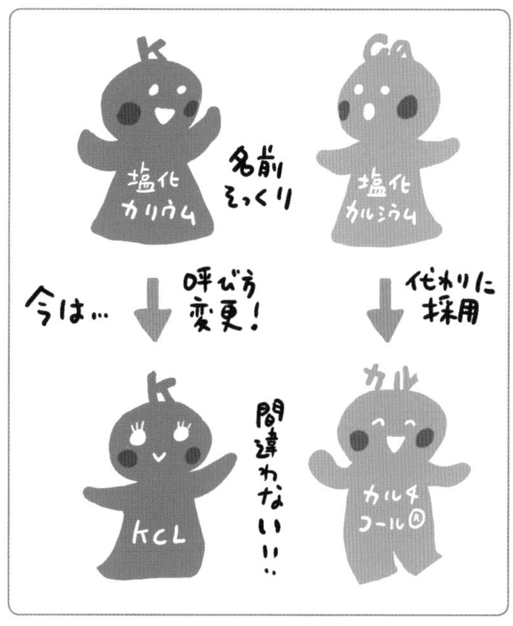

図2 塩化カリウムと塩化カルシウムは紛らわしい！

高カリウム血症に塩化カリウムを静注したら危険！

特に、塩化カルシウムやカルチコール®は高カリウム血症の時に、心筋細胞膜へのカリウムの影響を減らす（心室細動〔VF〕の危険性を減らす）目的で使用される。高カリウム血症の時に、間違って塩化カリウムを静注すれば、まったく逆の治療を行うことになり、大変危険である（図3）。

低カリウム血症にはカリウムの補充！

また、低カリウム血症の場合にも、心臓は不安定になり、不整脈を誘発しやすくなる。低カリウムの治療は、カリウムの補充であるが、投与方法は後述する。

高カリウム血症、低カリウム血症、高カルシウム血症、低カルシウム血症

電解質異常を疑う時の波形（図4）[4)]

術中に高カリウム（K）血症を疑うのは、心電図のT波の増高である。テント状T波とQRS幅の拡大がみられるようになる。低K血症では、T波の平低化とU波がみられる。

高カルシウム（Ca）血症では、QTが短縮し、低Ca血症ではQTが延長する。

大量輸血では何が危険？

なかでも、術中によく見られるのは大量輸血による低Ca血症である。輸血製剤には、保存液に含まれている抗凝固薬のクエン酸化合物と血液中のCaが結合するため、低Ca血症を起こしやすい。

赤血球液-LR「日赤」の添付文書には「短時間に大量輸血した場合、クエン酸による血中カルシウム濃度の低下による症状（手指のしびれ、嘔気等）、アシドーシス、凝固因子や血小板の減少・希釈に伴う出血傾向、高カリウム血症による徐脈、不整脈、心不全、微小凝集塊による肺毛細管の閉塞に伴う肺機能不全等の障害等があらわれることがある。輸血開始後は適宜患者の血清pHおよび電解質等を測定するとともに、これらの症状があらわれた場合には輸血を中止し、適切な処置を行うこと」[5)]と注意喚起がなされている。このことから、**低Ca血症だけでなく高K血症にも注意が必要である（図5）**。

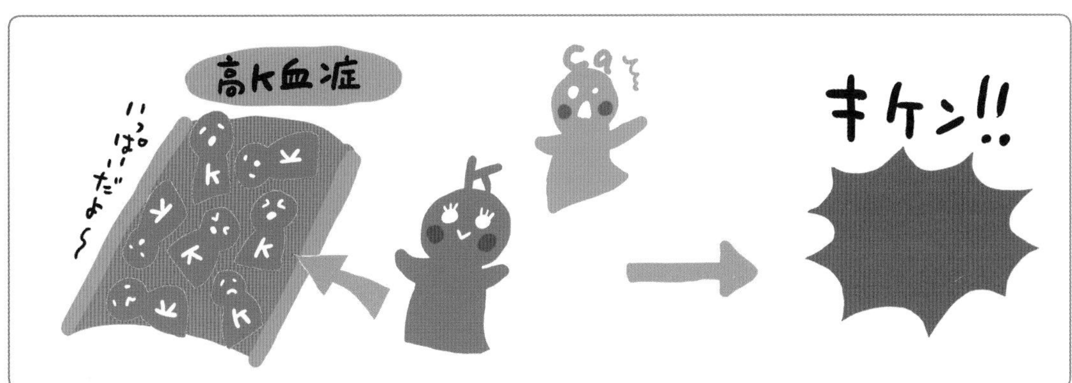

図3 塩化カリウムの静注には注意！

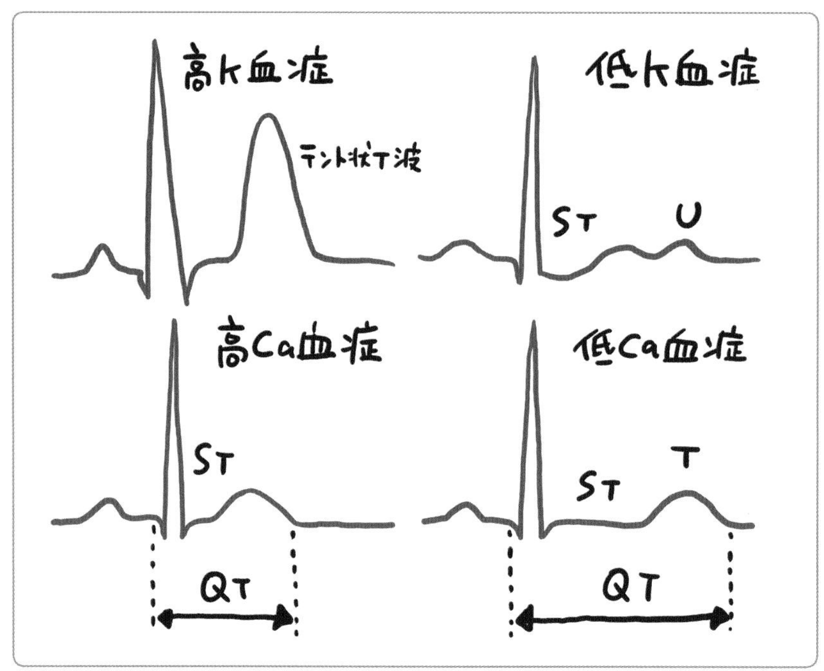

図4 電解質異常時の心電図波形（文献4より引用改変）

大量の輸血で…
低Ca血症
バイバイ
どちらも注意！
高K血症
いっぱいだよ〜

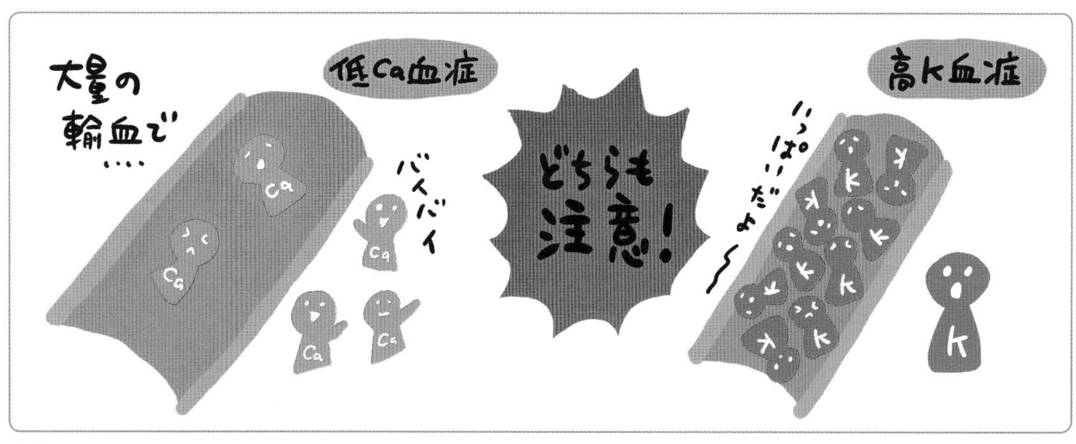

図5 大量輸血時の低Ca血症と高K血症

低Ca血症の症状と治療（図6）

イオン化Caの低値で気づくことも…

輸血による低Ca血症は、どのように気づくことができるのだろうか。多くは大量輸血時の血圧低下、心収縮力減少などの症状によるが、最近では動脈血ガス分析時に同時測定されるイオン化Ca（正常値：1.12〜1.32 mmol/L）

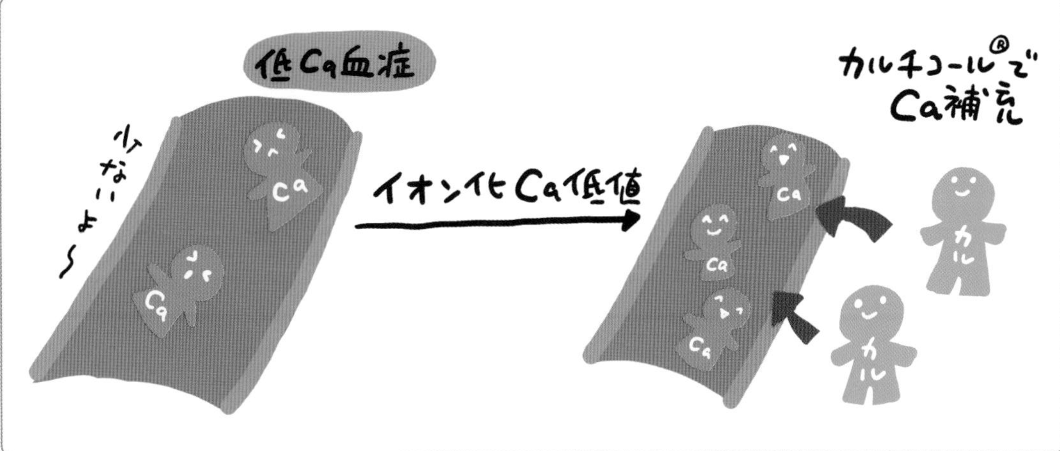

図6 低 Ca 血症の症状と治療

の低値により気づくこともある。

治療には Ca 補充！

これらの症状あるいはイオン化 Ca の低値があれば、カルチコール®（グルコン酸 Ca）などにより Ca 補充を行う。緩徐に静注し、イオン化 Ca を検査しながら補正するのが望ましい。

高 K 血症の症状と治療（図 7）

不整脈から心停止に！

高 K 血症では、K 高値により不整脈が誘発されやすくなり、心停止に至る可能性があるため緊急治療を要する場合がある。

治療の基本方針は…

心電図のモニタリングと血清 K 値の測定を行いつつ以下の治療を行う。基本方針は、不整脈の抑制と K の排泄である。

①カルチコール®（10％グルコン酸 Ca、Ca 13.6mg）：10mL を 2 〜 3 分で静注。

②グルコース・インスリン（GI）療法：ヒューマリン®R10 単位 + 10％グルコース 500mL（60 分で）、血糖測定（1 時間おき）。

③ラシックス®（フロセミド）：静注。

④ケイキサレート®（陽イオン交換樹脂）：30g を 20％ソルビトール 50mL に溶解して内服（または 50g を 20％ソルビトール 50mL に溶解して注腸）。

⑤メイロン®（炭酸水素ナトリウム）：アシドーシスがあれば使用する。

低 K 血症と KCL の補充

KCL は要注意！

低 K 血症では、KCL を補充することが治療になる。しかし、KCL は原液で投与したり、急速に静注することで、高 K 血症を引き起こし、生命に危険な不整脈から心停止に至ることがある。そのため、希釈して投与速度と投与量に注意して投与する必要がある。すなわち、①濃度、②速度、③ 1 日投与量に制限がある。

添付文書には図 8[6] の注意書きがある。医療事故を防止するために、①原液のまま投与しな

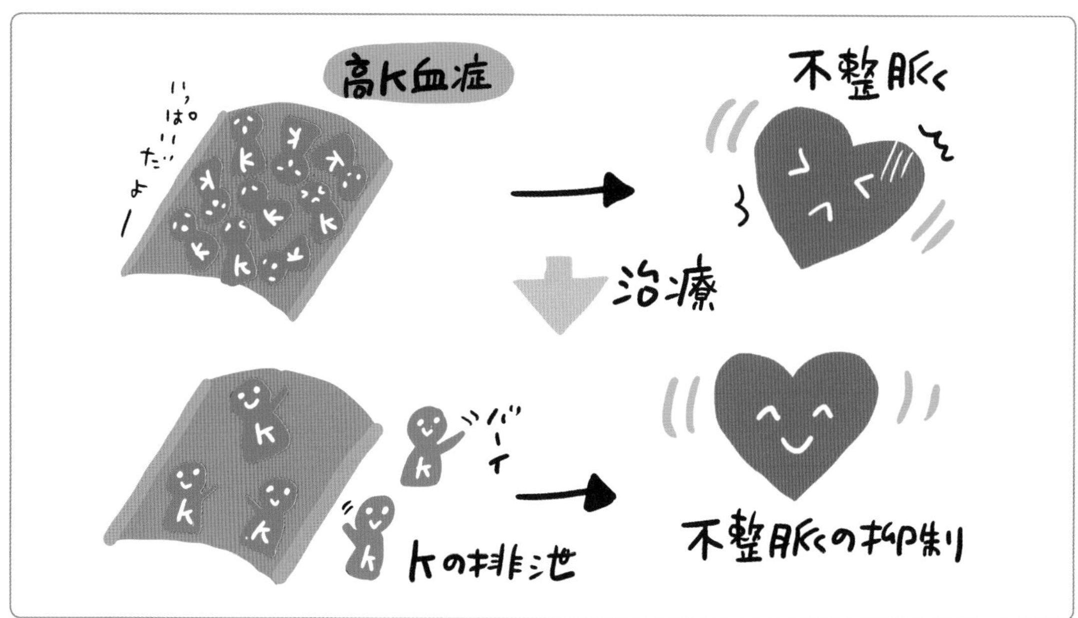

図7 高K血症の症状と治療

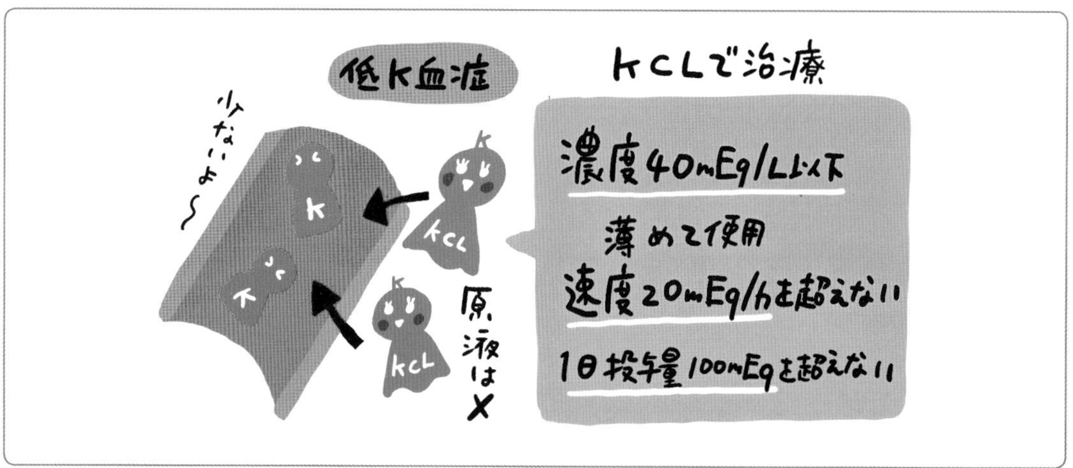

図8 低K血症の治療（文献6参照）

い、②必ず輸液で希釈する、③K濃度、投与速度、1日投与量を守ることが大切であり、患者の血清電解質濃度と心電図変化に注意して使う必要がある。

引用・参考文献

1) 日医工株式会社．パパベリン塩酸塩注射液添付文書．
2) 富沢淳．"血管吻合時のパパベリンとオルプリノンの局所使用"．周術期の薬学管理．日本病院薬剤師会監．東京，南山堂，2012，144-5.
3) エーザイ株式会社．コアテック®添付文書．
4) 讃岐美智義．心電図．オペナーシング．30（12），2015，14.
5) 日本赤十字社．赤血球液-LR「日赤」添付文書．
6) テルモ株式会社．KCL注添付文書．

ココだけは押さえる！ 第11話のおさらい

◎塩酸パパベリン（塩パパ）は、動脈の攣縮予防のために術野で局所使用することがある（適応外使用）。

◎コアテック®（オルプリノン）も、塩パパと同様に術野での局所使用がある（適応外使用）。

◎カリウム（K）とカルシウム（Ca）を聞き間違えない。何が起きているかを考える。

◎高K血症ではCa（カルチコール®や塩化Ca）を治療に使用する。高K血症も低K血症も不整脈により心停止をきたす可能性がある。

◎低K血症では、KCLを補充する。

◎KCLの投与では、濃度（40mEq/L以下）、速度（20mEq/h以下）、1日投与量（100mEqを超えない）を遵守する。

◎KCLは必ず希釈して投与する。

第12話

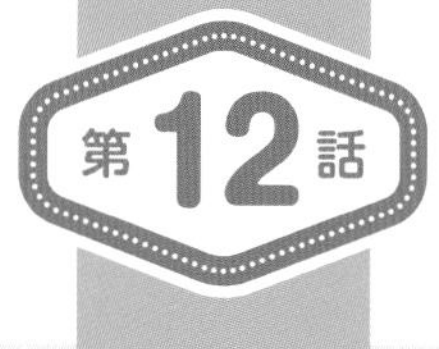

術後疼痛管理（PCA など）
～ PCA って静注じゃないの？～

新人オペナースかすみの

薬剤ビクビク事件簿

①
そろそろ、手術終わりそうだから術後鎮痛に使うPCA ポンプに薬をセットして。いつものレシピで！
わっかりましたー。
②
それ、できた？
はい。いつもの硬膜外PCA のレシピで作りました。アナペイン®とフェンタニル……合計 200mL です。
アドバイス！
③
じゃあ、PCA をつないで。
つなぎます。
④
術後、申し送り
……それから、術後鎮痛は、PCA がつながってます。
⑤
翌日
患者が朝になっても醒めないんです。昨日は起きていたんですが……。
すぐ行く！
⑥
こ、これは…。
あっ。硬膜外が点滴に！
アドバイス！
⑦
ごらーっ！はじめー！
⑧
PCEA を点滴ルートから外して様子を見て
2～3 時間後
ぱち
ほーっ

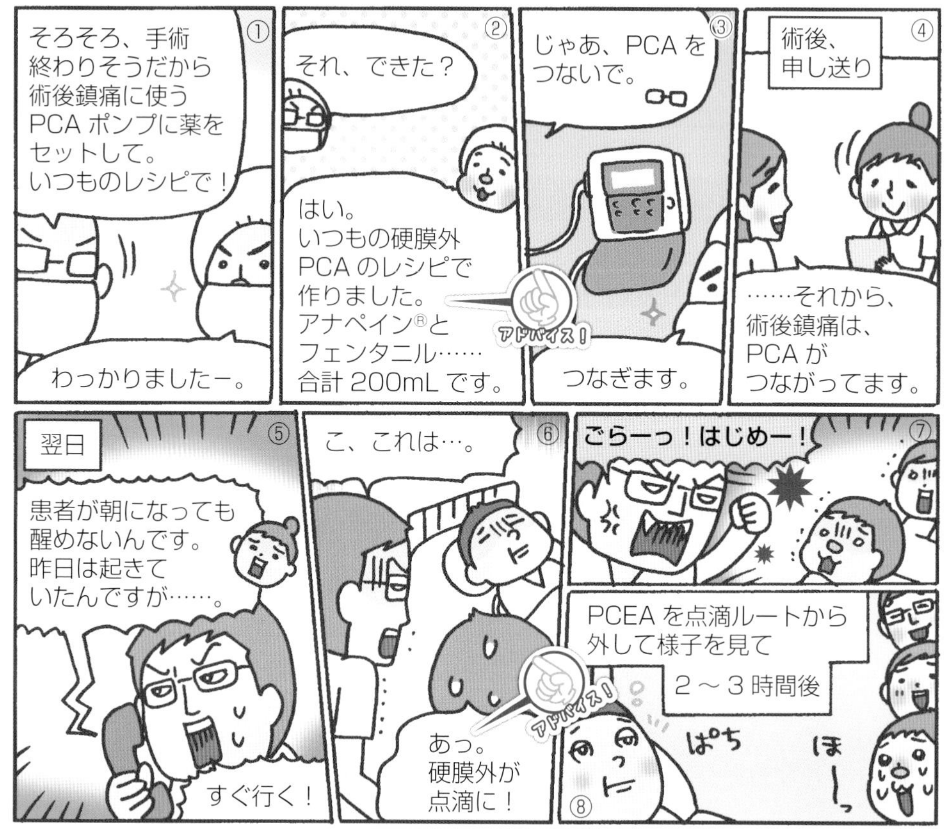

何がダメだったの !? さぬちゃん先生のワンポイントアドバイス

PCA（Patient Controlled Analgesia）には、静脈内に投与するものと、硬膜外腔に投与するものがあり、間違えないように静脈ルートから投与するものは IV-PCA、硬膜外ルートからのものは PCEA（Patient Controlled Epidural Analgesia）とよばれている。今回の間違いは、名前ではなく、硬膜外ルートに接続するものを静脈ルートに接続したことにある。また、接続を確認せずに病棟に申し送ったところにも確認の甘さが見て取れる。麻酔科医の過ちと手術室看護師の知識不足、確認不足が生みだした合併症である。「6 つの R」（p.142）の確認が大切であることは、言うまでもない。

➡ PCA ってどう効くの？　くわしく見ていこう！

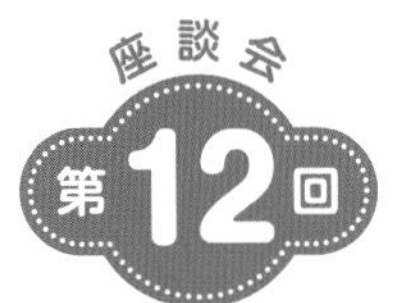

PCEAとIV-PCAの間違いを防ぐには？

「PCAの話」
「手術室から病棟への申し送り確認」

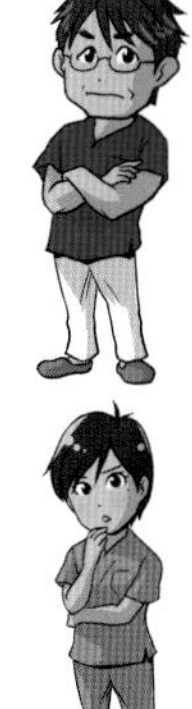

さぬちゃん　硬膜外に接続すべきルートを静脈に接続してありましたね。

桐山　あの時に、病棟看護師のももこさんから患者さんが醒めないんですって言われて、ふと見ると静注ルートにPCEAが接続されていたんだ。

あおい　PCEAは硬膜外のPCAですよね。

すみれ　それが、どうして硬膜外カテーテルじゃなくて、静脈ルートに接続されていたんでしょう？

ももこ　昨日の手術終了後に病棟から手術室に患者さんを迎えに行った時から、静脈ルートにPCEAが接続されていました。その時は、迎えが思ったより早く手術室に到着したので、はじめ先生が慌ててPCAを患者さんに接続していたのを見ました。そのあと、はじめ先生は私を見つけて手を振っていました。

桐山　う～ん。

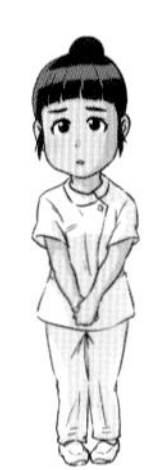

さくら　それで、PCAは静注だって思ったのね。

ももこ　手術室の申し送りでは「静脈ルートにPCAが付いています。内容は、いつものお決まりのレシピです」と申し送られました。

あおい　え～。

すみれ　申し送ったのは、かすみさんね。

さくら　でも、全身麻酔前に硬膜外カテーテルを入れたことは申し送られていなかったのかしら。

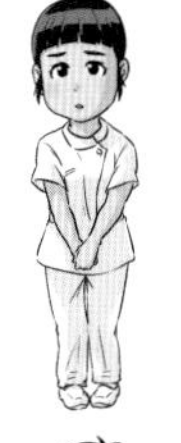

ももこ　「麻酔は全身麻酔と硬膜外麻酔で行って覚醒良好です。術後鎮痛は……」という申し送りだったので。硬膜外カテーテルは、何かのために残してるのかと思っていました。術中に硬膜外の効きが悪い時、はじめ先生はよく術後には硬膜外カテーテルを使わずにIV-PCAを使うことがあるので、何の疑問ももちませんでした。

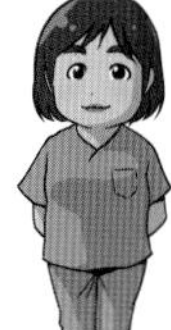

桐山　事情を知りすぎている元手術室看護師のももこさんだから、そう思ってしまったのか。

さくら　かすみさんもあやふやに申し送ったのが悪いけど、はじめ先生もきちんと言わなかったのも問題がありますね。いずれにしろ、IV-PCAか

PCEA かは申し送りでチェックする内容ですからね。それに、PCA ポンプの内容は、目視で申し送りシートを確認して口に出して言うべき項目ですね。

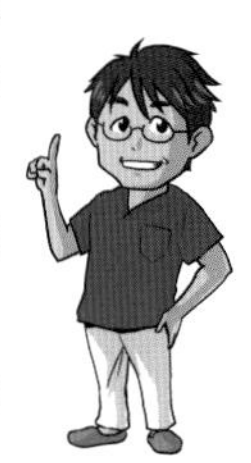

さぬちゃん　以前に、誤薬防止の 6R について議論をしたことがありますね（第 5 話）。

すみれ　はい。誤薬防止の 6R は、看護師の間では、投薬時には常に確認すべきことであると耳にタコができるぐらい言われています。

【誤薬防止の 6R】[1]

① Right Patient（正しい患者）
② Right Drug（正しい薬剤）
③ Right Purpose（正しい目的）
④ Right Dose（正しい用量）
⑤ Right Route（正しい用法）＝投与経路
⑥ Right Time（正しい時間）

さくら　確かに投薬時には注意しますが、申し送り時などは疎かになっていることがありますよね。特に、麻酔科医や薬剤師さんが作ってくれた輸液バッグや PCA の内容は疎かになりがちですね。

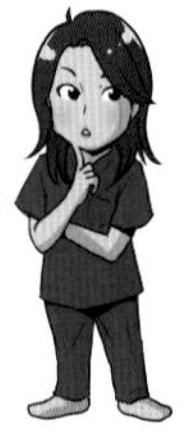

あおい　今回はこの 6R のなかの⑤用法（Route）が問題でしたよね。それから、③目的（Purpose）も鎮痛ですが、硬膜外鎮痛でしたよね。

桐山　今回の場合、接続時に気づいていないのだから、申し送り時に気づかなければ、あとは気づくチャンスがないな。よっぽど、疑い深い病棟看護師でもなければ、今つながっているルートと薬剤をじっくり照らし合わせることはしないと思うね。

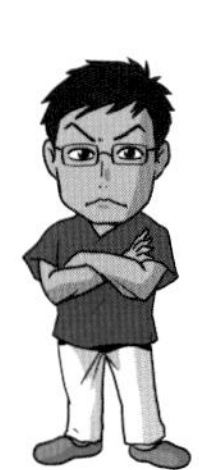

すみれ　いえいえ。病棟でも投与ルートと薬液は勤務交替ごとにチェックするチャンスがありますよ。私が以前、病棟勤務だった時にはチェックしていましたよ。

桐山　これは、失礼。

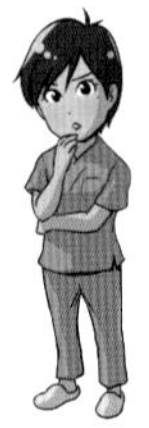

すみれ　今回は、はじめ先生が慌てていて硬膜外ルートにつなぐのを静脈ルートにつないだのが悪いと思いますが、それを申し送り時に確認しなかった、手術室看護師と病棟看護師がいけないと思います。

さくら　私もそう思います。ここは、手術室から病棟に申し送る時の重要ポイントだと思います。これができていなければ、申し送りなんかは不要です！

桐山　まあ、まあ。穏やかではないね。

すみれ　手術室看護師として、当然のことですからね。

あおい　6R は投与時にチェックするものですが、今回も投与時のチェックなのですよ。申し送り時にチェックするのは、持続投与しているものについてですね。過去に、ボーラス投与したものに関しては、その時刻や内容を申し送ればいいと思いますが、現在も投与されているものに関しては、実際のモノ（ルートや内容、目的、流量などの 6R）と指示内容を、いちいちつき合わせて確認すべきなのです。

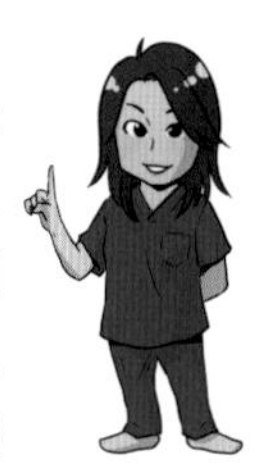

さぬちゃん　そうですね。これは、申し送り時のチェックでもあるのですが、持続投与されているのですから、投与時のチェックでもあるのです。

さくら　そうなんですね。持続投与は、申し送るということ自体が投与時のチェックなのですね。そういう認識がなかったのは、ちょっと恥ずかしいと思いました。

すみれ　当院では、「WHO 安全な手術のためのガイドライン 2009」[2] のチェックリストに、退室前のチェック項目として病棟に持って帰る持続投与のルートと指示の確認を入れていますよね。桐山先生。

桐山　それを怠ったということだね、はじめは。申し訳ない。

すみれ　先生に謝られてもね。はじめ先生の問題ですから。

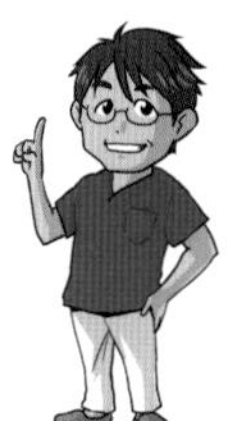

さぬちゃん　「WHO 安全な手術のためのガイドライン 2009」[2] のチェックリストは、各病院の事情に合わせてチェックリストを改変して使用することが推奨されているから、ここに持続投与の薬剤のルートと内容、目的を入れているのはいいですね。しかし、それをきちんとチェックしないと意味がないね。

さくら　このチェックリスト、きちんとチェックすればいいのですが、チェックを入れることだけを形式的にしていて、実際のモノをつき合わせていないのを見かけます。

桐山　それでは意味がないね。せっかく、いいチェックリストを作ったのに。

すみれ　そうですね。実際のモノとリストをつき合わせたチェックを徹底すれば、防げることも多いですね。

あおい　どの部署でも同じですね。

さぬちゃん　ゼロにはなりませんが、実践を徹底するという意識が大事ですね。桐山先生、それから PCEA と IV-PCA のルートを一見してわかるような対策はどうですか？

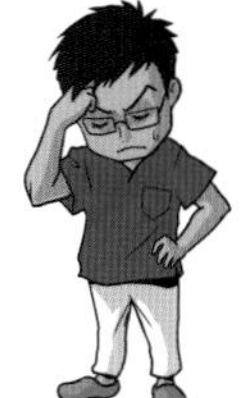

桐山　実は対策はすでにしているのです。当院では、IV-PCA は機械式のポンプ、PCEA はディスポーザブルのポンプを使っています。それ以外に、ポンプ側から出ている薬液注入ルートの先端に、黄色の PCEA というシールと水色の IV-PCA というシールを貼ることになっています。今回は、そのシールも貼っていませんでした。

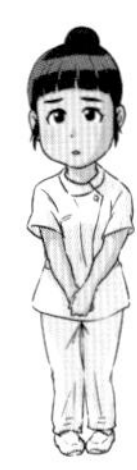

さくら　病棟への申し送り時に、このシールの貼付も確認していなかったのですね。

ももこ　PCEA はディスポーザブルのポンプであるはずが、機械式のポンプがつながっていました。この機械式のポンプに PCEA のレシピが入っていたのです。だからわかりませんでした。

桐山　そうだね。申し訳ない。まるでミステリーだね。

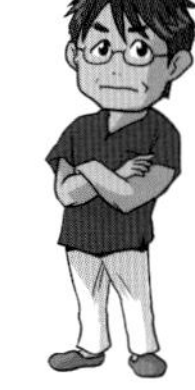

さぬちゃん　ちょっと整理しよう。本来は、PCEA であればディスポーザブルのポンプが使われるところに、機械式のポンプが使われた。そして、機械式のポンプの薬液は局所麻酔薬を含んだ PCEA 用の内容だった。だから、手術室看護師も病棟看護師も疑うことはなかった。桐山先生は、どうして病棟でその機械式ポンプの内容が PCEA 用だとわかったのですか？

桐山　硬膜外カテーテルが何も接続されずに残っていたことと、PCA ポンプに詰めた内容を示すラベルに、局所麻酔薬のアナペイン® とフェンタニルが記されていたからです。

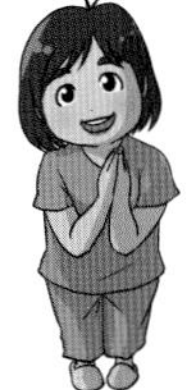

ももこ　でも、看護師が誰もそのラベルに書かれた薬液の内容を確認しなかったのが、恥ずかしいです。

さくら　そうかー。申し送りで、そこがパスされてしまったので、PCA は IV-PCA だと思い込んでしまってラベルに書かれた内容を確認しなかった。そして、機械式 PCA だったから IV-PCA に違いないと安心してしまったんですね。

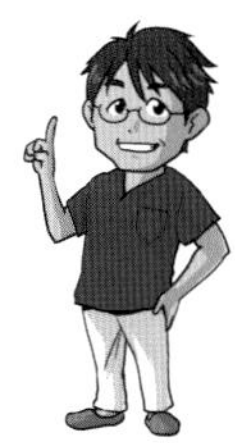

あおい　こういった事例は、薬局でもあります。1 つのバッグにさまざまな薬剤が混注されている時には、頼りになるのはその内容を書いて貼ったラベルですから、これは必ず確認しなければなりません。

さぬちゃん　そうですね。やはり、持続注入されている以上は、6R は常に行う必要があるのです。

引用・参考文献

1）日本看護協会．医療安全推進のための標準テキスト．
https://www.nurse.or.jp/nursing/practice/anzen/pdf/text.pdf

2）日本麻酔科学会．WHO 安全な手術のためのガイドライン 2009．
http://www.anesth.or.jp/guide/pdf/20150526guideline.pdf

PCA（自己調節鎮痛）とは？

PCEAとIV-PCAで投与経路が違う！

PCAとは、Patient Controlled Analgesiaの略で、「患者がコントロールする鎮痛」という意味である。薬剤の投与経路としては、硬膜外、静脈内、皮下から行うことが一般的である。特に、硬膜外腔に投与するものをPCEA（Patient Controlled Epidural Analgesia）、静脈内に投与するものをIV-PCA（IntraVenous-PCA）とよぶ。これは、投与経路を間違わないようにする呼び方の工夫であるといえる。周術期では、PCAはPCEAとIV-PCAが主流であり、皮下投与はあまり行われない。

PCAはどんな仕組み？

PCAはあらかじめ数日分の薬液をポンプにつめておき、ポンプから数mL程度の持続投与を行うように設定する。それに加えて、痛みが強くなった時や強くなる前にポンプに接続されたボタンを押すことで、決まった量のボーラス注入ができる。ボタンを押すのは患者であるため、PCA（自己調節鎮痛）なのである。

ナースによる鎮痛薬の投与だとタイムラグが生じる！

通常のナースによる鎮痛薬の投与であれば、患者がナースコールを押した後、ベッドサイドで痛みの訴えを聞き、ナースステーションに戻って医師の指示を確認し、鎮痛薬を準備する。それからベッドサイドに戻り鎮痛薬を投与するため、その間に痛みは増強してしまう。

しかしPCAであれば、痛みを感じるかどうかのうちに患者がボタンを押すことが可能なため、痛みが軽いうちにポンプにあらかじめ設定された量の鎮痛薬が注入される（図1）[1)]。つまり、早い効果が期待できるため、少しの鎮痛薬でも効果が出る。

PCAだと過剰投与も防げる！

また、少量の鎮痛薬が適切なサイクルで投与されるため、患者がPCAボタンを押す限りにおいては、理論的には過量投与になりそうな状況を避けることができる（図2）[1)]。痛みが取れている時や眠っている時には、押さないからである。しかし、患者以外の家族などの第3者がボタンを操作すると、思った以上に効果が出るため、オピオイドなどでは注意が必要である。

術後鎮痛薬の作用部位は？

複数の鎮痛薬を組み合わせたマルチモーダル鎮痛

術後鎮痛に使用される、鎮痛薬の作用部位と作用様式、副作用がわかれば、組み合わせて使用する場合に大変役立つ。特に、同じ作用部位に同じ作用様式で作用する薬剤を組み合わせることより、異なる作用部位に作用する薬剤を組み合わせるほうが副作用も少なく、鎮痛効果も高い。複数の鎮痛薬を組み合わせて鎮痛を行うことを、マルチモーダル鎮痛とよび、近年では積極的に行われている。

PCAを使用しても、鎮痛が不十分な場合は躊躇なく、ほかの作用様式、作用部位の鎮痛薬を併用する（マルチモーダル鎮痛の考え方）。

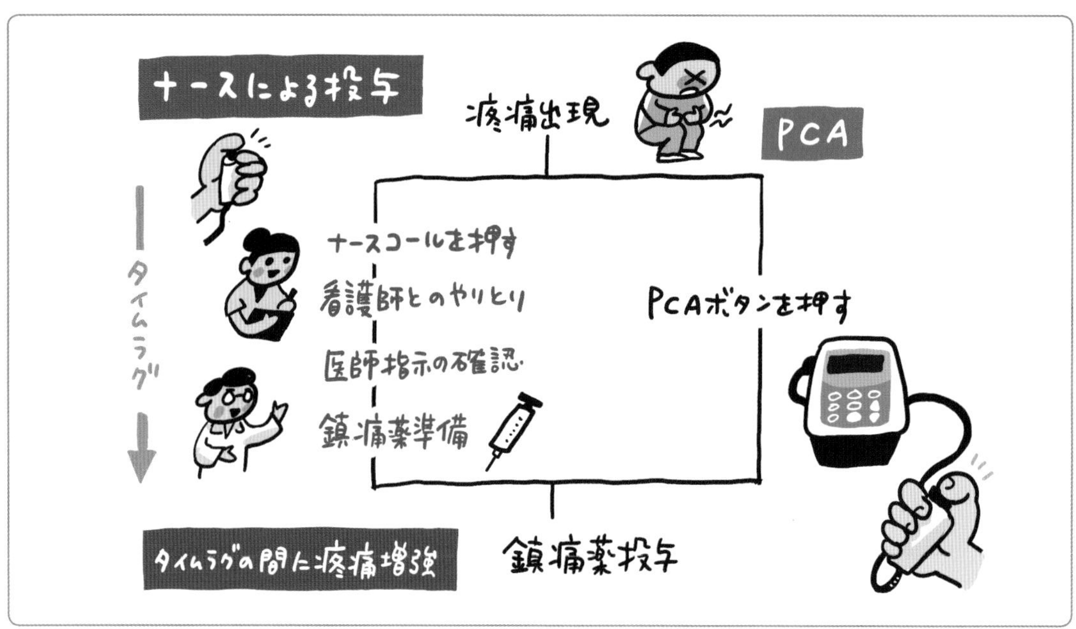

図1 PCAの仕組み（文献1参照）

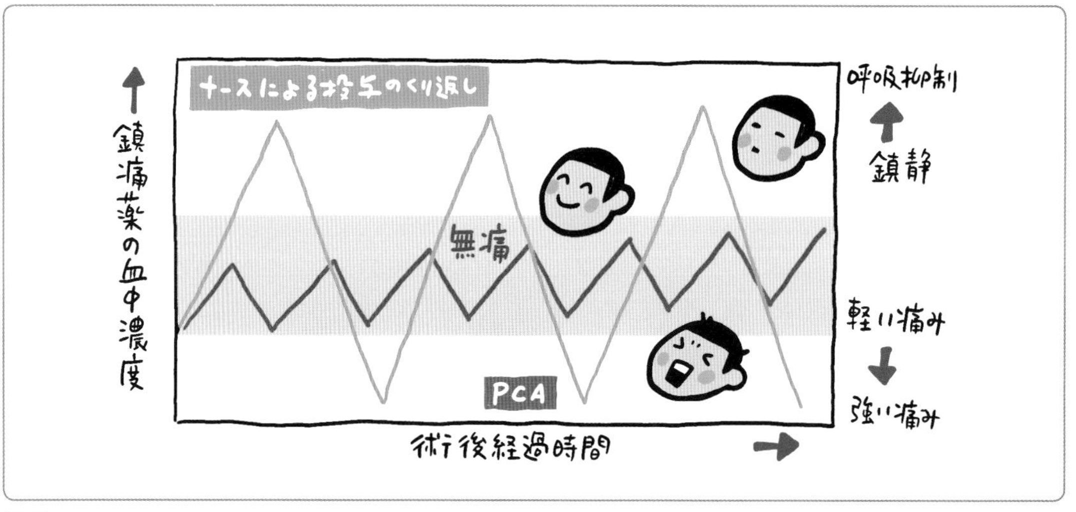

図2 PCAの血中濃度（文献1参照）

各鎮痛薬の作用機序・部位と副作用

静注薬としては、オピオイド（オピオイド部分作用薬）、非ステロイド性抗炎症薬（NSAIDs：Non-Steroidal Anti-Inflammatory Drugs）、アセトアミノフェンが使われる。また、持続神経ブロック（硬膜外や末梢神経）には、局所麻酔薬が主として使用され、硬膜外ブロックにはオピオイドを混注することがある。

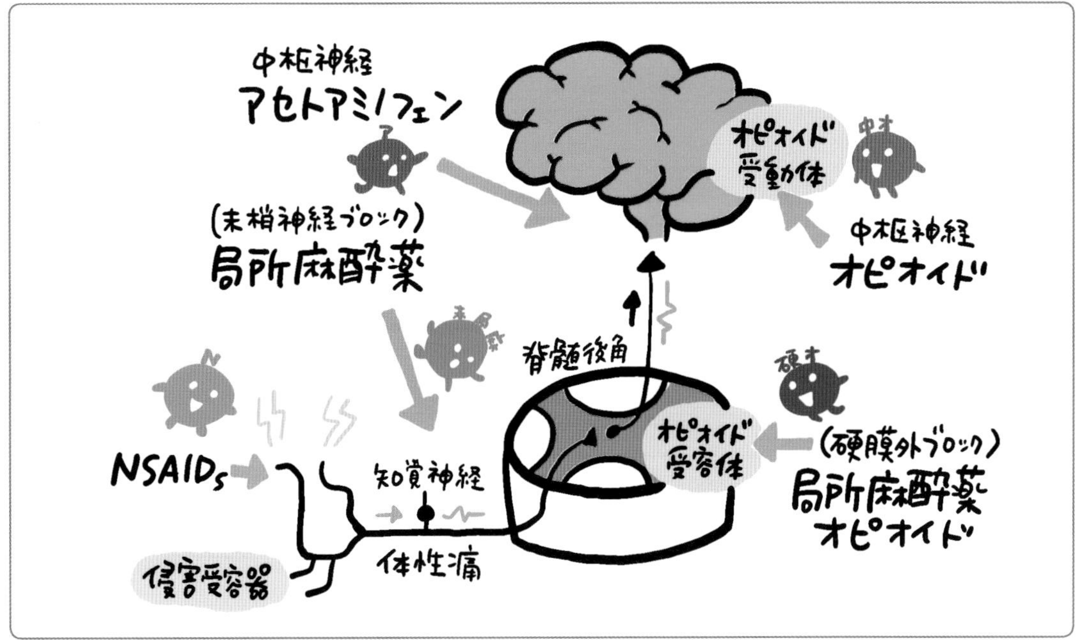

図3 術後鎮痛薬の作用部位（文献2参照）

図3[2)]に鎮痛薬の作用部位を示すが、作用機序が異なっていれば通常、作用部位は異なる。

特に注意すべき副作用として、オピオイド（オピオイド部分作用薬）は呼吸抑制や悪心・嘔吐、NSAIDsでは腎機能低下が問題になる。すべての鎮痛薬は、大なり小なり血圧低下が起きると考えて対応することも必要である（表1、2）[1, 3)]。血圧低下の作用機序として、NSAIDsやアセトアミノフェンでは末梢血管拡張作用が前面に出ることがあるため、特に輸液不足の患者では注意を要する。

PCAの設定はどうするの？

PCAの設定は、薬液の組成と3つの設定項目（①持続〔ベース〕投与速度、②ボーラス投与量、③ロックアウトタイム）を決めることで安全に行うことができる（表3）。

ボーラス投与量の設定

例えば、オピオイドを使用するIV-PCAの場合、ボーラス投与量はモルヒネでは1mg、フェンタニルでは10～20μg程度で、看護師による皮下注や点滴静注する量よりかなり少ないことがわかる（表1、2）[1, 3)]。また、モルヒネは比較的長時間作用し代謝産物にも鎮痛効果があるため、持続投与は設定しない。しかし、フェンタニルの作用持続時間は30分程度と短くボーラスだけでは対応できなくなるため、持続投与を設定する。一度、設定したら、項目は病棟看護師の観察に加えて1日に2回程度の定期回診を行い、状況に応じて変更する必要がある。

ロックアウトタイムの設定

ロックアウトタイムの設定は過剰投与の防止が目的である。薬剤の投与から作用発現までの

表1 術後鎮痛に使用する薬剤（PCA あるいは持続投与）（文献 1、3 より引用改変）

	投与経路	調整濃度	持続注入	1 回投与	ロックアウトタイム
モルヒネ	静注	1mg/mL	なし	1mg	5 分
	硬膜外	0.1 ～ 0.2％アナペイン®または 0.1 ～ 0.15 ポプスカイン®に 0.1 ～ 0.2mg/mL	2 ～ 6mL/h	2 ～ 4mL	15 ～ 60 分
レペタン®	静注	0.03mg/mL	なし	0.03 ～ 0.1mg	8 ～ 20 分
フェンタニル	静注	10 μg/mL 20 μg/mL	0.5 ～ 1 μg/kg/h	10 ～ 20 μg	10 分
	硬膜外	0.1 ～ 0.2％アナペイン®または 0.1 ～ 0.15 ポプスカイン®に 4 μg/mL	2 ～ 6mL/h	2 ～ 4mL	20 ～ 60 分

表2 術後鎮痛に使用する薬剤（単回投与）（文献 1、3 より引用改変）

		成人 1 回投与量	消失半減期	副作用	種類
静注	フェンタニル	1 ～ 2 μg/kg	10 ～ 30 分	呼吸抑制、鎮静、血圧低下、悪心・嘔吐	オピオイド
静注または筋注	モルヒネ	2 ～ 10mg	2 時間		
	ブプレノルフィン（レペタン®）	2 ～ 6 μg/kg（静注） 2 ～ 8 μg/kg（筋注）	2.7 時間		オピオイド部分作用薬
	ペンタゾシン（ソセゴン®）	0.2 ～ 1mg/kg（静注） 7.5 ～ 30mg（筋注）	2 ～ 3 時間	呼吸抑制、鎮静、悪心・嘔吐	
静注	フルルビプロフェンアキセチル（ロピオン®）	50mg（1 分間以上かけて）	5.8 時間	消化性潰瘍、血小板凝集低下、肝腎障害、気管支喘息	NSAIDs（腎機能障害には禁忌）
	アセトアミノフェン（アセリオ®）	1 回 300 ～ 1,000mg（上限 15mg/kg）15 分かけて 1 日最大 4,000mg（60mg/kg）	2.5 時間（4 ～ 6 時間以上あける）	血圧低下、体温低下、大量投与で肝障害	解熱鎮痛薬
坐薬	ジクロフェナク（ボルタレン®）	成人 12.5 ～ 50mg （極量：1 日 200mg） 小児 0.5 ～ 1mg/kg	2 時間	血圧低下（高齢者注意）、体温低下	NSAIDs（腎機能障害には禁忌）
	ブプレノルフィン（レペタン®）	0.1 ～ 0.4mg	6 ～ 9 時間（8 ～ 12 時間あける）	呼吸抑制、鎮静、せん妄、血圧低下、悪心・嘔吐、便秘	オピオイド部分作用薬
	アセトアミノフェン（アンヒバ®）	1 歳未満 50mg、1 ～ 2 歳 50 ～ 100mg、3 ～ 5 歳 100mg、6 ～ 12 歳 100 ～ 200mg	2.7 時間	血圧低下、体温低下、大量投与で肝障害	解熱鎮痛薬

表3 PCA ポンプの設定項目

設定項目	説明	目的・理由
持続（ベース）投与速度（mL/h）	ボタンを押さなくても持続的に鎮痛薬が投与される速度	作用持続時間が短い鎮痛薬の場合に設定する。睡眠中に痛みで覚醒することを防ぐ。
ボーラス投与量（mL）	ボタンを押した時に注入される鎮痛薬の量	持続にプラス注入される 1 回量。
ロックアウトタイム（分）	鎮痛薬の投与間隔を制限する時間	過剰投与を防止する。

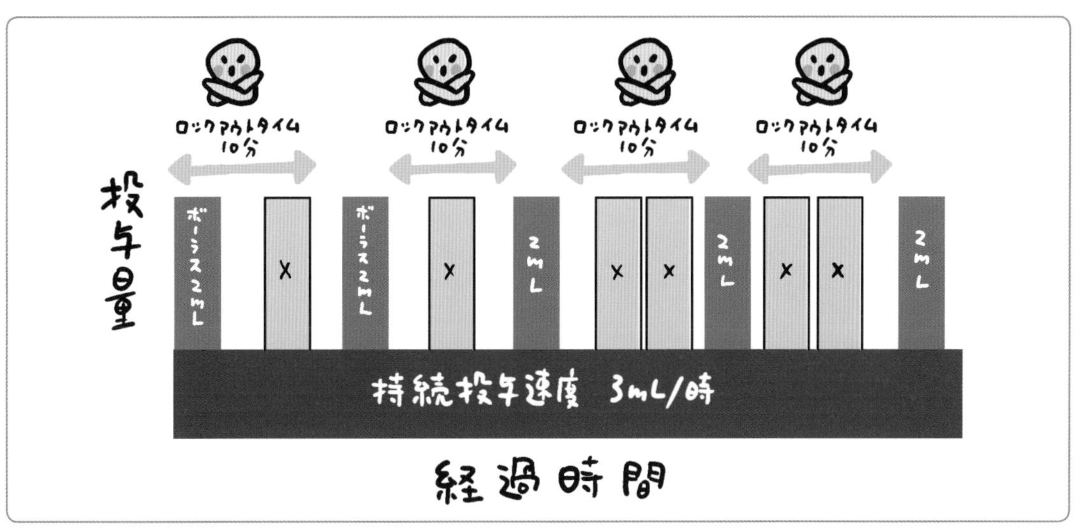

図4 PCA の設定項目のイメージ

時間を目安に、その間に繰り返しボーラス投与で過剰投与を防ぐため、その時間は不応期（押しても注入されない）とする。オピオイドの静脈内投与であれば、10 分程度が設定される（図 4）。

投与経路を間違えたら大変！

局所麻酔薬を静注したら…

マルチモーダルな鎮痛が流行ではあるが、投与経路を間違うと重篤な状態に陥る。問題になるケースが、局所麻酔薬を静注してしまう場合である。この場合は、当然、局所麻酔薬中毒になる。症状は多彩で、意識レベル低下、興奮、ふるえやけいれん、昏睡、最終的には心停止にもなりうる（p.89 参照）。

PCA の薬液希釈を間違えたら…

また、PCA の薬液希釈を間違えてバッグにつめた場合にも、オピオイドの場合には重篤な状態に陥る。オピオイドの場合、希釈間違いにより10倍濃い薬剤をつめることが多く、呼吸抑制（オピオイドでは呼吸数が減少するパターン）に対する注意を払う必要がある。

これらの副作用を含めて、病棟での術後鎮痛に関しては頻回の訪室と患者観察（鎮痛、意識状態など）、特に血圧測定、呼吸数のカウントが大切になる。また、術後患者のモニタリングに心電図のみを装着して安心するのは問題である。むしろ SpO_2、非挿管 $EtCO_2$ をモニターすることが推奨される。

引用・参考文献

1）讃岐美智義．“術後疼痛管理”．麻酔科研修チェックノート．改訂第5版．東京，羊土社，2015，247-52.
2）讃岐美智義編著．“術後疼痛管理”．改訂版麻酔科薬剤ノート．東京，羊土社，2014，94-8.
3）讃岐美智義．“術後鎮痛の考え方”．やさしくわかる！麻酔科研修．東京，学研メディカル秀潤社，2015，259-62.

ココだけは押さえる！ 第12話のおさらい

◎PCAは、IV-PCA（静脈内PCA）とPCEA（硬膜外PCA）とよび分けることで、投与経路をきちんと認識する。

◎PCAでは投与経路だけでなく、薬液内容やPCA設定のチェック、患者名の確認を怠らない。6Rを必ず確認する。

◎PCAだけに頼るのではなく、マルチモーダルな鎮痛を行う。

◎術後鎮痛に使用する薬剤の副作用として、悪心・嘔吐や血圧低下がある。

◎術後患者のモニタリングは、心電図のみでは役に立たない。

◎術後鎮痛に関する観察では、鎮痛効果や鎮痛薬による副作用だけでなく、意識レベル（鎮静度）とバイタルサイン（血圧や呼吸数）をチェックする。

INDEX

さ行

た行

薬剤一般名 INDEX

薬剤商品名 INDEX

著者略歴

讃岐美智義（さぬき みちよし）
呉医療センター・中国がんセンター 麻酔科 科長

1987年　広島大学 医学部 卒業
　　　　広島大学 麻酔科 研修医、JA尾道総合病院 麻酔科 医師
1994年　広島大学大学院 修了（医学博士）
1995年　広島大学 手術部 助手
1996年　広島市立安佐市民病院 麻酔・集中治療科 副部長
2003年　同 部長
2004年　県立広島病院 麻酔・集中治療科 医長
2006年　東京女子医科大学 麻酔科 非常勤講師
2007年　広島大学病院 麻酔科 講師
2019年　呉医療センター・中国がんセンター 麻酔科 科長（現在）
　　　　広島大学医学部 客員教授（現在）

学会

日本麻酔科学会代議員、日本専門医機構認定麻酔科専門医、
日本心臓血管麻酔学会認定指導医、日本ペインクリニック学会専門医、
日本心臓血管麻酔学会常任理事、日本麻酔・集中治療テクノロジー学会選任理事

主な編著書

「ナースのための手術室モニタリング攻略ガイド」（メディカ出版／編著）
「麻酔科研修チェックノート」（羊土社／著）
「やさしくわかる！ 麻酔科研修」（学研メディカル秀潤社／著）
「手術室・ICUで使う薬剤ノート」（メディカ出版／共著）
「周術期モニタリング徹底ガイド」（羊土社／編著）
「麻酔科薬剤ノート」（羊土社／編著）
「100倍楽しくなる麻酔科研修30日ドリル」（羊土社／著）
「Dr.讃岐のツルっと明解！　周術期でよくつかう薬の必須ちしき」（メディカ出版／著）
など多数

受賞歴

日本麻酔科学会ソフトウェアコンテスト最優秀賞1回、優秀賞9回、社会賞1回

Web

麻酔科医定番サイトmsanuki.com（麻酔科医の麻酔科医による麻酔科医のためのサイト）運営
http://msanuki.com

趣味

ソフトウエア開発、スキー（SAJ 2級）、インラインスケート、散歩、うどん食べ歩きなど

本書は、小社刊行の雑誌『オペナーシング』31巻1号～12号の連載「教えて！ Dr. さぬき！ 新人オペナースかすみの薬剤ビクビク事件簿」「もうビクビクしない！ Dr. さぬきレクチャーしっかりじっくり薬剤ばなし」とWEB連載「麻酔科医の実は… Dr. さぬきがこっそり聞き出すホンネ」をまとめ、加筆・修正し単行本化したものです。

手術室の薬剤“あるあるトラブル”解決塾
―さぬちゃん先生の こそ勉ナース＆研修医のための

2020年11月1日発行　第1版第1刷

著　者　讃岐 美智義
発行者　長谷川 素美
発行所　株式会社メディカ出版
〒532-8588
大阪市淀川区宮原3－4－30
ニッセイ新大阪ビル16F
https://www.medica.co.jp/
編集担当　鈴木陽子
装幀・組版　イボルブデザインワーク
イラスト　藤井昌子／小玉高弘／ヤマサキタツヤ
印刷・製本　株式会社シナノ パブリッシング プレス

© Michiyoshi SANUKI, 2020

本書の複製権・翻訳権・翻案権・上映権・譲渡権・公衆送信権（送信可能化権を含む）は、（株）メディカ出版が保有します。

ISBN978-4-8404-7233-3　Printed and bound in Japan

当社出版物に関する各種お問い合わせ先（受付時間：平日9：00～17：00）
●編集内容については、編集局 06-6398-5048
●ご注文・不良品（乱丁・落丁）については、お客様センター 0120-276-591
●付属のCD-ROM、DVD、ダウンロードの動作不具合などについては、デジタル助っ人サービス 0120-276-592